JN196335

02 形成外科基本手術

シンプルスタンダードを匠のこだわりの技で

東京大学形成外科 **岡崎 睦** 編

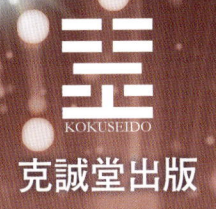

KOKUSEIDO

克誠堂出版

謹　告

執筆者一覧

編集

岡崎　睦 ［東京大学形成外科］

執筆者（五十音順）

安倍　吉郎 ［徳島大学形成外科］

石川　昌一 ［埼玉医科大学形成外科・美容外科］

宇佐美　聡 ［東京手の外科・スポーツ医学研究所／高月整形外科病院手外科・形成外科］

岡崎　睦 ［東京大学形成外科］

小川　令 ［日本医科大学形成外科］

垣淵　正男 ［兵庫医科大学形成外科］

加持　秀明 ［静岡県立こども病院 頭蓋顔面・口蓋裂センター 形成外科］

彦坂　信 ［国立成育医療センター形成外科］

平野　浩一 ［杏林大学呼吸器・甲状腺外科］

本多　孝之 ［岩手医科大学形成外科］

松田　健 ［新潟大学形成外科］

三川　信之 ［千葉大学形成外科］

宮脇　剛司 ［東京慈恵会医科大学形成外科］

元村　尚嗣 ［大阪公立大学形成外科］

森　弘樹 ［東京科学大学形成・再建外科］

序　文

◆◆◆

　本シリーズ第1巻の発刊後，読者の先生方から，「第2巻が待ち遠しい」とのコメントを多くいただいておりましたが，その後2年が経過し，ようやく第2巻を刊行することができました。

　本書の編集コンセプトは，「今後の手術で，本書のために撮った写真を使って，プロスペクティブに執筆していただく」であるため，それなりの枚数の写真があっても，以前に撮った写真を使った原稿作成は厳にお断りしてきました。また，あくまで「基本手術のみで構成する」方針のため，専門性の少し高いと思われた手術は含めずに編集を進めてきました。これらの一線を守って編集してきたのが遅れの原因ですが，この理由により原稿をお断りした先生方には，ご無礼をあらためてお詫びしたいと思います。また，内容についても，第1巻と同様にバラバラになりましたが，書籍の性質上，ご容赦いただきたいと思います。

　第1巻の序文でも書きましたが，本書が目指すものは，**"この本を見れば，形成外科の代表的手術を，エキスパートの先生方のこだわりで，エキスパートの先生方と同じように，誰でもできるようになる"** ことです。バラバラの内容で構成されているため，1冊全体で見ると，それぞれの先生方にとって興味のない項目も含まれていると思いますが，私個人の感想としては，興味のない手術にも触れることができることが，本書のもう1つの魅力ではないかと思っています。

　まったくの余談になりますが，学生や若い先生方に，"電車の中では，スマホじゃなくて，吊り広告や液晶広告をキョロキョロ見るのがいい"と話すことがあります。"情報収集において，キョロキョロとスマホ，何が違うと思う？"と尋ねたりもするのですが，"スマホは，結局は自分の興味のあるところからの検索で，自分のまったく興味のない情報にたどり着きにくい"一方で，"キョロキョロは，まったく興味のない情報が否応なく入ってくる"ので，"自分の幅を広げるには，これがいい"と言うわけです。ということで，「この本，興味ない項目も多いのがネックなんだよな」とか仰らずに，1冊まるごと楽しんでいただくのがお勧めです。

　最後に，執筆条件の多い本書の執筆のために，多大な時間と労力を割いていただいた先生方と，なかなか原稿が集まらない中，やきもきしながら入稿と編集に尽力していただいた編集部の堀江さんに，心から感謝いたします。

2024年9月

岡崎　睦

01巻 序文

◆◆◆

　目指したものは，**"この書籍を見れば，形成外科の代表的手術を，エキスパートの先生方のこだわりで，エキスパートの先生方と同じように，誰でもできるようになる書籍"**です。

　克誠堂出版「形成外科」誌編集部の堀江さんから，「形成外科のスタンダード手術」の編集をもちかけられました。これは，2007年に同社から出版された「形成外科」誌『創刊50周年記念増刊号：形成外科手術スタンダード30』の評判がよく，今でも売れているが，そろそろこれに相当する新しい書籍を出版したい，と言われたのが始まりでした。

　昨今，非常に多くの類書が出ており，手術手技のビデオライブラリーも充実してきています。そのような中で，そもそも医師数が少ない形成外科の分野で新たな専門書を出版しても，「赤字を出さない」のは至難の業だと感じましたが，心底から手術が好きで，手術が上手くなりたいと思っている多くの形成外科医の役に立ちたいという気持ちから，本書が目指すべきものを考えるところから始めました。

　その結果，以下のように，既刊の類書とはまったく異なるコンセプトで編集することになりました。

①形成外科の代表的手術において，**手技の解説に徹した書籍**にすること

②分担執筆の先生方には，**過去に行った手術の既存の写真を使うのではなく**，今後行う手術について，**この書籍を執筆するためだけに写真を多く撮ってもらい**，それを使ってプロスペクティブに執筆していただくこと

をお願いしました。これにより，執筆の先生方の技と注意点を余すところなく伝えることができる手技書になりました。その一方で，新たに症例が来ないと執筆できないため，「脱稿された順」で出版することにならざるを得ず，第1巻としての本書は，バラバラの内容（目次）になっています。

　さらに，

③肩書や年齢，研究業績等に関係なく，「現在，実際に，手術を第一線で行っていると考えられる先生方」のみに，執筆を依頼することにしました。

④各頁の左側に写真を数多く配し，文章を最小限にしながら，右側には「手術のポイント」と「注意点」を写真に即して配するようにしました。

⑤標準手術について執筆するだけでは"つまらない"と感じる先生方もいらっしゃるのではないかと考え，この企画に参入していただく先生方のモチベーションを高めるべく，最後に「執筆者がぜひ伝えたいと思うこと」（「Supplements」）を書いていただくことにしました。これにより，読者の先生方に二回楽しんでいただける書籍になったのではないかと思っています。

　形成外科の基本手術をこれから学んでいく専攻医の先生から，基本手術であっても自分の専門外なので，手術をする前にエキスパートのコツをつかんでおこうとされるベテランの先生まで，手術が好きなすべての形成外科医に本書を贈りたいと思います。

2022年9月

岡崎　睦

目次

執筆者一覧 ………………………………………………………………………／i

序文 ………………………………………………………………………………／ii

顔面先天異常の形成術

21 Furlow 変法による口蓋裂手術 ………………………………………／1

彦坂　信［国立成育医療センター形成外科］

22 Two flap palatoplasty と Intravelar veloplasty を
用いた口蓋形成術 ………………………………………………／13

加持　秀明［静岡県立こども病院 頭蓋顔面・口蓋裂センター 形成外科］

乳房の手術

23 C-V flap 変法を用いた乳頭再建術 ―乳輪径・近傍の長
い瘢痕の有無による 2 種類の術式の使い分け― ……／41

森　弘樹［東京科学大学形成・再建外科］

顔面骨骨折に対する手術

24 頬骨骨折に対する観血的整復固定術 ……………………／55

三川　信之［千葉大学形成外科］

25 眼窩底骨折（打ち抜き型）に対する
吸収性プレート移植 …………………………………………／73

三川　信之［千葉大学形成外科］

26 下顎結合部と顎角部の骨折に対する
Champy 法による骨接合術 ………………………………／85

宮脇　剛司［東京慈恵会医科大学形成外科］

四肢の手術

27 屈筋腱・伸筋腱損傷に対する腱縫合術 ·················/ 101

宇佐美　聡 ［東京手の外科・スポーツ医学研究所／高月整形外科病院手外科・形成外科］

顔面神経麻痺に対する再建手術

28 顔面神経麻痺患者の下眼瞼外反・下垂の修正 ········/ 125

松田　健 ［新潟大学形成外科］

眼瞼の手術

29 眼瞼下垂症に対する眉下皮膚切除術 ·················/ 141

宮脇　剛司 ［東京慈恵会医科大学形成外科］

30 眼瞼下垂症手術 ―瞼縁での皮膚切除術，挙筋腱膜前転
（固定）術，ミュラー筋タッキング，挙筋短縮術― ···/ 149

垣淵　正男 ［兵庫医科大学形成外科］

顔面における局所皮弁による再建術

31 下眼瞼基底細胞癌切除後の malar flap による再建術
······················/ 169

元村　尚嗣 ［大阪公立大学形成外科］

32 鼻尖部の組織欠損に対する前額皮弁術 ·················/ 181

本多　孝之 ［岩手医科大学形成外科］

33 頬部皮膚悪性腫瘍切除後の oblique sigmoid
subcutaneous flap（OSS flap）による再建術 ········/ 193

元村　尚嗣 ［大阪公立大学形成外科］

褥瘡に対する再建手術

34 仙骨部褥瘡に対する再建手術
―穿通枝皮弁・VY 皮弁―
··· / 205
石川　昌一 ［埼玉医科大学形成外科・美容外科］

35 坐骨部褥瘡の再建術 ···································· / 219
安倍　吉郎 ［徳島大学形成外科］

腫瘍の切除・摘出術

36 耳下腺腫瘍（浅葉良性腫瘍）摘出術 ············ / 237
平野　浩一 ［杏林大学呼吸器・甲状腺外科］

ケロイドの外科的治療

37 耳部ケロイドの切除および縫合法 ············· / 249
小川　　令 ［日本医科大学形成外科］

その他の基本手術

38 腋臭症に対する皮弁法（剪除法）············· / 262
岡崎　　睦 ［東京大学形成外科］

01巻 目次

顔面先天異常の形成術

01 先天性眼瞼下垂症に対する治療
野口　昌彦 [長野県立こども病院形成外科]

02 片側口唇裂初回口唇形成術
杠　　俊介 [信州大学形成再建外科]

03 両側口唇裂初回口唇形成術
益岡　　弘 [関西医科大学形成外科]

04 埋没耳に対する Large Z plasty
四ッ柳高敏 [札幌医科大学形成外科]

05 立ち耳の形成術
四ッ柳高敏 [札幌医科大学形成外科]

乳房の手術

06 広背筋皮弁を用いた乳房再建術
飯田　拓也 [獨協医科大学形成外科]

07 乳房再建のためのティッシュ・エキスパンダー留置およびインプラント再建術
矢野　智之 [がん研有明病院形成外科]

08 女性化乳房に対する外科的治療（皮下乳房切除術）
植村　法子 [東京医科歯科大学形成・美容外科]

四肢の手術

09 母指多指症手術（Wassel Ⅳ またはⅤ型）
齊藤　　晋 [京都大学形成外科]

10 合指症手術（完全複雑型）
齊藤　　晋 [京都大学形成外科]

11 指尖部損傷に対する局所皮弁を用いた再建術
宇佐美　聡 [東京手の外科・スポーツ医学研究所／高月整形外科病院手外科・形成外科]

12 狭窄性腱鞘炎（ばね指）に対する腱鞘切開術
宇佐美　聡 [東京手の外科・スポーツ医学研究所／高月整形外科病院手外科・形成外科]

13 外側列多合趾症に対する多趾症手術・合趾症手術
鳥谷部荘八 [仙台医療センター形成外科・手外科／東北ハンドサージャリーセンター]

14 CLI の下肢大切断（BK 切断）
辻　　依子 [神戸大学形成外科]

ケロイドの外科的治療

15 前胸部ざ瘡ケロイドの切除および縫合法
小川　　令 [日本医科大学形成外科]

顔面神経麻痺に対する再建手術

16 陳旧性顔面神経麻痺の眉毛下垂に対する眉毛挙上術（眉毛上皮膚切除）
岡崎　　睦 [東京大学形成外科]

移植材料の採取

17 大腿筋膜採取
垣淵　正男 [兵庫医科大学形成外科]

18 腓腹神経採取
田中顕太郎 [東京医科歯科大学再建形成外科]

19 腸骨採取（ブロック骨・海綿骨）
今井　啓道 [東北大学形成外科]

20 肋軟骨採取法―小耳症手術を例として―
北田　文華 [札幌医科大学形成外科]

顔面先天異常の形成術

彦坂　信
加持　秀明

21

Furlow変法による口蓋裂手術

国立成育医療センター形成外科　**彦坂 信**

概　要

　口蓋裂に対する口蓋形成術にはさまざまな術式があるが，①push-backの有無（これは切開の方法と関係している），②切開の方法（von Langenbeck，two-flap，Furlow法など），③筋層縫合の方法（intravelar veloplasty，Furlow法）といった軸で分類できる。本項で説明するFurlow変法は，Furlowの原法よりZ形成を少し小さくし，側方切開を加えることで，すべての裂型に適用できるようにしたものである。

　Furlow法とその変法では，筋層を含む厚い皮弁でのZ形成により，軟口蓋の確実な延長が得られる。また，左右の筋束の左右方向への十分な転位と，緊張をもたせた重ね合わせ縫合が可能となる。筋層の剥離が，口蓋側と鼻腔側両面のうち片面だけで済む点も，筋体の損傷や瘢痕化の予防の点で有利と考えている。

適応基準と除外基準

- 両側および片側の唇顎口蓋裂，口蓋裂単独，粘膜下口蓋裂などあらゆる裂型の口蓋裂に適用できる。
- ただし，Z形成を行わないintravelar veloplastyと比較すると，手術時間や侵襲はやや大きくなる。そこで当科では，症候群や心疾患を伴い全身麻酔のリスクがある場合や，音声言語の獲得が難しく経口摂取機能の獲得が主目的となる場合などには，手術時間や侵襲の低減を目的にintravelar veloplastyを選択している。

術式選択基準

- 口蓋裂単独と粘膜下口蓋裂：von Langenbeckのデザインを基本とし，軟口蓋部でFurlow原法よりも小さめのdouble-opposing Z-plastyを行う。
- 唇顎口蓋裂：two-flap法のデザインを基本とし，一次口蓋部分は挙上せずに残し，軟口蓋部ではFurlow原法よりも小さめのdouble-opposing Z-plastyを行う。一次口蓋部分は，皮弁を縫い戻す際のanchor部分になり，皮弁の過度な後方移動によるpush-backを回避し，かつ口蓋が足側に下がりlow archとならないよう，頭側凸のhigh archの形態とするために役立つ。

手術のポイント

- Z形成では，左右方向の短縮と引き換えに前後方向の延長が達成される。Furlowの原法の軟口蓋全体にわたるZ形成では，外側の伸展できる組織が限られるため，左右方向の短縮が得られず，皮弁の入れ替えが難しくなり延長効果も限定的となる。そのために，軟口蓋に十分な組織がある軟口蓋裂に適応を絞っている施設が多いのが実情と考えられる。
- Furlow変法では，Z形成での皮弁の入れ替えを可能にするために，原法よりもZ形成を小さめにして後方に位置させている。
- Z形成が小さくなることで，外側の翼突鉤周囲での筋体剥離が困難となるため，外側切開を加えて同部へのアプローチを確保している。外側切開は同時に，減張切開としてZ形成を容易に行う一助ともなっている。

実際の手術

1 術前の準備

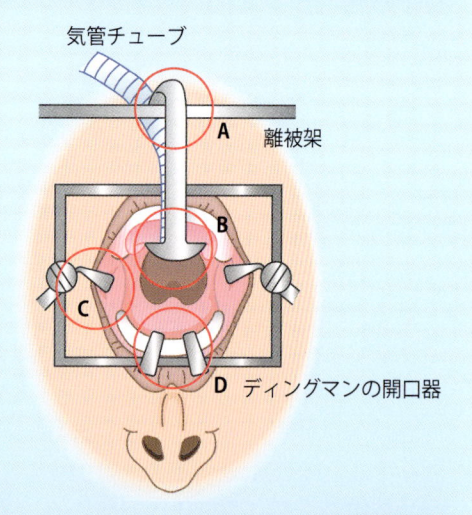

気管チューブ
離被架
A
B
C
D ディングマンの開口器

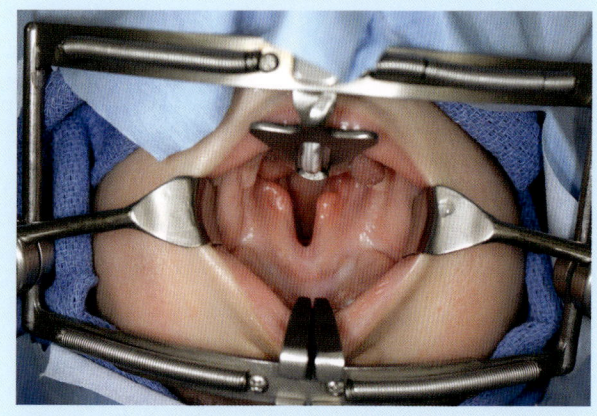

■ 気管内挿管はRAE tubeの下顎正中固定とする。
■ 肩下に高い枕を入れて，頸部は十分に後屈し，頭側に立った術者が口蓋を正面視できるようにする。
■ ディングマンの開口器を装着する。

2 デザイン

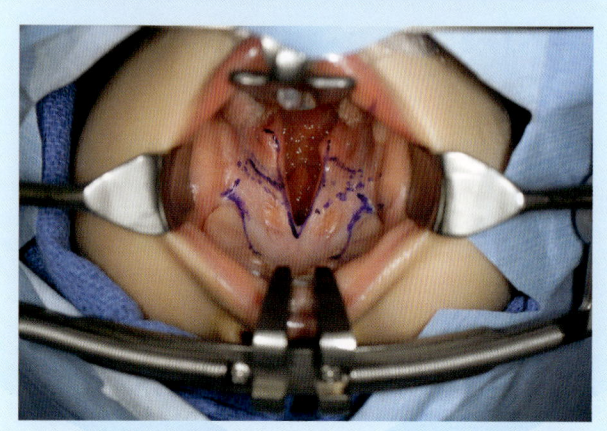

■ 硬軟口蓋裂の場合

Point

● ディングマンの開口器の装着前に，口唇周囲にワセリン基剤の軟膏を塗布し，圧挫損傷を予防する。
● A：舌圧子のバーを離被架にかける場合には「軽く乗っている」程度とする。強い力がかかっていると，開口器の爪がかかった切歯の舌側傾斜を生じる。
● B：舌圧子は，気管チューブを圧迫・屈曲しないよう，舌根部を回り込むように十分に深いものを使用する。一方，大きすぎて歯槽や咽頭後壁を圧迫していないかに注意する。
● C：口角に創傷をつくらないよう，かける位置と力具合に注意する。
● D：上顎歯にかける開口器の爪部分は，前歯にかけた方が開口量を大きく確保できる。臼歯部にかけると，口裂が左右方向に牽引され，縦方向の開口量が小さくなる。

注意点

● 頸部の後屈は，開口器のバー（A）を離被架にかけることによるのではなく，肩の下に高い枕を置くことによって得るようにする。
● ディングマンの開口器の長時間に及ぶ装着は，術後の舌の腫脹による抜管困難につながるので，術中は1時間に1回程度，数分間，開口器を緩める。

Point

● 口蓋裂単独および粘膜下口蓋裂では，口蓋前方には切開を加えず双茎弁とするvon Langenbeckに準じたデザインとしている。

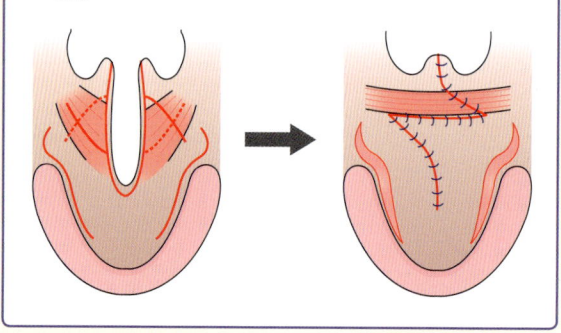

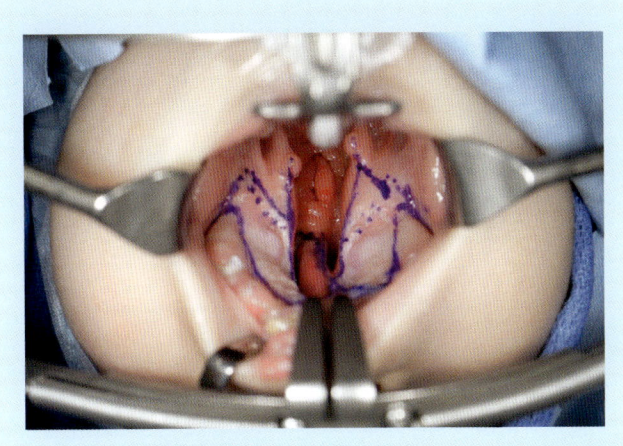

■唇顎口蓋裂の場合

Point

- 唇顎口蓋裂ではtwo flap palatoplasty を基本とし，一次口蓋は挙上しないデザインとしている。
- 鼻腔側粘膜の閉鎖のために，必要に応じて鋤骨から粘骨膜弁を挙上するvomer flap も使用している。

片側唇顎口蓋裂の場合

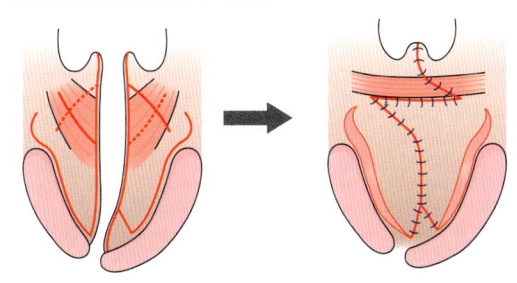

両側唇顎口蓋裂の場合

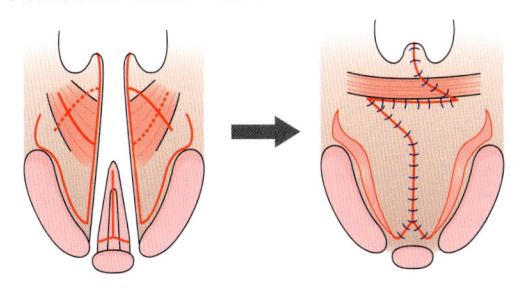

- Z形成は，1辺を1.5cm弱とFurlowの原法よりも小さめかつ後方にデザインする。
- 外側切開は，歯槽の舌側縁から後臼部をまわって軟口蓋に至るようにデザインする。後臼部の切開は，外側の頬粘膜方向に向かうと，切開しても軟口蓋が正中に授動されず減張効果が損なわれるため，内側の翼突鈎に向かうようにする。
- 健側（major segment）の口蓋側粘骨膜弁の前端部分は，少し後内方へ移動するものの，ほぼ同じ位置に縫合されることになる。患側（lesser segment）の口蓋側粘骨膜弁は正中側へ裂部に移動し，鼻腔側粘膜の縫合部を被覆して，瘻孔発生を予防するようにしている。

3 局所麻酔の注入

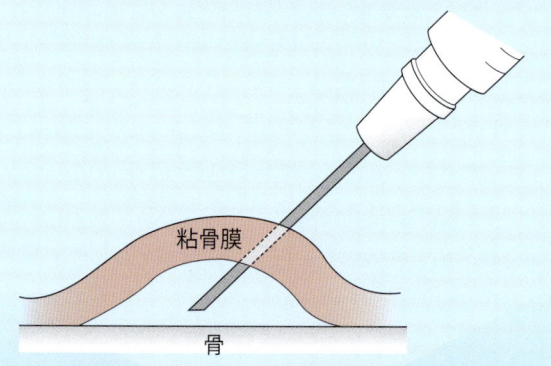

粘骨膜

骨

■ 局所麻酔を注入する。硬口蓋では骨膜下に注入する。

Point

● 局所麻酔は，粘骨膜弁の挙上のため，針のbevelを下向きにすることで，骨膜下に注入してhydrodissectionをしておく。高圧注入のためガラスシリンジを用いている。

4 切開（左側：硬軟口蓋裂の場合）

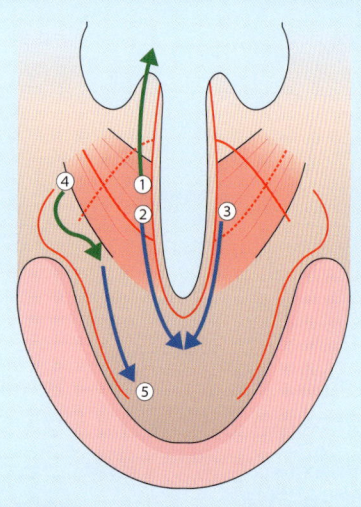

■ 粘膜を切開する（矢印：切開を進める方向。青色：骨膜まで切開する。緑色：切開は粘膜全層に留める）。

Point

● 術中の切開にはすべて，12番メスを長いメスハンドルに付けて用いている。
● 切開は片側ずつ行う。ただし硬軟口蓋裂では，正中の裂縁の切開は初めの段階で両側でしておいた方が，剥離範囲が広くなり手術操作しやすい。
● 右利きの術者では，手術しやすい左側から始めることが一般的である。
● 口蓋垂は挫滅しやすいため，ほとんど把持しないか，愛護的に把持する。切開の直前に改めて，口蓋垂部にのみ生理食塩水や局所麻酔を注入し，膨隆させておくと切開しやすい。
● 硬口蓋では，この段階で骨膜までしっかりと切開しておく。ただし後臼部では，切開は粘膜全層に留めておく。

！注意点

● 手術の最初の段階では粘骨膜弁を挙上するため，骨表面からの出血が多い。麻酔科医に収縮期血圧を80mmHg前後に保つように依頼する。

5 粘骨膜弁の挙上（左側）

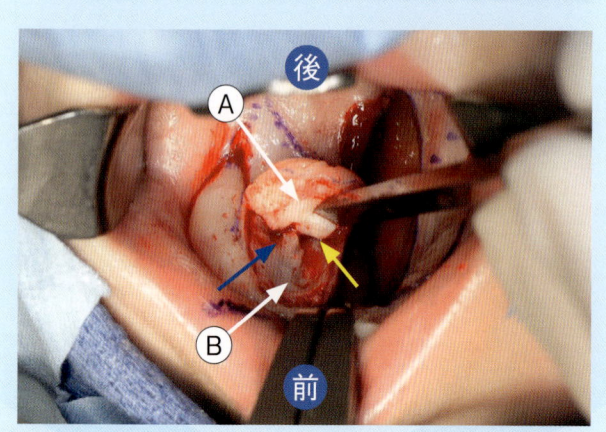

後

A

B

前

■ 硬口蓋から粘骨膜弁を挙上する（A：翻転した粘骨膜弁。B：硬口蓋の骨。青矢印：骨性隆起。黄矢印：神経血管束）。

Point

● 前方および外側からラスパを骨上に入れて挙上する。右手にラスパ，左手に吸引をもって進む。
● 後方に進んでいき，青矢印で示す骨性隆起を認めたら，その後内方に黄矢印で示す神経血管束（大口蓋動静脈神経）が現れる。

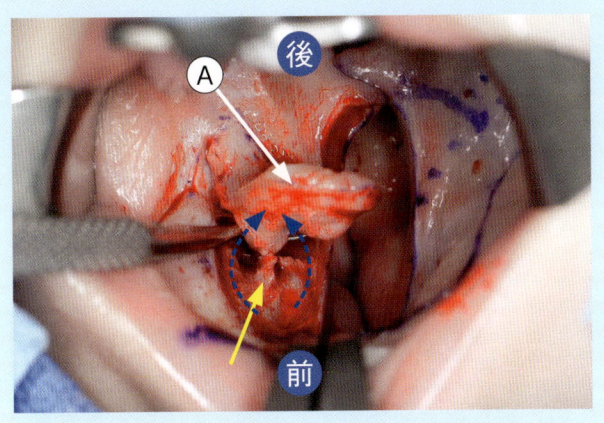

■ 神経血管茎を剥離・延長する。青破線矢印の方向に，神経血管茎（黄矢印）を左右から回り込むように剥離・挙上する（A：翻転した粘骨膜弁）。

6　硬口蓋後端からの腱膜・筋肉の剥離（左側）

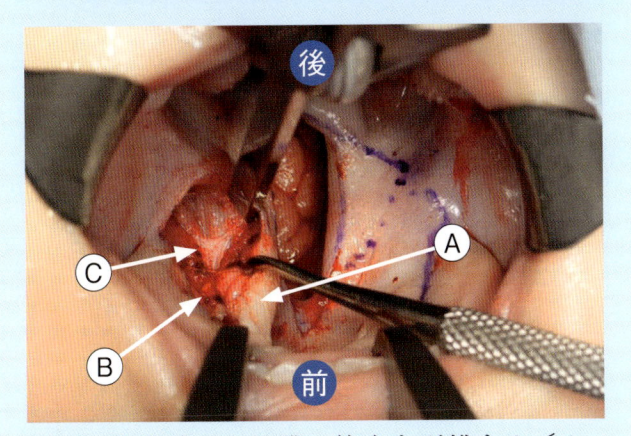

■ 硬口蓋後端から腱膜・筋肉を剥離する〔A：硬口蓋から挙上した粘骨膜弁（外側の切開部を展開するため，正中側へ牽引している）。B：硬口蓋後端（骨）。C：硬口蓋後端に付着した白い腱膜〕。

7 翼突鉤からの腱膜の剥離（左側）

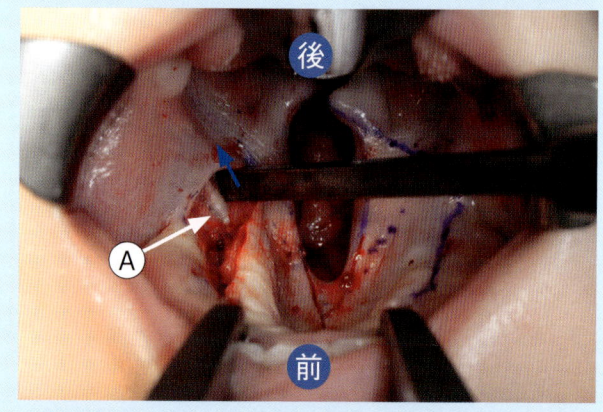

■ 翼突鉤から口蓋帆張筋腱を脱転させる（A：翼突鉤。白い口蓋帆張筋腱膜が巻き付いていることで同定できる。青矢印：剥離の方向）。

Point

- 口蓋帆張筋腱は，翼突鉤からラスパを用いて後方へ脱転させる。これは軟口蓋組織を後方へ授動するために行う。翼突鉤は外方に向いているため，ラスパは外上方へ向けてしごきあげるようにして当てる。
- 腱膜は何度「脱がせても」またズルズルと後戻りしてくるため，コツが必要である。ラスパのカドを当てたり，基部を少しバイポーラで焼灼して，腱膜に裂け目を入れるようにすると，うまく脱転できることがある。吸引とラスパで交互に持ち上げていくなどの工夫も有効である。
- 翼突鉤を破折する手法もあり，仮に破折しても心配は無用である。

8 口蓋側のZ形成の切開（左側）

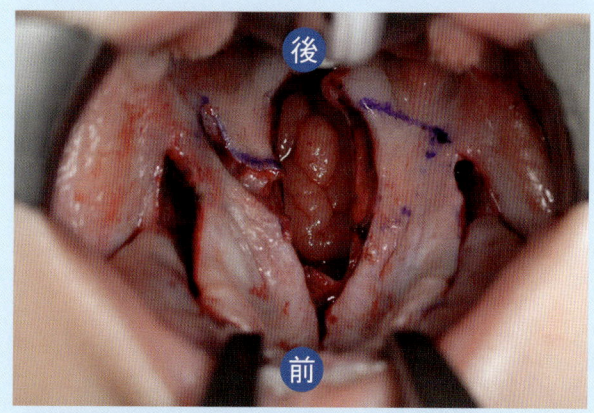

■ 粘骨膜弁を正中側へ伸展した状態で，硬口蓋後端から剥離して後方化した筋体を三角弁に取り込むように，Z形成をデザインし直す。

Point

- 左側の口蓋側粘膜では，後方茎の三角弁を粘膜筋弁として挙上する。この時点で，筋体を含む軟口蓋組織は，硬口蓋後端から剥離されることで後方へ授動される。この位置で筋体を取り込むように，Z形成をデザインし直す。通常は当初のデザインよりも数mm後方になる。
- 三角弁先端の血流障害や脆弱性を回避する目的で，切開はわずかに弧状とし，頂点の角度は約80°とする。Z形成の切開が，外側の減張切開と連続しないように気をつける。
- ここまでの剥離が困難な場合には，①神経血管茎の剥離・延長，②翼突鉤からの腱膜の脱転，③硬口蓋後端からの腱膜・筋肉の切離，が不十分なことが多いため，見直す。
- しかしそのいずれも困難な場合には，早めに口蓋側のZ形成を切開することで術野の展開が改善し，さらに剥離しやすくなることが多い。
- メスで粘膜を切開し，皮弁の表面でデザインを，また裏面で筋体を確認しながら，筋体を口蓋側粘膜の後方茎の三角弁に取り込むようにメッツェンバウム剪刀で全層を切開する。特に硬口蓋後端からの筋体の切離が不十分な場合には，Z形成を切開しながら順次，展開された硬口蓋後端から筋体を剥離・後方化して，確実に筋体を後方の三角弁内に取り込むようにする。

9 筋層の鼻腔側粘膜からの剝離・後方移動（左側）

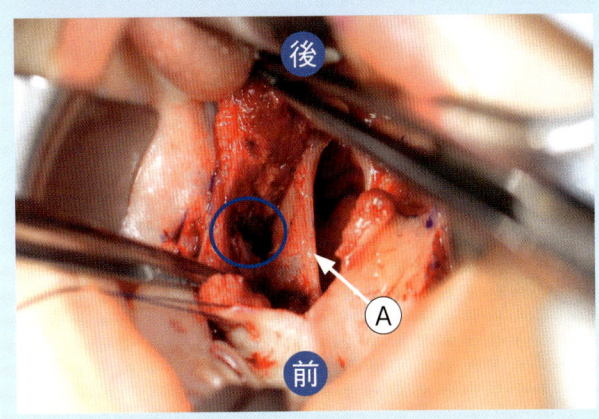

■ 筋体を鼻腔側粘膜から剝離し，後方へ授動する（A：鼻腔側粘膜。青丸：筋体が頭蓋底から口蓋に入ってくる部位。鑷子で筋体を後方へ挙上・牽引している）。

Point

● メッツェンバウム剪刀で切離して後方へ押しやるようにして，筋体を鼻腔側粘膜から剝離し後方へ授動していく。ある程度剝離が進み，良いレイヤーに入ると，エレバやメッツェンバウム剪刀で押しやるだけで，鈍的に後方へ剝離・授動できるようになる。

● 鼻腔側粘膜に穴をあけるリスクがある。出血があれば無理せず，エピネフリンを染み込ませたガーゼを用いたり，エピネフリン加局所麻酔を注射して少し待ち，明瞭な術野を心がける。

● 外側では，筋体が頭蓋底から口蓋に入ってくる部位（青丸）を直視でき，筋線維が左右方向に授動できるまでを目安に剝離する。

● 正中側では，鼻腔側粘膜のZ形成がデザインできる部位まで，おおむね口蓋垂基部までを目安に剝離する。

● 口蓋側のZ形成の三角弁を授動し，目標とする部位に転位できることを確認して，剝離を終了する。

10 切開・剝離（右側）

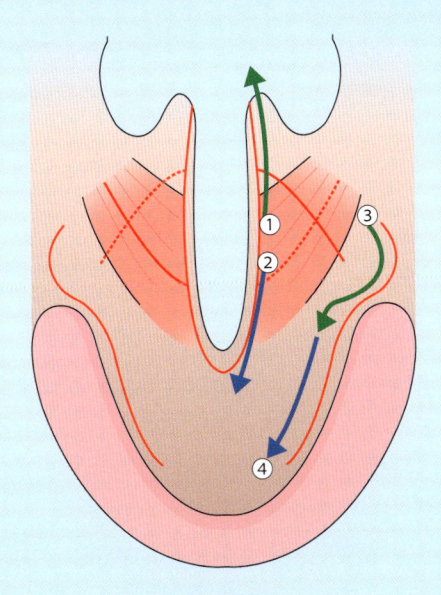

■ 右側についても同様に行う（矢印：切開を進める方向。青色：骨膜まで切開する。緑色：切開は粘膜全層に留める。硬軟口蓋裂では②の切開は，左側の切開の際にすでに行っていることが多い）。

Point

● 右側について，④切開〜⑦翼突鉤からの腱膜の剝離までを同様に行う。裂縁の切開（①と②）は，患者の左側に立った方がやりやすい。

11 口蓋側のＺ形成の切開（右側）

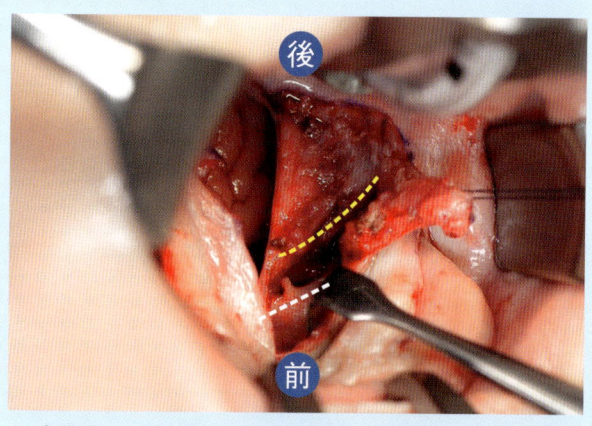

■ 右側の口蓋側のＺ形成部を切開し，三角弁を剥離・挙上する（白破線：硬口蓋の後端。黄破線：鼻腔側粘膜上の筋体の前縁。糸で，挙上した右側口蓋側の三角弁を翻転している）。

Point

- 右側の口蓋側粘膜では，前方茎の三角弁を粘膜弁として挙上する。切開線は，右側の口蓋を後方に牽引しつつ，左側の三角弁を授動して重なる線を参考にして，口蓋垂基部〜翼突鈎付近とする。外側の減張切開と連続させないように注意する。
- メスで粘膜を切開後，粘膜弁を挙上する要領で，深部に筋体を残すように，また粘膜弁が薄くなりすぎないよう粘膜下層を十分に付着させるよう注意して，メッツェンバウム剪刀で三角弁を挙上する。
- すでに剥離した硬口蓋後端の空間まで，三角弁を剥離・挙上する。このためには，三角弁を後方から前方へ挙上した後に，術者は患者の左側に立ち，口蓋側粘膜全体を正中から外側へ挙上するように，挙上のベクトル・視線を変えることになる。
- 口蓋側粘膜の挙上が完了すると，鼻腔側粘膜には筋体が残され明瞭に見えるようになる。

12 筋層の鼻腔側粘膜からの剥離・後方移動（右側）

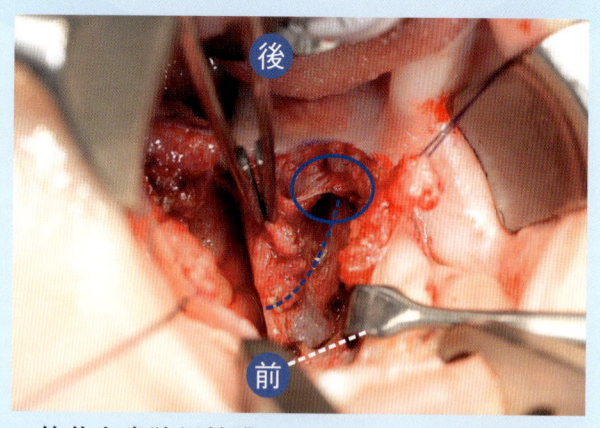

■ 筋体を鼻腔側粘膜から剥離し，青破線まで後方へ授動する（白破線：硬口蓋の後端。青丸：筋体が頭蓋底から口蓋に入ってくる部位。鑷子で筋体を後方へ牽引している）。

Point

- 右側の鼻腔側粘膜では，後方茎の三角弁を粘膜筋弁として挙上する。切開ラインをイメージし，その後方まで筋体を鼻腔側粘膜上で授動する。
- 左側と同様に外側では，筋体が頭蓋底から口蓋に入ってくる部位（青丸）を直視できるまでを目安に剥離する。青破線で示す線までが目安である。正中側では硬口蓋後端から少し外す程度でよく，外側でより大きく後方化する必要がある。
- より外側に，翼突鈎周囲へ前後方向に走行する口蓋帆張筋が見えることがある。これは鼻咽腔閉鎖機能にかかわらないため，剥離・後方移動する必要はない。
- この段階で外側での筋体の後方化が難しい場合には，次の段階で鼻腔側粘膜の三角弁の切開をしながら後方化した方が容易なこともある。

13 鼻腔側のZ形成のデザイン・切開（右側）

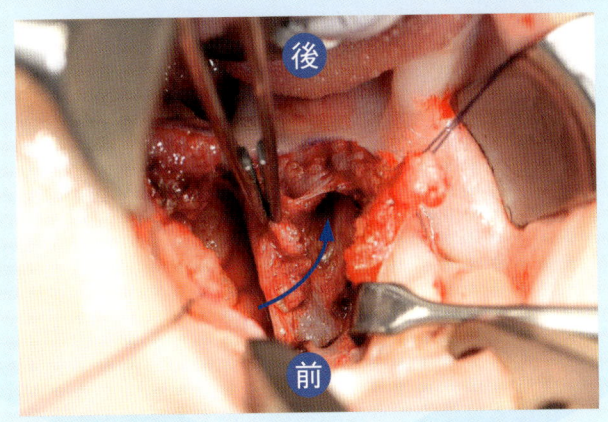

■ 右側の鼻腔側のZ形成をデザインし切開する（青矢印：切開の方向）。

14 鼻腔側のZ形成の切開（左側）

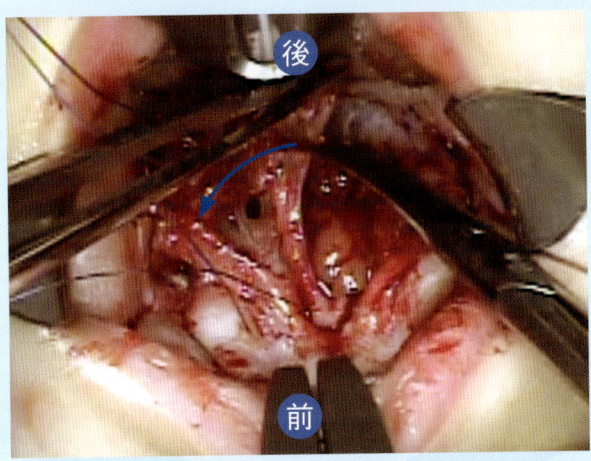

■ 左側の鼻腔側のZ形成を切開し，三角弁を剥離・挙上する（青矢印：切開の方向）。

15 鼻腔側粘骨膜の剥離(1) 片側唇顎口蓋裂における major segment

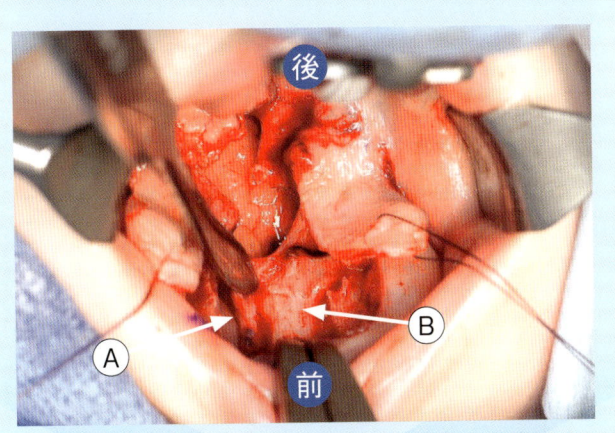

■ 鼻腔側粘骨膜（A）を鼻中隔（B）から剥離・挙上する（A：翻転した鼻腔側の粘骨膜弁。B：硬口蓋～鼻中隔の骨）。

Point

- 筋体を後方茎の三角弁に取り込むように，メッツェンバウム剪刀で鼻腔側粘膜を切開する。この時点で筋体の後方化が不十分な場合には，切開しながら順次，硬口蓋後端から筋体を剥離・授動して，確実に筋体を三角弁内に取り込む。
- Z形成の三角弁を授動し，筋線維を左右方向に転位できることを確認して，皮弁挙上を終了する。

⚠ 注意点

- 切開を外側に延長しすぎて，左側の鼻腔側粘膜の三角弁が到達しなくなったり，咽頭側壁に達してZ形成の外側の延長可能な組織が足りなくならないように注意する。

Point

- 左側の鼻腔側粘膜では，前方茎の三角弁を粘膜弁として挙上する。右側の鼻腔側の三角弁を授動して重なる線を参考にして，メッツェンバウム剪刀で切開する。

⚠ 注意点

- 右側と同様，切開を外側に延長しすぎて，右側の三角弁が到達しなくなったり，咽頭側壁に達してZ形成の外側の延長可能な組織が足りなくならないように気をつける。

Point

- 鼻腔側粘膜を縫合閉鎖するため，片側唇顎口蓋裂の場合には，major segment では鼻中隔から，minor segment では硬口蓋の鼻腔側面から，粘骨膜を剥離・挙上する。
- 口蓋裂単独の場合には，両側の硬口蓋の鼻腔側面から粘骨膜を剥離・挙上する。
- 両側唇顎口蓋裂の場合には，両側の硬口蓋の鼻腔側面に加えて，鋤骨上の粘骨膜を観音開きにして，粘骨膜弁を挙上する。
- 以上で剥離操作は完了である。縫合に進む。

16 鼻腔側粘骨膜の剥離⑵ 片側唇顎口蓋裂におけるminor segment

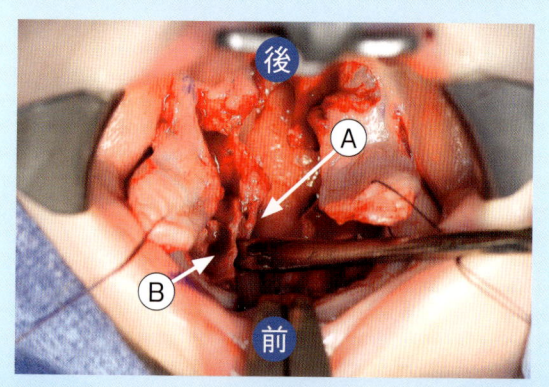

■ 鼻腔側粘骨膜（A）を硬口蓋の鼻腔側面から剥離・挙上する（A：剥離・挙上した鼻腔側の粘骨膜弁。B：硬口蓋の骨）。

17 鼻腔側の縫合

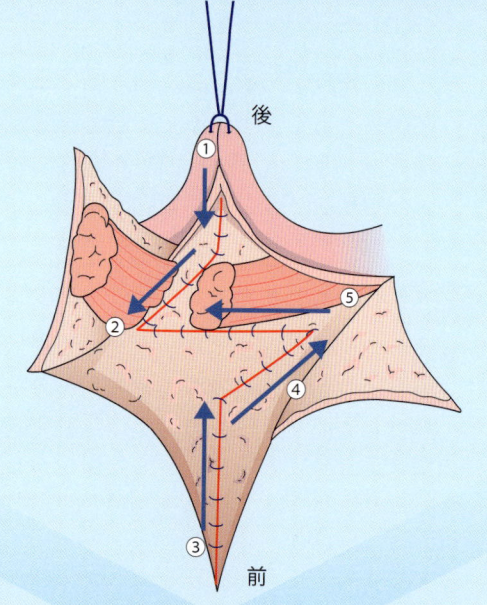

■ 鼻腔側を縫合する。

Point

- 縫合は，筋層，粘膜下層，粘膜のすべてで4-0バイクリル®（ジョンソン・エンド・ジョンソン社）を使用している。
- 縫合は，最初に口蓋垂の先端を縫合し，牽引糸として開口器のスプリングにかけると，後の縫合が行いやすい。
- 鼻腔側の後方から開始して前方に進み，Z形成の後脚まで縫合したら，前端に移って後方へ進む。

18 筋体の縫合

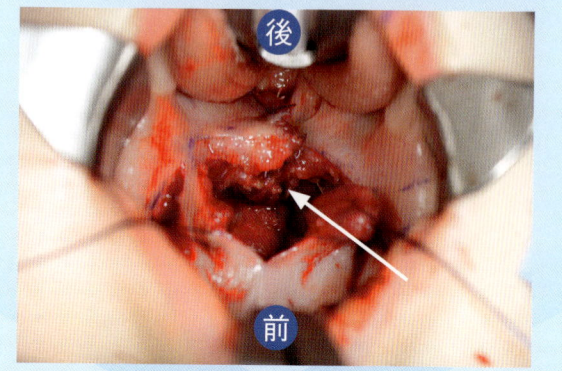

■ 左右の筋体を縫合し，筋束（白矢印）を再建する。

Point

- 口蓋側は，筋体の縫合後には筋肉の隆起で口蓋垂付近が縫合しにくくなるため，Z形成の後脚の中ほどまで縫合しておく。
- 筋体は，両側のできるだけ外側部分をすくって，重ね合わせるように縫合する。助手が皮弁を転位させながら，術者が縫合するとよい。通常，2～3針で縫合している。
- 筋体はできるだけ後方で，左右方向に緊張をもたせて縫合・再建する。

19 口蓋側の縫合

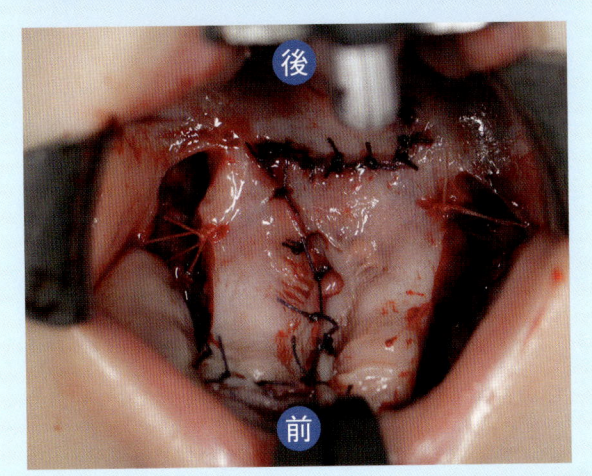

後

前

■ 口蓋側粘膜を縫合する。図は片側唇顎口蓋裂の場合であり、両側から挙上した粘骨膜弁を、挙上せずに残した一次口蓋部分に縫合・固定している。

20 ドレッシング

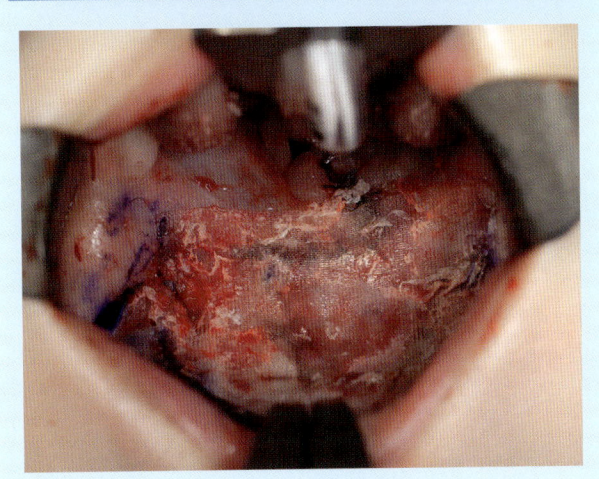

■ トレックス-C® ガーゼを貼付したところ

Point

- 口蓋側の縫合は、後方から開始して前方に進む。
- 唇顎口蓋裂では口蓋側粘骨膜弁を、前方の歯槽および剥離・挙上せずに残した一次口蓋部分の粘骨膜に縫合する。こうすることで、口蓋前方に粘膜欠損を残さないようにする。
- 縫合終了時には軟口蓋の延長効果により、口蓋垂は咽頭後壁に接していることが多い。

Point

- 外側切開で生じた粘骨膜欠損部は、創縁を軽く寄せてから人工真皮（テルダーミス®：オリンパステルモバイオマテリアル社）を貼付する。同部は縫縮も可能なことがあるが、正中の縫合創にわずかでも緊張がかかることがないよう、縫縮はしないようにしている。
- 創部の保護と人工真皮の固定を目的に、硬口蓋～Z形成の中間脚に非固着性シリコンガーゼ（トレックス-C® ガーゼ：富士システムズ社）を軟組織接合用接着剤（アロンアルファA「三共」：第一三共社）で接着・固定している。縫合固定はしていない。
- 術後は当センターでは、一晩ICUで鎮静・挿管管理としているが、覚醒や抜管のタイミングは施設ごとに異なる。
- 術後は創部の保護のため、3日目まで経鼻胃管栄養とし、4日目からペースト食、3週目から常食とする。また、術後3週間は指しゃぶりやおもちゃを口にくわえることがないように注意し、直接授乳（いわゆる直母）や哺乳瓶の乳首使用も禁止している。この期間は必要に応じて、肘の屈曲を妨げる抑制筒を装用させている。
- 口蓋に貼付したシリコンガーゼは、術後3週目までに自然に剥脱することが多い。術後3週を過ぎても外れない場合には、外来でガーゼに付着した縫合糸を剪刀で切離して外すこともあるが、十分に抑制できず安全に施行できない場合には、生活に不便がなければ自然剥脱を待つ。

22

Two flap palatoplasty と Intravelar veloplasty を用いた口蓋形成術

静岡県立こども病院 頭蓋顔面・口蓋裂センター 形成外科　加持 秀明

概　要

　口蓋形成術の手術目的は，顎発育障害を最小限としつつ，口腔と鼻腔との交通を遮断し，十分な軟口蓋長を形成して軟口蓋筋群の再建を行い，良好な鼻咽腔閉鎖機能と正常構音を獲得することである。口蓋形成術の術式としてはさまざまな方法が報告されているが，本項では，two flap palatoplasty（two flap法）とintravelar veloplasty（IVV法）を組み合わせた方法を述べる。

　従来のpush back法では口蓋にraw surfaceを生じてしまうため，顎発育障害を来たしやすい。これに対してtwo flap法は，挙上した粘膜弁を用いて硬口蓋のraw surfaceが生じないように閉創する方法であり，push backと比較して顎発育障害を来たしにくいという利点がある。しかしtwo flap法だけでは，push back法と比較して軟口蓋長の確保が難しいため，軟口蓋についてはIVV法とZ形成を併用することで対応している。軟口蓋の処理については，Furlow法や，頬筋粘膜弁などを用いる方法もある。

　また，two flap法とともに本項で紹介するIVV法は，硬口蓋後端や軟口蓋披裂縁粘膜に停止している口蓋帆挙筋および口蓋咽頭筋を後方移動させ，muscle slingの形成に重点を置いた手術方法である。

　口蓋形成術の治療は，機能面での手術結果が判明するのは成長がある程度終了する16歳ころとなる。16歳までは，形成外科，耳鼻咽喉科，言語リハビリ，歯科の定期的なフォローは必須であることをしっかり認識し，術者として責任をもって手術を行うことが重要である。また同様に，口唇口蓋裂では，機能面だけでなく整容面での治療を含み，成長が終了する18歳まではしっかりとフォローする必要がある。

適応基準と除外基準

- 手術は1歳〜1歳半くらいで行う施設が多い。3歳を超えると言語機能に影響が出るので，全身状態が許せば，3歳までには口蓋形成術を行う。
- 口蓋裂が切歯孔周囲まで達し，かつ，切歯孔周囲での列幅が広いU字型の硬軟口蓋裂がtwo flap法の適応となる。
- 幅の狭い硬軟口蓋裂は裂縁から左右粘骨膜弁を挙上することで，two flapを作成しなくても裂の閉鎖が可能である場合が多い。
- 硬軟口蓋裂で多くの場合は，two flapを挙上せずとも裂縁から左右粘骨膜弁を挙上することで硬口蓋の閉鎖は可能である。今回提示する症例は，U字型で比較的ワイドなケースであり，かつ開口障害を認めたため，術中の開口量が十分に得られなかったのでtwo flap法にて行っている。基本的に臼後部の切開（Von Langenbeck型の減張切開）を追加することで，広い硬軟口蓋裂を含めほとんどの症例でtwo flapなしで口蓋の閉鎖は可能である。
- 唇顎口蓋裂など顎裂が存在する場合は，硬口蓋の確実な閉鎖のために本術式の適応となることがある。
- 唇顎口蓋裂でも，major segmentもしくはminor segmentの粘骨膜弁のみでの閉鎖も可能であり，two flapまで必要かどうかは症例ごとに判断する必要がある。
- Two flapの利点は，硬口蓋前方部の閉鎖が容易になることである。欠点は硬口蓋に瘢痕を形成してしまうことで，将来的な成長障害の原因となる可能性があることである。
- IVV法の利点は，解剖学的な位置関係が正常に近いmuscle slingを形成できることである。欠点としては，粘膜および筋体を分離しすぎると血流障害を来たす可能性があり，Furlow法と比較して鼻腔粘膜および口腔粘膜のZ形成の大きさに限界があることである。

手術のポイント

- Two flap法の適応は，術前顎矯正治療などの発展により以前に比べるとかなり狭くなってきている。しかし，この方法を知っておくことで，ほとんどすべての症例で口蓋の閉鎖が可能となるため，口唇口蓋裂治療を行ううえで理解しておいた方がよい術式と考える。
- 術野の入口が狭く，術野が深いため，切開・剥離・縫合処置は最初は難しく感じるかもしれないが，慣れてしまえばそれほど難しくはない。
- 心臓疾患の合併など全身状態が不安定な場合もあるので，術式選択を含め注意を要する。

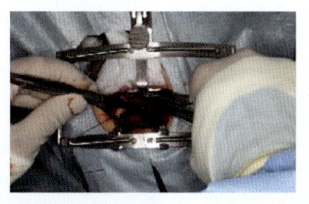

実際の手術

1 患者・術者・助手・看護師の配置

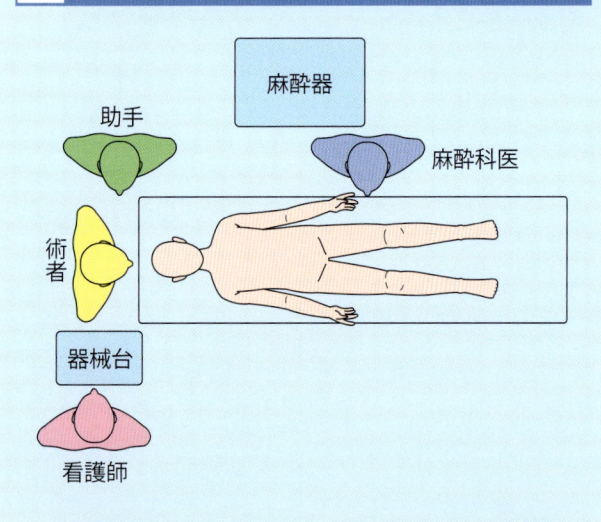

- 器械台は右側，第一助手は左側，麻酔器は左下がお勧めである。

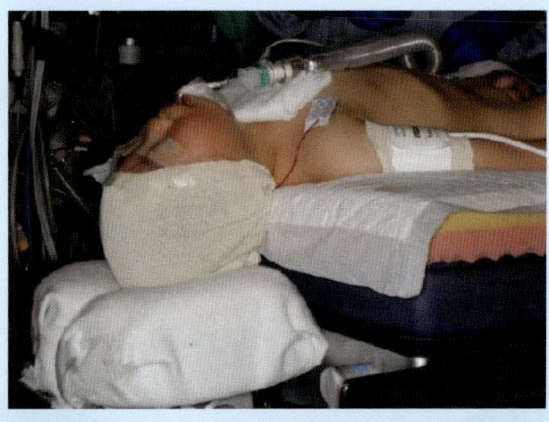

- 馬蹄を用いて，頭部を懸垂位にして行うとやりやすい。さらに肩の下にバスタオルなどを重ねて入れることで，高さを調整する。

2 準備（ディングマン開口器装着など）

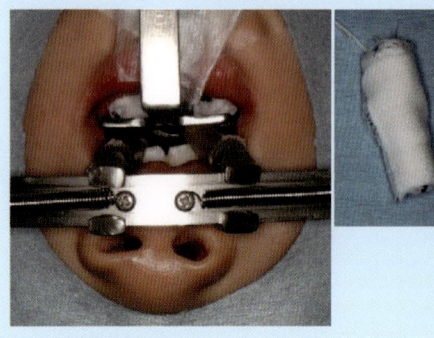

- 経口気管内挿管チューブはレイチューブを用い，下口唇正中にテープ固定する。
- ディングマン開口器によるチューブごと下口唇が圧迫されるので，チューブと皮膚の間にクッションドレッシングなどを介在させる。

Point

- 後屈およびディングマン開口器の装着により挿管チューブ先端の位置が変わるので，麻酔科医と情報を共有することは大切である。
- ヘッドライトがあると便利である。ヘッドライト使用時は，無影灯はむしろ光量を落とした方が術野を見やすくなる。

注意点

- 馬蹄が垂直方向の力をしっかり受けているかの確認が重要である。
- 切歯孔付近や口蓋前方が急峻な症例，また口唇口蓋裂症例では，できるだけ後屈にした方がやりやすい。

変化 今回の症例は硬軟口蓋裂であるので，懸垂位をそれほど強くしなくても術野の確保は可能であるが，唇顎口蓋裂では切歯孔付近の操作がやりにくい。できるだけ懸垂位にすることで多少は解決できる。

Point

- ドレーピングはオトガイ部から外鼻まで露出させる。
- ディングマン開口器による上口唇の褥瘡予防として，爪部にデュオアクティブETなどの薄型のハイドロコロイド製剤を張るとよい。
- 挿管チューブの左右で，舌圧子部と舌の間に1/4ガーゼをロール状にしたものを挿入することで，舌の浮腫を予防する。ディングマン開口器を開口させた状態で1時間経過後は，5分以上開口させない状態でインターバルをおくことで，舌の浮腫を予防できる。

注意点

- ディングマン開口器で開口させると，挿管チューブが圧迫されて換気を十分取れなくなることがあるので注意する。ディングマン開口器を使用する時は，麻酔科医に伝えることは大切である。

■ ディングマンをかけるとチューブが深くなるので，麻酔科医と確認しながら挿管チューブの位置を確認する。

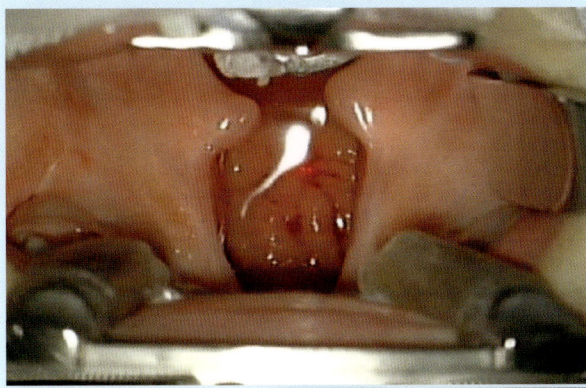

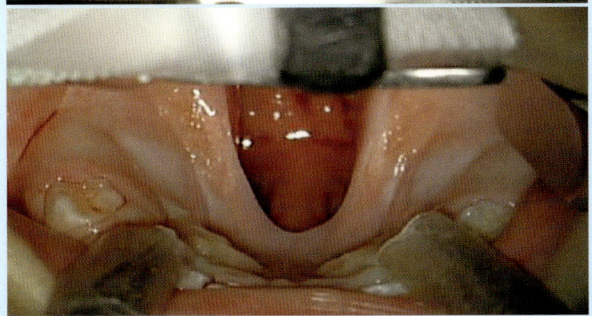

■ ディングマン開口器で術野を展開した状態

3 デザイン

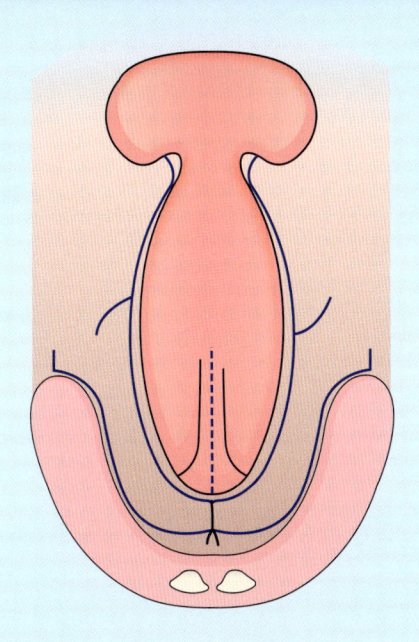

■ 硬軟口蓋裂に対する口蓋形成術デザインのシェーマ（紫実線：切開線，紫破線：vomer flap の切開線）

Point

● ディングマン開口器を用いて，可能であれば2横指は開口させると手術がやりやすくなる。
● 本症例は開口障害を認め，1.5横指しか開口できなかった（そのためtwo flap法を選択した）。
● 乳歯が萌出しているケースでは歯牙にディングマンの爪をかけると安定する。

! 注意点

● 片側唇顎口蓋裂の症例では，ディングマン開口器の爪を置く位置が安定しないことがある。その場合は，術中の状況に応じてディングマン開口器をかけ直して対応する。

Point

● デザインは竹串を用いて行っている。赤い鼻腔側粘膜とやや白色の口腔側粘膜の境界は比較的わかりやすいので，境界部に沿って切開線をデザインする。
● 歯槽突起の付着歯肉と，小唾液腺などを含んだ口蓋粘膜の境界は比較的明瞭であるので，境界から1～2mm程度口蓋側に入ったところに切開線をデザインする。
● 前方の切開線は，可能であれば切歯孔より後方までとした方が出血が少ない。

! 注意点

● Two flap法の外側のデザインは，歯槽突起の口蓋側に歯胚が存在しているので注意を要する。

変化

● 今回の症例では，vomerの立ち上がりが急峻であり有効に利用できないと判断したため，vomer flapは使用していない。幅が広く鼻腔側の閉鎖が困難なケースではvomer flapは有用である。
● 両側唇顎口蓋裂や口蓋裂単独のケースでは，vomer flapは鼻腔側の閉鎖に用いられることが多いが，片側唇顎口蓋裂では口腔側の閉鎖に用いられることが多い。

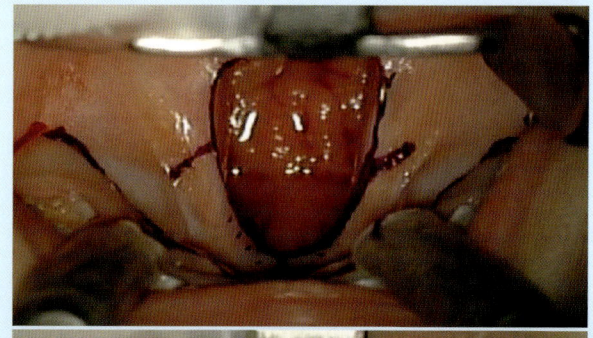

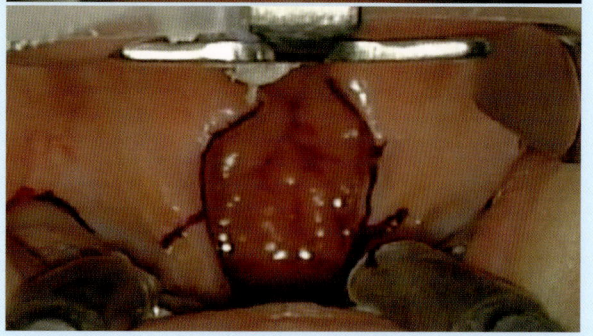

■ 軟口蓋部のデザイン。この症例はRandall分類Ⅰであり，かつロバンシークエンスの既往もあったため，術後の呼吸状態を考慮してZ形成の1片を7mm程度としている。

変化　今回示している症例は，ロバンシークエンスにて乳児期は呼吸状態に問題があった。そのため，軟口蓋の延長はほどほどにしている。実際には，Z形成はこれより大きく10mm程度としていることが多い。

4 局所麻酔

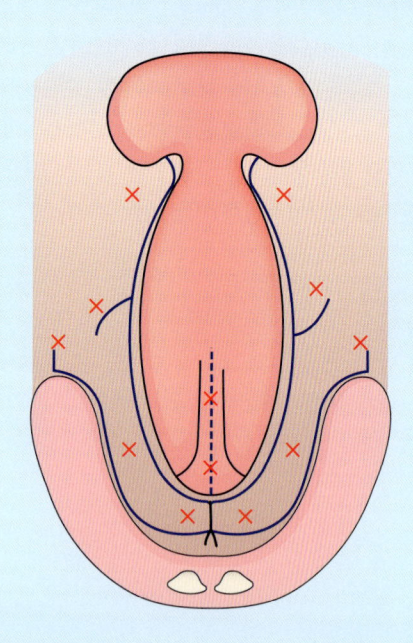

■ 針刺入部のシェーマ（赤×：刺入部）

Point
- 術中出血を減らす目的で，10万倍エピネフリン含有の1%キシロカイン®を局所に注入する。体重10kgであれば，1%キシロカイン®でも6mL使用できる。
- 口蓋形成術だけであれば十分な量である。もし，口唇修正など他にキシロカイン®を使用する場合は，0.5%にするなど希釈して用いる。

注意点
- 軟口蓋部の局所麻酔は，浅すぎず深すぎないレイヤーに行う。浅すぎると粘膜に緊張がかかりすぎるし，深すぎると鼻腔側に抜けてしまう。筋体上あたりに入れるイメージで行う。

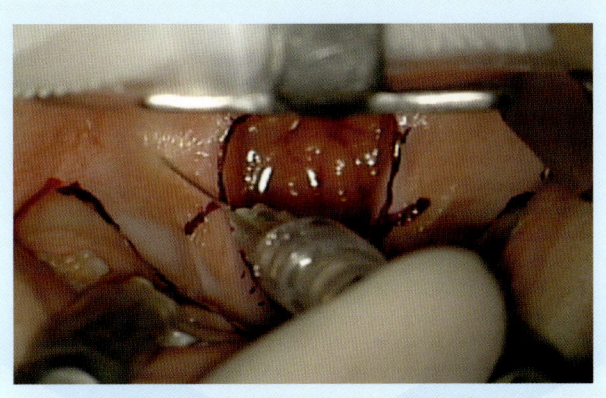

■ 軟口蓋部の局所麻酔。左右の軟口蓋にそれぞれ1.5mL程度の局所麻酔を行う。

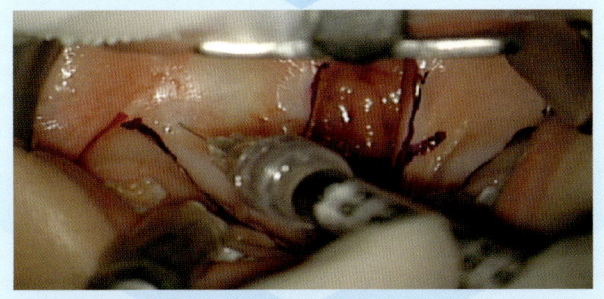

■ 臼後部口蓋側への局所麻酔。

— Point —
● ここは出血しやすいポイントだが，臼後部より後ろであれば大口蓋動脈を損傷するリスクは低い。

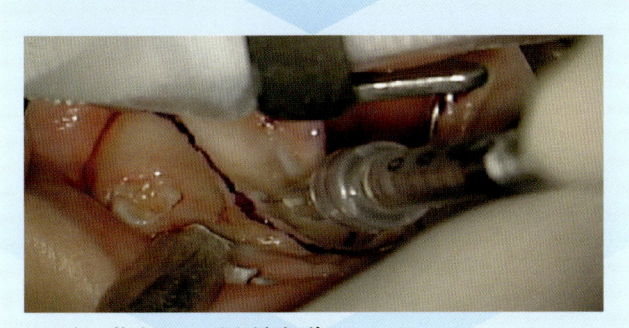

■ 硬口蓋部への局所麻酔。

— Point —
● 骨にあたるところまで針を進めて局所麻酔を行う。
● 局所麻酔で骨膜下をhydrodissectionすると，two flap挙上が楽になる。左右それぞれ1mL程度を目安に行う。

5 切開(1)口蓋裂縁

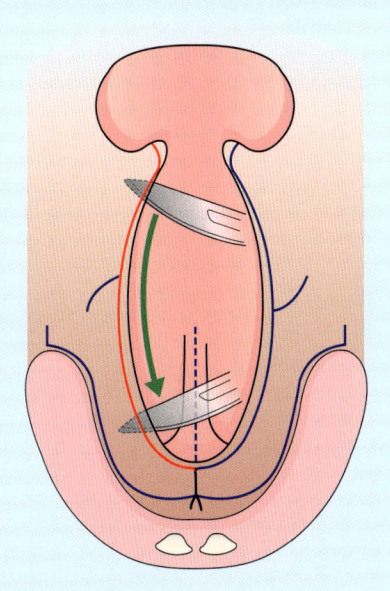

■ 口蓋裂縁切開のシェーマ

— Point —
● 15番替刃を長柄のメスホルダーに装着したものを用いる。
● 口蓋垂基部から切開を開始する。
● 口蓋裂の縁の柔らかい粘膜組織を切るので切開がやや難しい。鑷子で背側方向にしっかりテンションをかけることが重要。口蓋垂基部を軽くツイストすることで，切開線が手前にくるようにするとよい。
● 軟口蓋は柔らかいので，うまくテンションをかけないと，思ったところを切開するのが少し難しい。硬口蓋粘膜に入れば骨の支えがあるので，比較的楽に切開することが可能である。

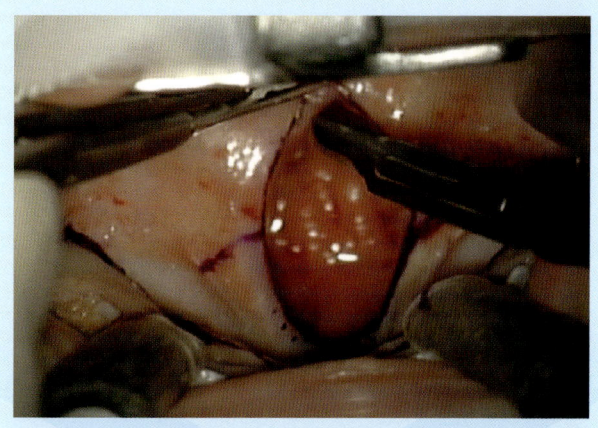

■ 口蓋垂先端を鑷子で把持して，口蓋垂基部く
らいからNo.15メスにて手前方向へ切開する。

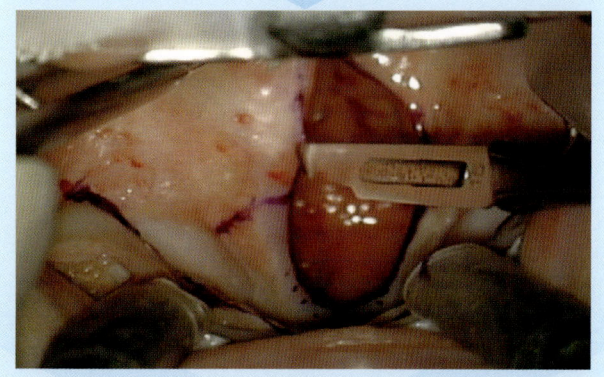

■ 口蓋垂の切開から連続して硬口蓋部まで切開
する。

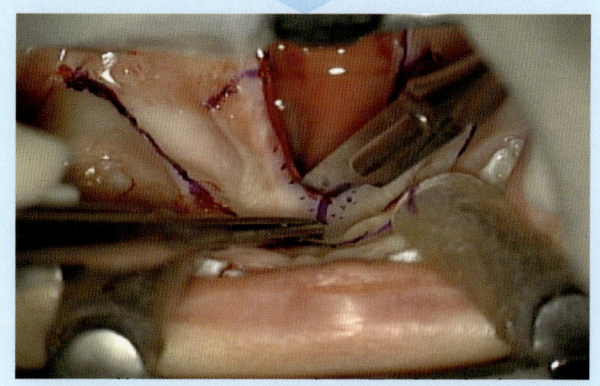

■ 硬口蓋に入ると，下床に骨が存在するので粘
膜のテンションは不要となる。

⚠ 注意点

● 軟口蓋部粘膜下に骨が存在しないので，メス
は粘膜を越えたあたりまでを目指して切開す
る。1.5mm位の深さで切開すれば十分だが，
テンションをうまくかけないとなかなか思っ
た深さまで切ることができない。

● あまり深く切り込みすぎると，そのまま鼻腔
側に抜けてしまうので注意する。

● 口蓋骨もしくは上顎骨が存在する部位では，
骨を感じるまでしっかり切開する。しかし，
本症例のように口蓋裂縁に骨が存在しないこ
とも多いので，その場合は切開が鼻腔側に抜
けないように注意して1mm程度の深さで切
開する。

● 硬口蓋部で口蓋裂縁の粘膜が張り出した症
例では，メス刃の向きに注意する。

6 切開(2)口腔側粘膜

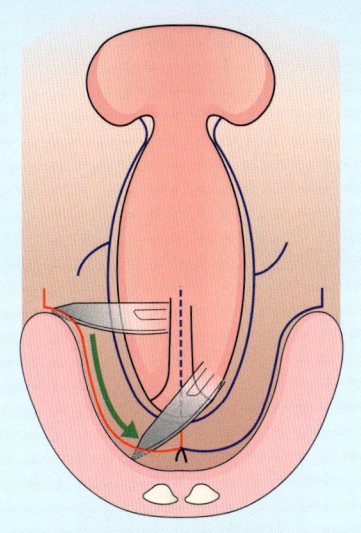

■ 硬口蓋前方切開のシェーマ

⚠ 注意点

● 硬口蓋の正中前方は切歯孔付近まで骨欠損していることもあるので注意する。粘膜上からの触診でわかることが多い。骨欠損がありそうな時は先に側方切開から開始し，口蓋の骨を確認してからの方がやりやすい。
● 粘膜に対して垂直方向に切開するが，骨膜は温存するように粘膜のみの切開に留める。
● 硬口蓋をメスで切開する時は，メスを進める先に鑷子を配置して，万が一メスが前方に動いてしまった時に粘膜を守れるようにしておくとよい。

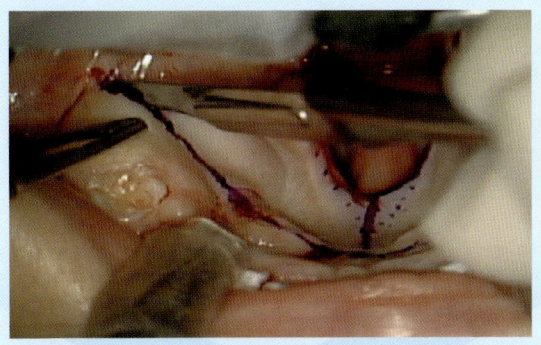

■ 臼後部から切開を開始する。骨膜は温存するレイヤーで切開する。

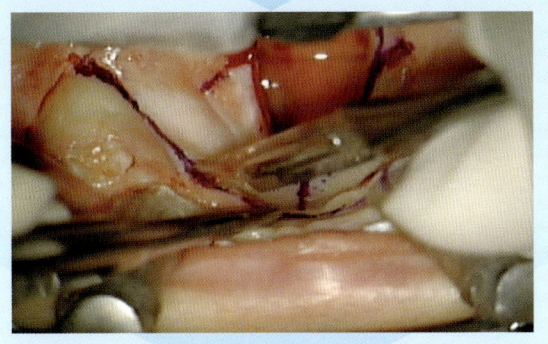

■ 臼後部から手前に向けて切開を行う。

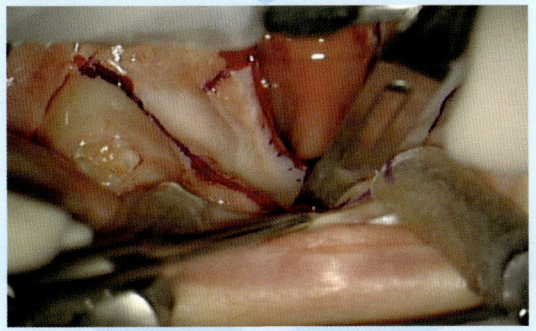

■ 硬口蓋前方の切開は術野がとりにくくなる。また，切歯孔付近は出血も多いので注意する。

・Point・

● 視野を確保しにくいので，できるだけ頭部を後屈させて確保する。
● メスも粘膜に対して垂直には入りにくいので，やや寝かせて切開する。
● 切歯孔付近は出血しやすい。切開の途中では止血できないので，速やかに粘膜骨膜弁を挙上してしまう。

⚠ 注意点

● 正中部は粘膜が薄いので注意する。

7 メスを寝かせて硬口蓋の切開

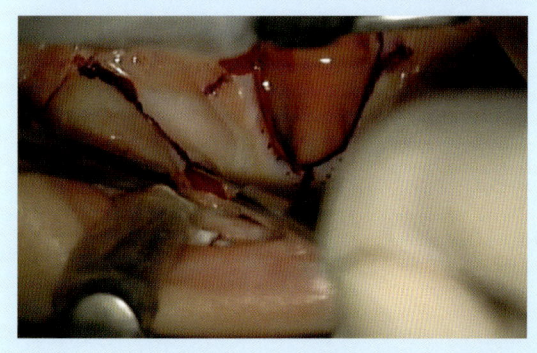

■ 骨膜（粘膜を切開して骨膜を切りきらないレイヤー）に達したらメスを寝かせて，骨膜上を5mm程度切開する。その後，鼓膜下のレイヤーに入ると，歯胚を痛めるリスクが少なくなり，また骨露出量を減らすことができる。

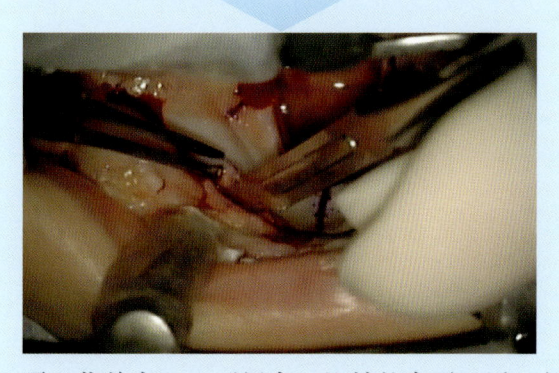

■ 硬口蓋前方および側方の比較的水平に近い部分は骨膜温存する。鼻腔側に深く落ち込んだ部位から骨膜下に挙上する。

注意点

●歯胚が存在することと，将来的な上顎骨の成長障害を少なくするために，できるだけtwo flapの外側は粘膜弁として挙上し，骨膜を残しておきたいので，骨膜は温存して骨までは切開しない。

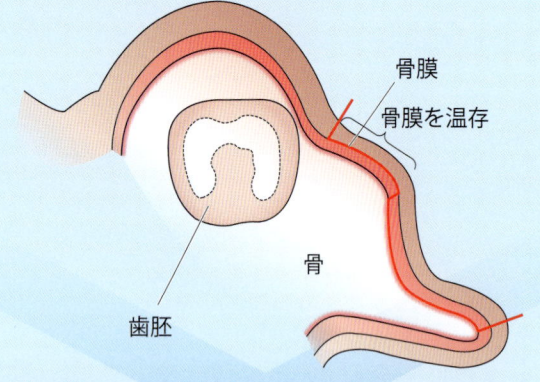

骨膜
骨膜を温存
骨
歯胚

■ 硬口蓋two flap挙上のシェーマ

8 粘膜骨膜弁の挙上

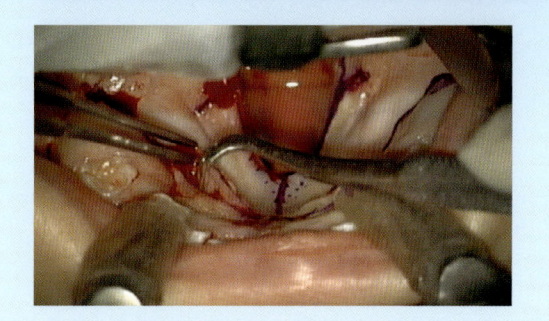

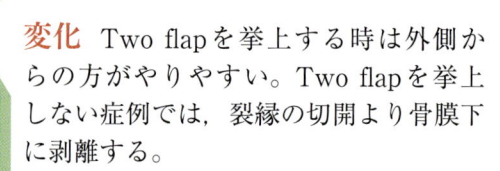

変化 Two flapを挙上する時は外側からの方がやりやすい。Two flapを挙上しない症例では，裂縁の切開より骨膜下に剥離する。

- ■ 口蓋裂用骨膜剥離子（アッシュ型）で外側から粘骨膜弁を挙上していく。そのまま口蓋裂縁の切開部までアッシュ型骨膜剥離子先端を通す。

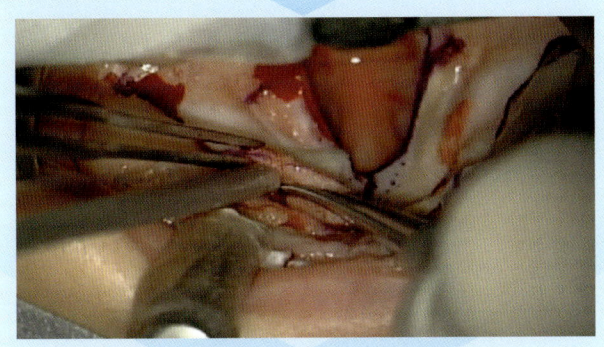

- ■ 口蓋裂縁の骨端まで骨膜下を剥離する。

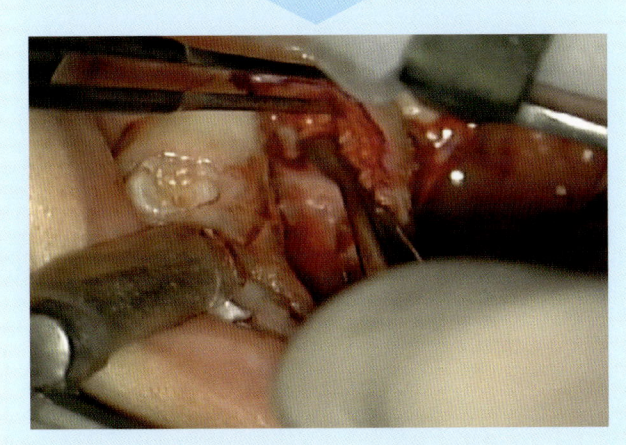

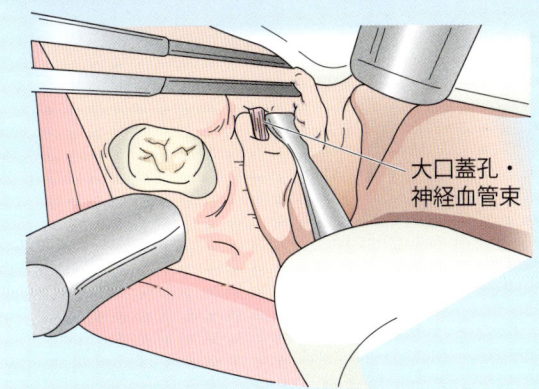

- ■ 大口蓋孔・神経血管束を確認する。

（図中ラベル）大口蓋孔・神経血管束

Point

- ● 硬口蓋の骨を感じながら口蓋裂断端の切開まで繋げる。そこを基点として，口蓋裂用骨膜剥離子（アッシュ型）を前方に引き戻すようにして，前方の粘骨膜弁を挙上する。
- ● 前方は切歯孔周囲で粘膜が薄くなり，また下床との結合が強くなるので，無理に剥離せずに，場合により鋭的に骨膜を切開する必要がある。

Point

- ● 粘膜骨膜弁の前方の挙上が終了したら，そのまま背側へ剥離を進める。口蓋裂用骨膜剥離子（スプーン型）を使うとやりやすい。
- ● 横口蓋縫合を越えたところまでは剥離は比較的容易である。
- ● 横口蓋縫合を確認したら，口蓋骨の歯槽突起側に大口蓋孔から出てくる大口蓋動静脈・神経があるので，これは必ず温存する（下図は上顎骨，口蓋骨，蝶形骨の位置関係）。

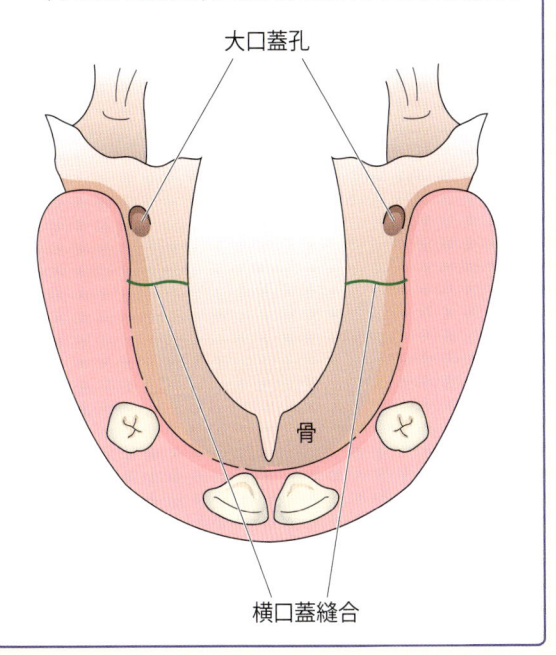

（図中ラベル）大口蓋孔／骨／横口蓋縫合

⚠ 注意点

- ● 横口蓋縫合までは安全に骨膜下の剥離が可能である。ただし，途中に上顎骨の骨孔から小さな血管の枝が出ているので，可能であればバイポーラなどで止血しながら挙上していくと出血を少なくできる。小さな血管でも骨孔から引き抜いてしまうと，止血がやや困難となる。

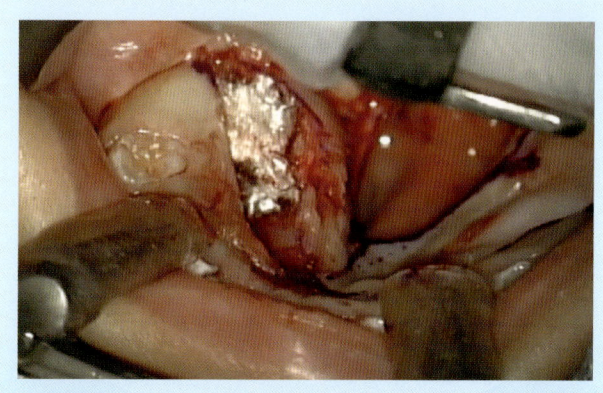

■ 止血のため，ガーゼを圧迫・留置し反対側へ移動する。

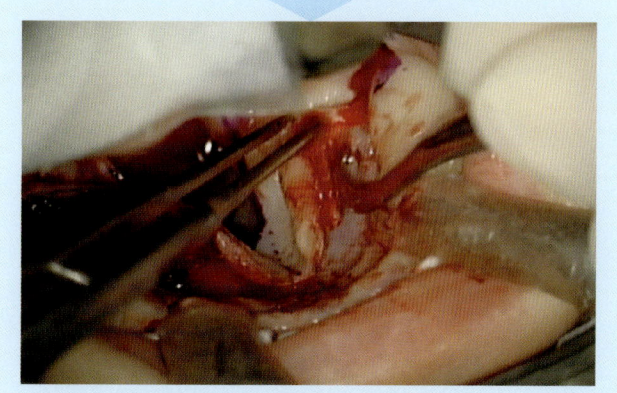

■ 同様に反対側の粘膜骨膜弁を挙上する。

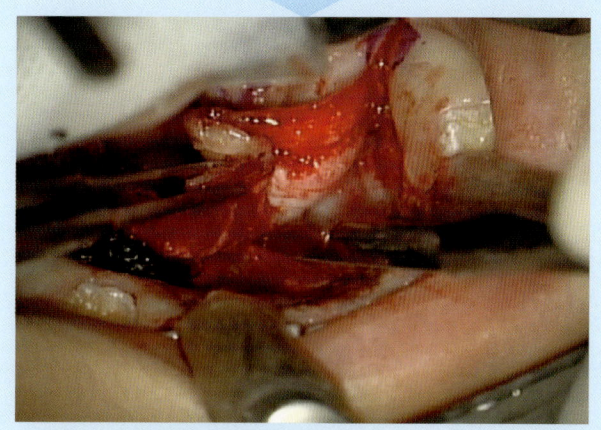

■ 正中前方部骨欠損部の粘骨膜弁を挙上する。

Point

- 出血が少なければ，そのまま大口蓋動脈・神経の処理から軟口蓋部の処理へ進んでもよい。出血が少しでもあるようであれば，ここではガーゼなどを留置して反対側の処理を行った方がやりやすい。
- ガーゼは，サージセルニューニットや，10万倍エピネフリン含有の1％キシロカイン®を染みこませたノイロシートを用いると止血効果があり効果的である。

注意点

- 右利きの術者だと，右側の方が少しやりにくいので注意する。

変化 今回の症例では，口蓋正中の骨欠損が切歯孔付近まで達していたため，両側の粘骨膜弁を前方正中で連続させたまま挙上した。骨欠損が存在しなければ左右別々に上げた方がやりやすい。

変化 Two flap法では，一般的には正中で粘膜を切開して左右別々に挙上する。本症例では，左右の粘骨膜弁の正中での連続性を維持しつつ，ある程度挙上し，最後に粘骨膜弁を正中で分割した。その理由は，切歯孔近傍の口蓋粘膜は薄く，正中部から挙上すると粘膜を痛めるリスクがあることと，切歯孔で蝶口蓋動脈と大口蓋動脈が吻合するので，直上を切開すると出血を来たし手術操作が行いにくくなるためである。

口唇形成術でもいえることであるが，症例ごとに解剖が異なるので，口唇口蓋裂治療は注意を要する。左右を正中で繋げた状態で挙上した後，正中を切開して左右の粘骨膜弁を形成した。

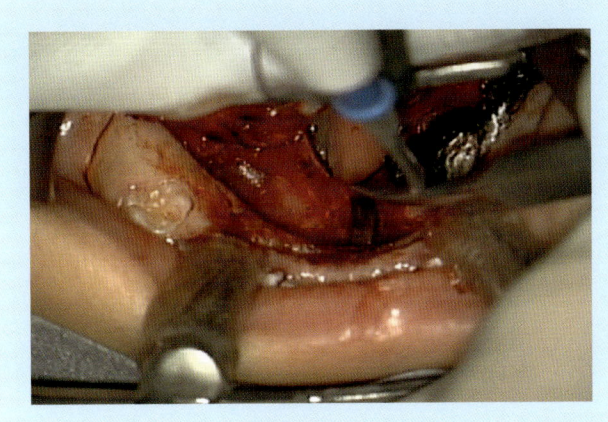

電気メス

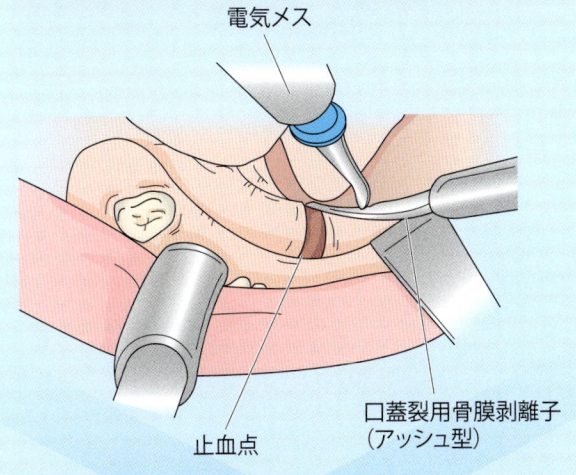

電気メス

止血点

口蓋裂用骨膜剥離子
（アッシュ型）

■ 口蓋粘膜断端を止血する。

Point

● 粘膜断端や切歯孔周囲の止血は，アッシュ骨膜剥離子を出血点にあて，電気メスを用いて行う。

● 特に硬口蓋前方の粘膜断端や切歯孔近傍はバイポーラで止血するのは困難である。

⚠ 注意点

● 止血が不十分だと，背側にある術野に出血が流れ込み，その後の手術がかなりやりにくくなるので注意する。

9 大口蓋神経血管束の処理

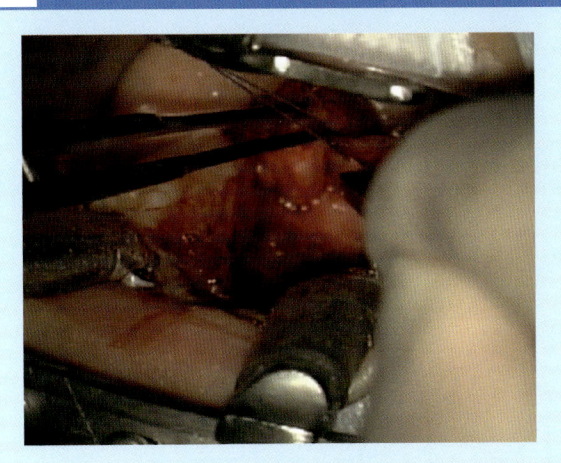

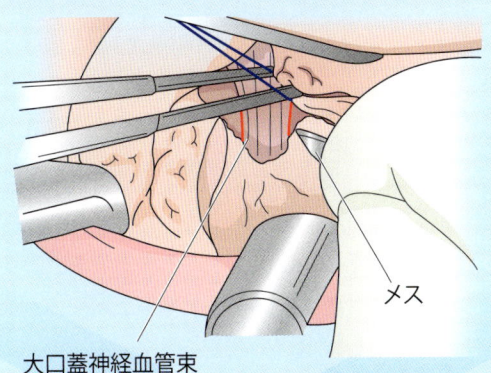

メス

大口蓋神経血管束

■ 大口蓋神経血管束周囲の骨膜を切開する（赤線：切開線）。

Point

● Two flap先端に5-0ナイロンなどで支持糸をかける。

● Two flapの粘膜骨膜弁の可動性を増加させるために，大口蓋神経血管束の骨膜を切開し，周囲組織から大口蓋神経血管束を剥離する。大口蓋神経血管束は骨膜越しに確認することが可能である。

● 大口蓋神経血管束の内側および外側の骨膜を15番メスで切開する。

● 大口蓋孔内側および外側から口蓋骨後端までも切開しておく。

⚠ 注意点

● 大口蓋神経血管束を損傷しないように注意する。それほど難しくはない。

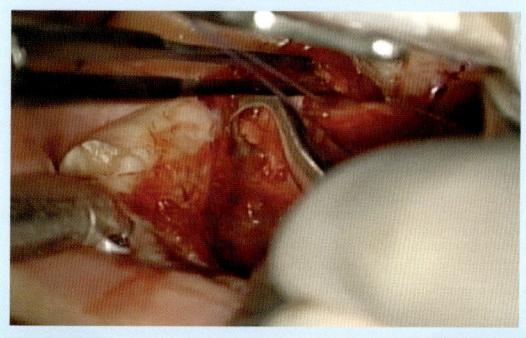

> **Point**
> - 口蓋裂用骨膜剥離子（アッシュ型）を回り込ませるように剥離するとやりやすい。

■ 大口蓋神経血管束周囲を処理する。大口蓋神経血管束の内外側で，大口蓋孔から口蓋骨後端までを骨膜下で剥離する。

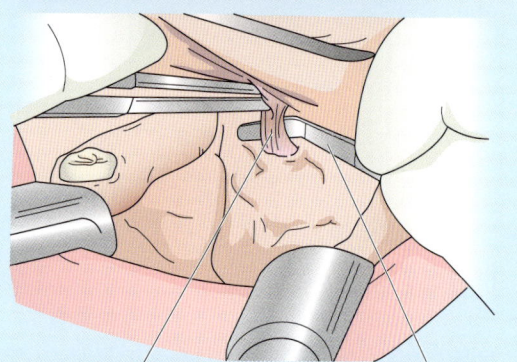

> **Point**
> - 外側に口蓋裂用骨膜剥離子（アッシュ型）の先端を貫通させる。大口蓋神経血管束の背側を軽く背側方向に押しながら口蓋裂用骨膜剥離子（アッシュ型）を進めると，容易に剥離できる。

> **変化** 右利きの術者であれば，左側は大口蓋神経血管束の内側から外側へ剥離子を進めるとやりやすい。逆に右側は，外側から内側に進めた方がやりやすい。

大口蓋神経血管束 　　口蓋裂用骨膜剥離子（アッシュ型）

■ 大口蓋神経血管束を確保する。
■ 大口蓋神経血管束内側の骨膜切開部位から，大口蓋神経血管束の背側に口蓋裂用骨膜剥離子（アッシュ型）を入れて剥離を進める。

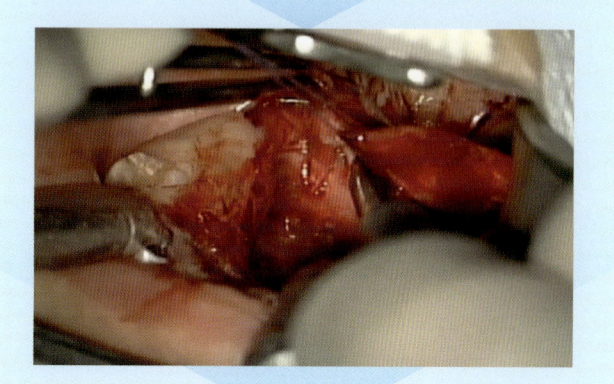

> **Point**
> - 大口蓋神経血管束の背側に入れた口蓋裂用骨膜剥離子（アッシュ型）をそのまま軽く背側に押し下げると，大口蓋神経血管束とその裏面の組織の間が容易に剥離される。
> - この時，鑷子で粘骨膜弁を手前に軽く引いておく。

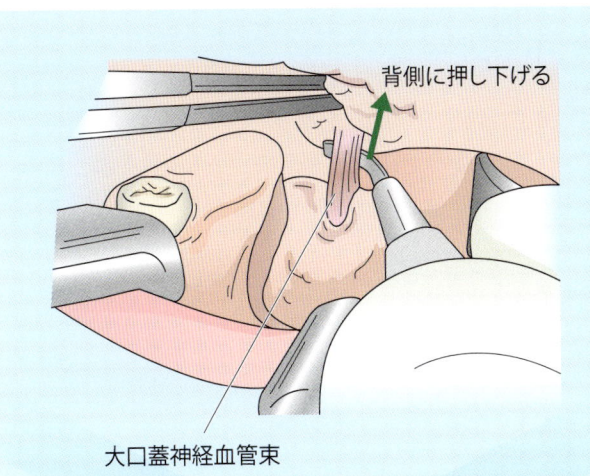

背側に押し下げる

大口蓋神経血管束

■ 大口蓋神経血管束周囲組織を背側に押し下げて，神経血管束周囲をリリースする。

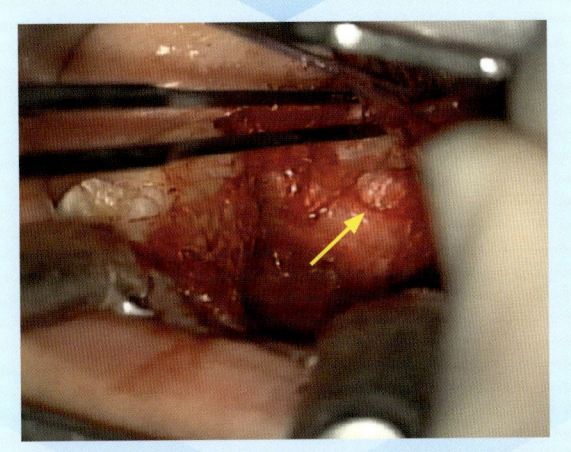

■ 硬口蓋後端に異常付着している筋群を確認する。

10 口蓋垂の処理

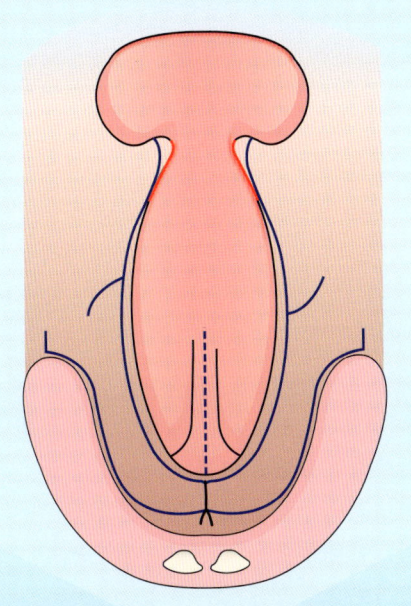

■ 口蓋垂先端切開のシェーマ

> **！注意点**
> ● 神経血管束なので少し嫌な操作ではあるが，大口蓋神経血管束はしっかりした組織なので，それほど難しくない。
> ● 大口蓋神経血管束と裏面の組織の間を十分剥離することで，粘骨膜弁の自由度が増加し，口腔側の閉鎖がその分容易となる。

> **Point**
> ● 大口蓋神経血管束の裏面を十分に剥離すると，口蓋骨内側後端に付着する筋群を確認できる。

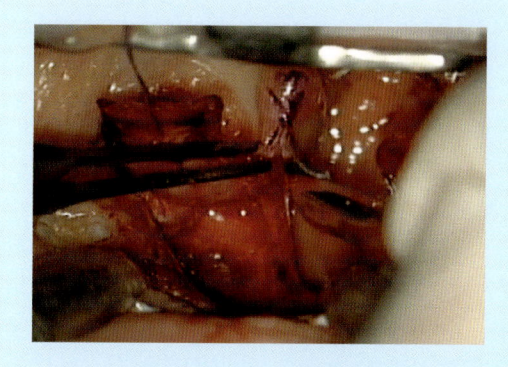

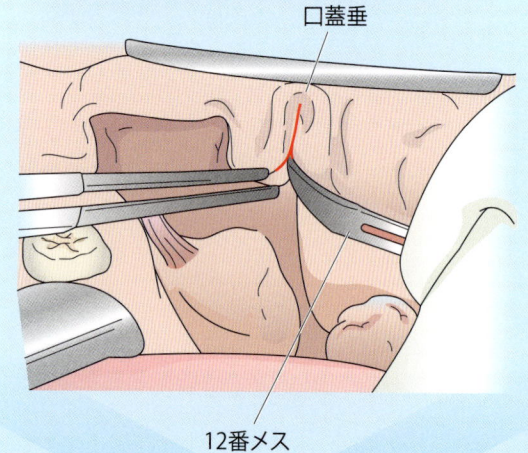

口蓋垂

12番メス

■ 12番メスを用いて口蓋垂の基部から先端を切開する。

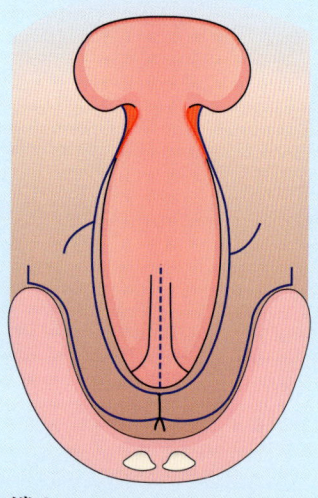

■ 口蓋垂先端トリミングのシェーマ

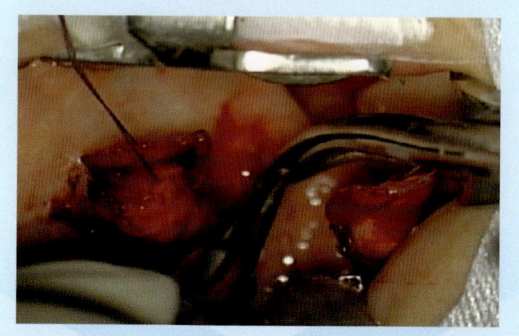

■ 剪刀を用いて口蓋垂の先端内側を一部切除する。

11 軟口蓋筋群の処理

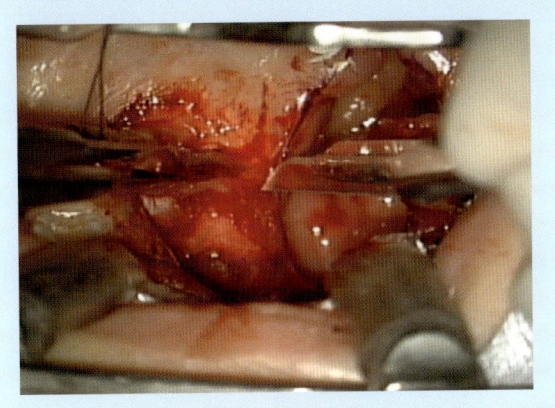

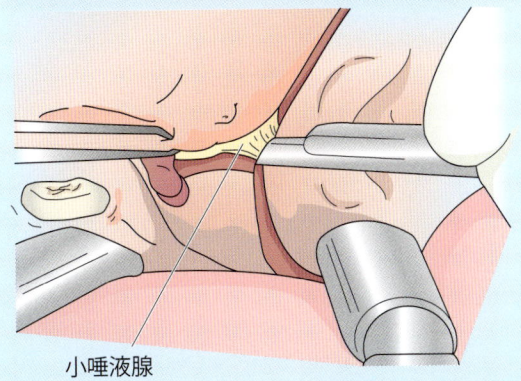

小唾液腺

■ 口蓋帆挙筋と小唾液腺間を剥離する。鈍的に剥離すると，唾液腺と粘膜の間で切れてしまうことがあるので，ここは15番メスでシャープに切開して，剥離するきっかけをつくる。

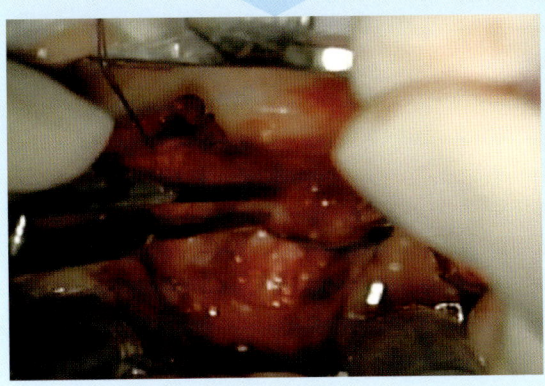

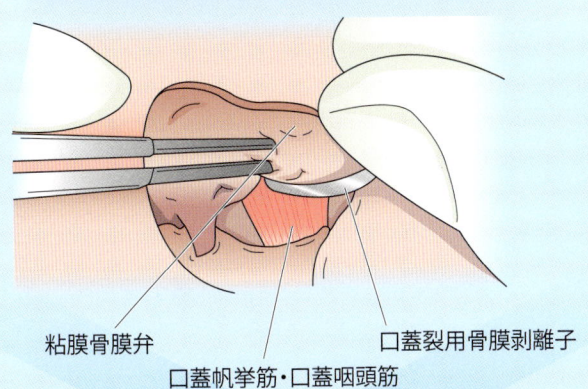

粘膜骨膜弁　　　口蓋裂用骨膜剥離子
口蓋帆挙筋・口蓋咽頭筋

■ 左側口蓋帆挙筋・口蓋咽頭筋と小唾液腺間を剥離する。

Point

● 口蓋裂縁の軟口蓋最前方に少し大きめの小唾液腺が存在する。この小唾液腺と口蓋帆挙筋との間がやや強固に付着しているので，ここを少しだけメスでシャープに切る。強固な付着を解除すれば，あとは骨膜剥離子で筋肉上を簡単に剥離できる。

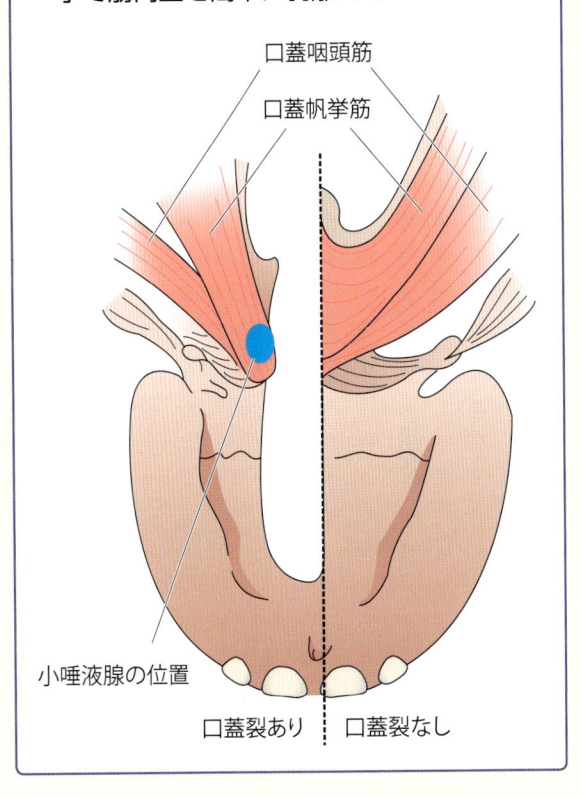

口蓋咽頭筋
口蓋帆挙筋
小唾液腺の位置
口蓋裂あり　口蓋裂なし

Point

● 口蓋帆挙筋と口蓋咽頭筋上を鈍的に剥離する。小唾液腺の下のレイヤーに入れば力はほとんど必要ない。外側は翼突鈎付近まで剥離する。
● 反対側も同様に行う。
● 出血があるので，適宜ガーゼなどで圧迫しながら左右交互に行うと効率的である。

12 口蓋骨後端からの軟口蓋筋群の剥離

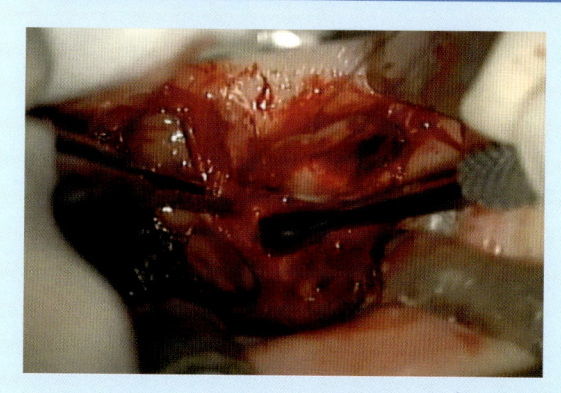

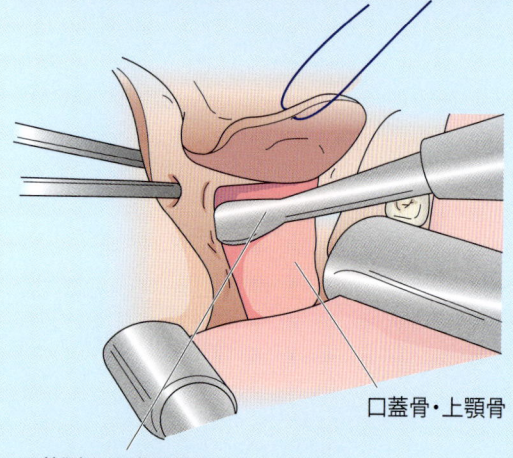

口蓋骨・上顎骨

口蓋裂用骨膜剥離子（スプーン型）

- 口蓋裂用骨膜剥離子（スプーン型，アッシュ型，L型）を用いて，口蓋骨後端から異常付着した軟口蓋筋群を骨膜ごと剥離する。

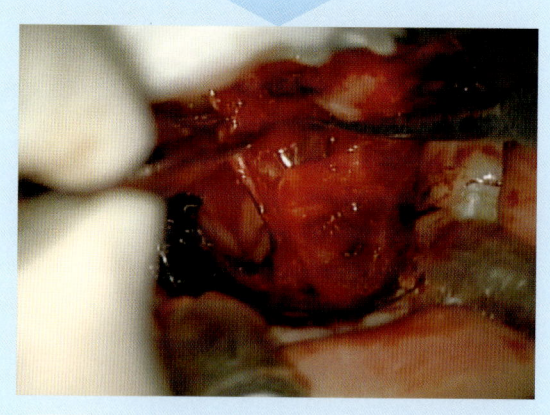

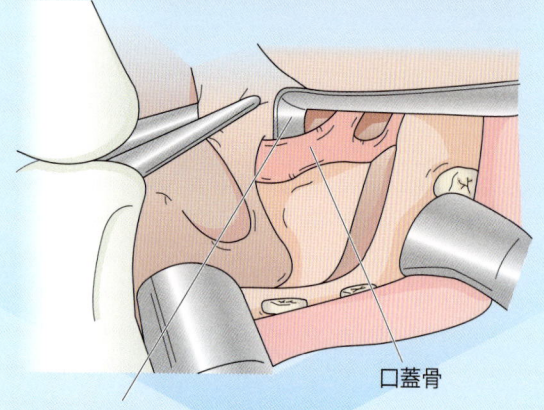

口蓋骨

口蓋裂用骨膜剥離子（L型）

Point

- 鑷子で鼻腔側粘膜にテンションをかけながら，丁寧に剥離する。うまく骨膜下に入らないと，鼻腔側粘膜が弱くなり鼻腔粘膜に瘻孔を形成するリスクが高まる。

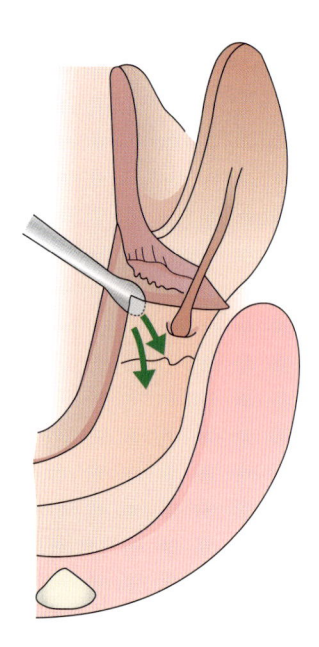

口蓋骨後端に異常付着した軟口蓋筋群付着のリリース（右側）

！注意点

- 口蓋骨後端の内側隅角部の付着が最も強いところなので，ここは慎重に剥離する。

Point

- この時も鑷子で鼻腔側粘膜にテンションをかけることが重要である。

■口蓋裂用骨膜剥離子（L型）を用いて，口蓋骨後端の骨膜を鼻腔側壁の立ち上がりのカーブを感じるまで剥離する。後方は蝶形骨翼状突起内側板に達するまで剥離する。

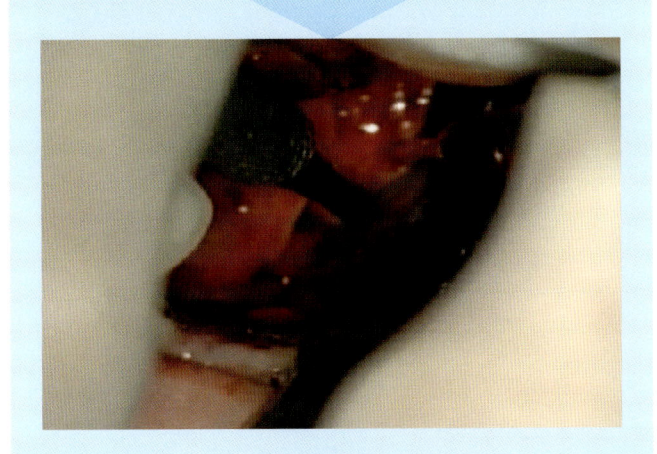

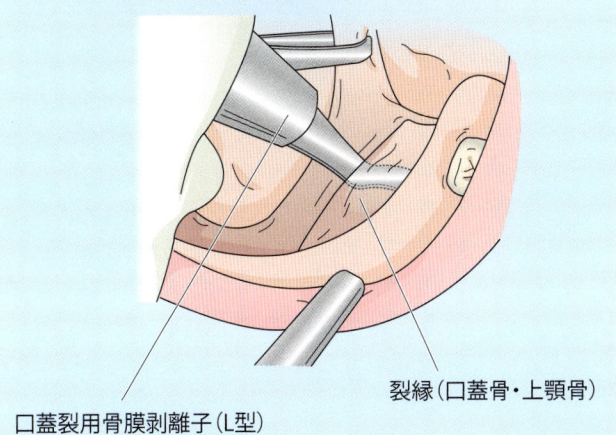

口蓋裂用骨膜剥離子（L型）

裂縁（口蓋骨・上顎骨）

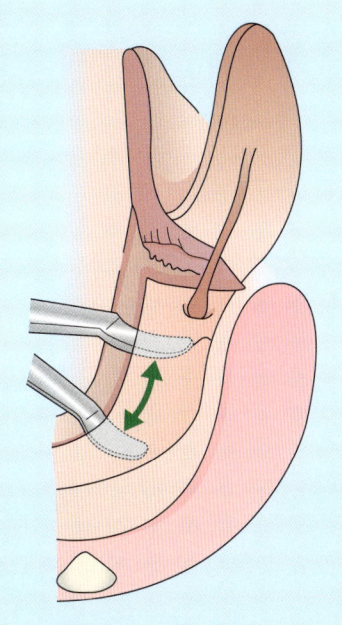

■口蓋裂用骨膜剥離子（L型）を用いて，口蓋骨および上顎骨の内側裂縁骨膜を鼻腔側壁の立ち上がりのカーブを感じるまで剥離する。

13 翼状突起内側板周囲の鼻腔粘膜の処理

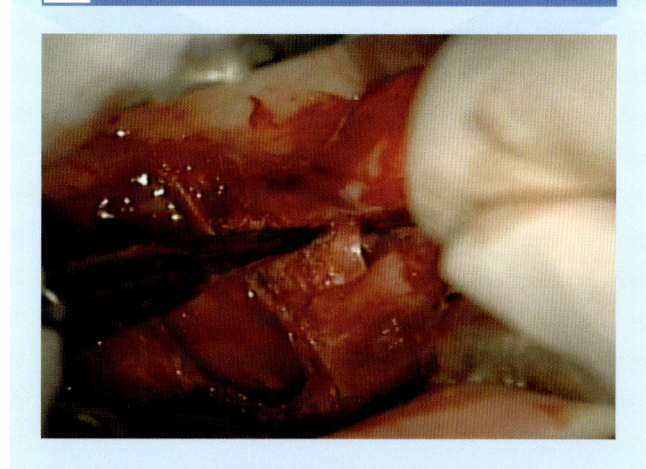

口蓋帆張筋

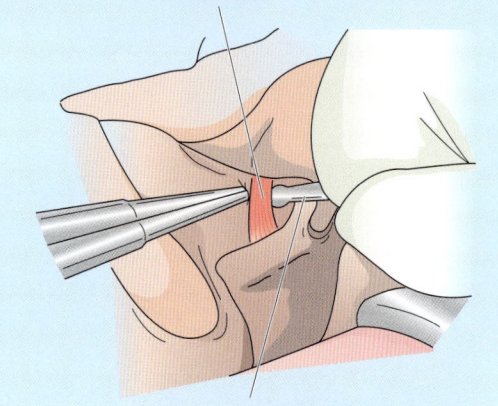

口蓋裂用骨膜剥離子(スプーン型)

■ 翼状突起内側板周囲を剥離する（右側）。

Point

- 口蓋裂幅が広く，鼻腔側粘膜の直接縫合が困難な症例では，翼状突起内側板周囲の鼻腔粘膜を頭側に向かって必要なだけ剥離すると，鼻腔粘膜の緊張が少なくなり縫合可能となる。
- 十分剥離しても鼻腔側粘膜の緊張が強い時は，左右の鼻腔粘膜が直接縫合できるまで帆張筋を最少量切離する。
- 口蓋裂用骨膜剥離子(スプーン型,アッシュ型）を用いて，骨膜下に剥離する。
- 骨や骨膜から多少出血するので，その時は圧迫止血を行う。

変化

- 裂幅が広くないケースで，鼻腔側粘膜を左右で直接縫合できるケースではこの処置は不要である。
- 幅の広いケースでは，翼状突起内側板の内側から鼻腔側粘膜を剥離することで鼻腔側の可動性が上がる。それでも鼻腔側が寄らない時は，帆張筋の一部を切開する。翼突鈎から帆張筋は外す方法もある。
- 口蓋帆張筋への侵襲は耳管機能の低下につながるという報告もあるので，最小限に留める。

14 軟口蓋筋群の処理 (intravelar veloplasty：IVV)

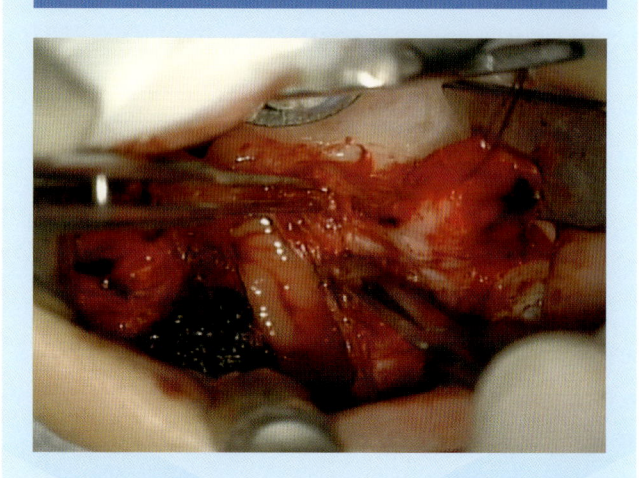

Point

- 口蓋帆挙筋および口蓋咽頭筋の付着する後鼻棘付近から筋肉を剥離していく。
- 鼻腔側粘膜側から口蓋帆挙筋と口蓋咽頭筋を挙上して後方移動するが，この時，鼻腔側粘膜に筋肉を一層残しておくことが重要である。
- メッチェンバウムでやや鈍的に行うか，15番メスで筋肉を粘膜に一層残したレイヤーで鋭的に挙上する。

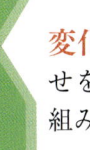

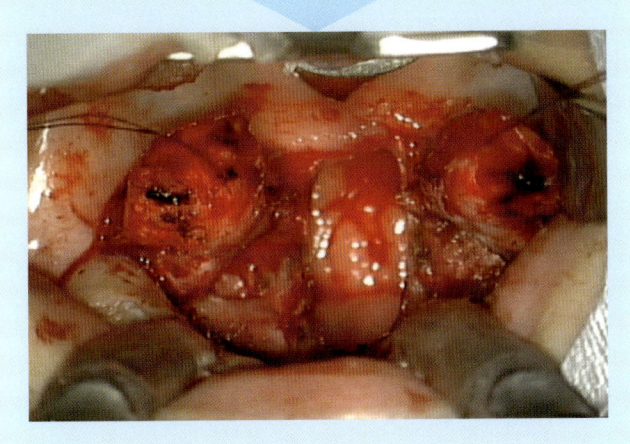

15番メス　粘膜骨膜弁

口蓋帆挙筋および口蓋咽頭筋

■ 口蓋帆挙筋および口蓋咽頭筋を鼻腔粘膜から挙上する（右側）。

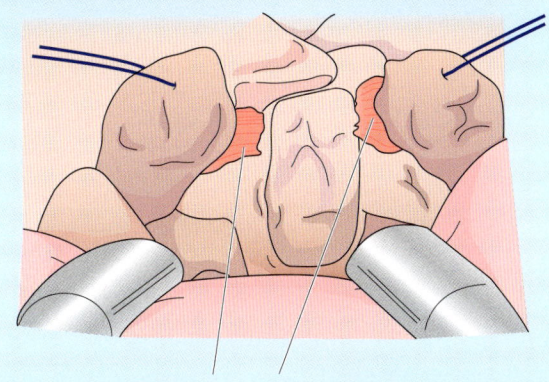

口蓋帆挙筋および口蓋咽頭筋

■ 反対側も同様に行い，両側 two flap を挙上したところ。

注意点

● 鼻腔側粘膜だけではかなり薄いので，鼻腔側に瘻孔を形成する原因となる。剥がれやすいレイヤーは筋肉と粘膜の間なので注意する。

● IVV は，口蓋帆挙筋と口蓋咽頭筋を周囲組織から剥離・挙上して後方移動させ，左右の筋群を正中で縫合することにより muscle sling を形成する方法である。必要以上に粘膜から剥離してしまうと，筋肉への血流が不安定となる可能性があるので，筋群が後方移動できるように必要最低限の剥離に留めることが重要である。

> **変化**　今回は two flap と IVV の組み合わせを紹介するが，two flap と Furlow を組み合わせてもよい。

Point

● 軟口蓋筋群が十分に後方移動していることを確認する。

● 後方移動が不十分，もしくは筋群の位置に左右差があるようであれば，筋群周囲組織を剥離することで調整する。

15 鼻腔側粘膜の縫合

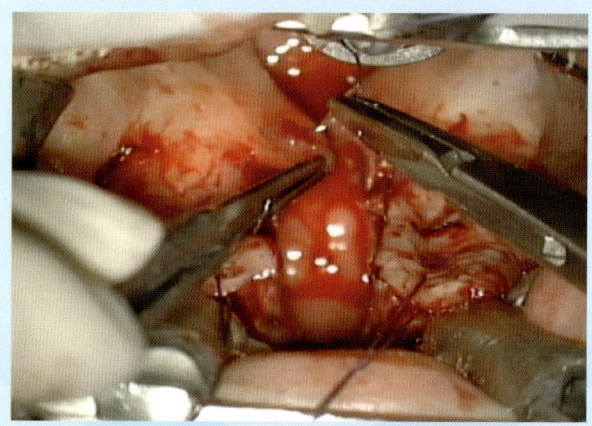

■ 口蓋垂から縫合する。

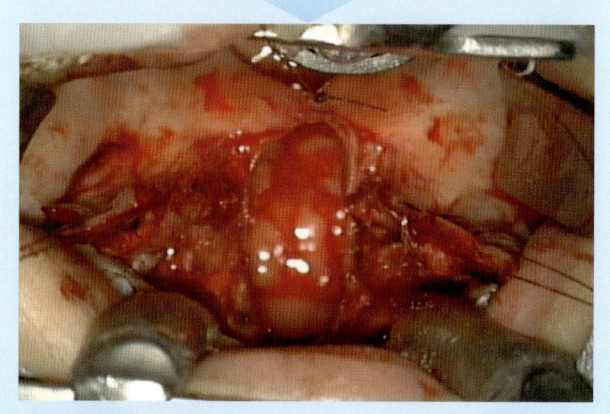

■ 口蓋垂縫合終了時

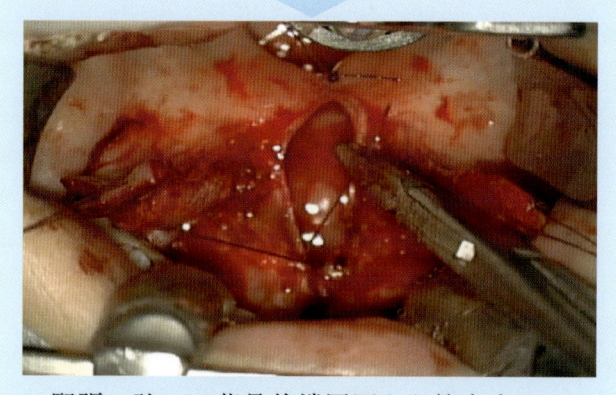

■ 緊張の強い口蓋骨後端周囲から縫合する。

Point

- 口蓋垂の頂点でマットレス縫合を行い，縫合部に陥凹ができないようにする。
- 5-0バイクリル®（ジョンソン・エンド・ジョンソン社）を用いている。

注意点

- 口蓋垂の縫合は，互いに遊離端で柔らかい組織であるため，少しやりにくいが，丁寧に縫合しなければ術後口蓋垂裂のような形態になってしまうので注意する。

Point

- 最もテンションの強い部位を縫合しておく。最初の1針では寄らなかった左右鼻腔側粘膜が，時間が経つと寄ってくる。
- 少し待つとテンションが減少し，左右鼻腔粘膜の直接縫合が可能となる。
- ちょうどこのころに，ディングマン開口器の解除の時間（1時間経過）になることが多い。ディングマン開口器の解除時間は5分としている。
- 縫合糸のノットは基本的に鼻腔側に出すようにしている。

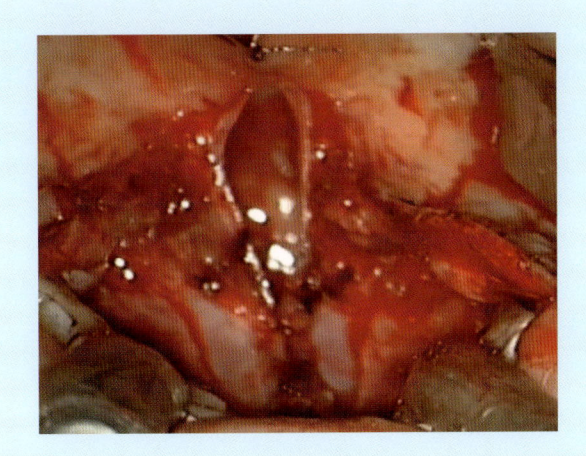

Point
- Z形成のデザインは，右利きだとこの方向がやりやすい。
- 口蓋骨後端より2〜3mm程度背側にデザインする。

変化
- 後方延長が不十分な場合はZ形成を2つ行うこともある。
- 軟口蓋長の左右差がある場合は，Z形成の角度を左右で変えることもある。

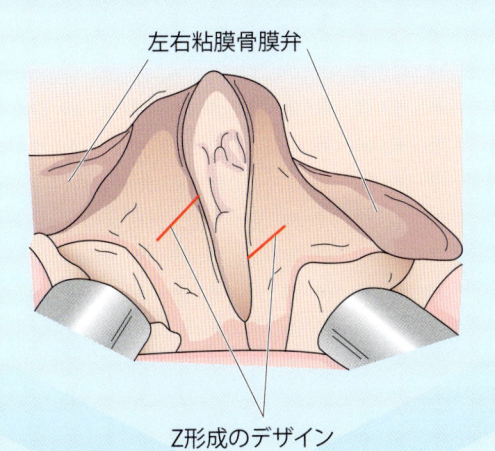

左右粘膜骨膜弁

Z形成のデザイン

■ 鼻腔側粘膜のZ形成のデザイン

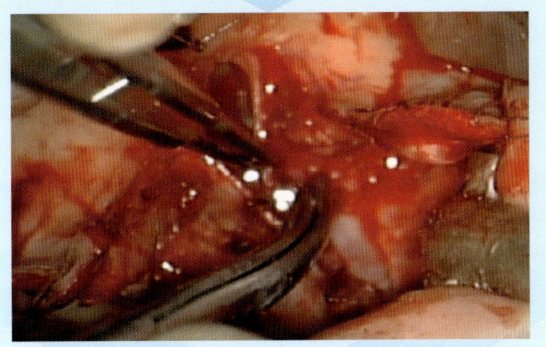

Point
- 鑷子でテンションをうまくかけて，メッツェンバウムなどの剪刀で切開する。
- 切開すると，軟口蓋が後方に移動することがわかる。

■ メッツェンバウム剪刀で右側鼻腔側のZ形成を切開する。

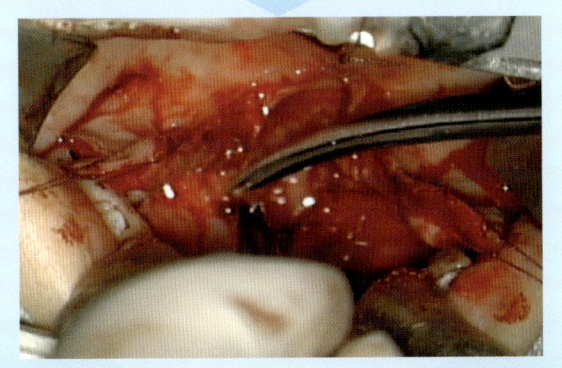

■ 同様にメッツェンバウム剪刀で左側鼻腔側のZ形成を切開する。

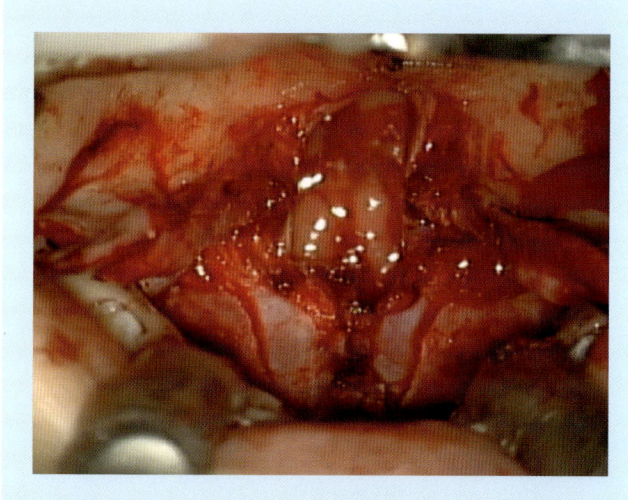

> **Point**
> - この段階で，左右鼻腔側粘膜の縫合にゆとりがあるようであれば，Z形成を大きくすることを考慮する。

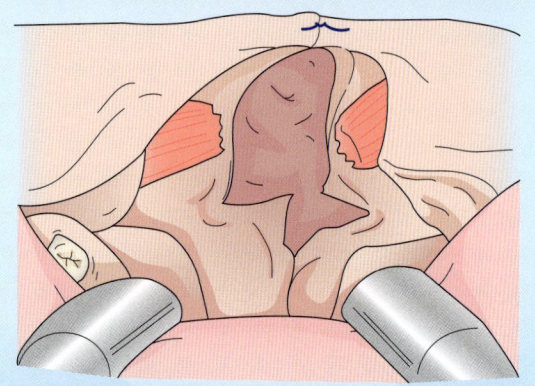

■ 鼻腔側Z形成の左右切開後

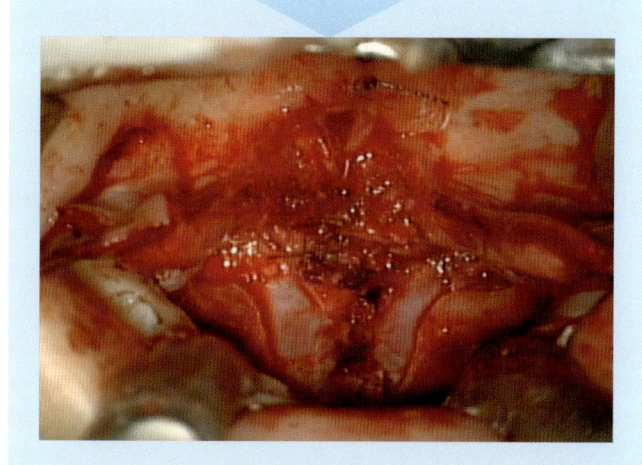

> **Point**
> - 5-0バイクリル®で頂点から縫合する。
> - Z形成終了時，口蓋垂は咽頭後壁に接触するくらいに移動しているのが理想である。少なくともRandall分類Type Iにはなっている必要がある。

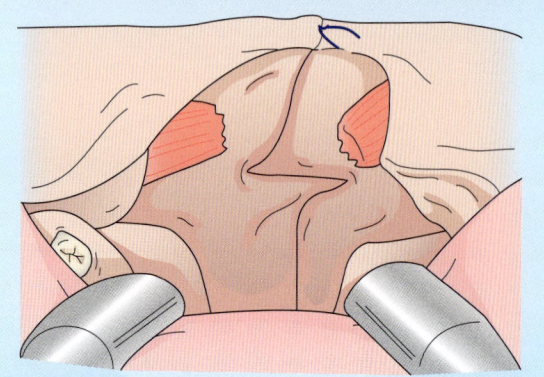

■ 鼻腔側Z形成縫合終了時

16 軟口蓋筋群のmuscle slingの形成

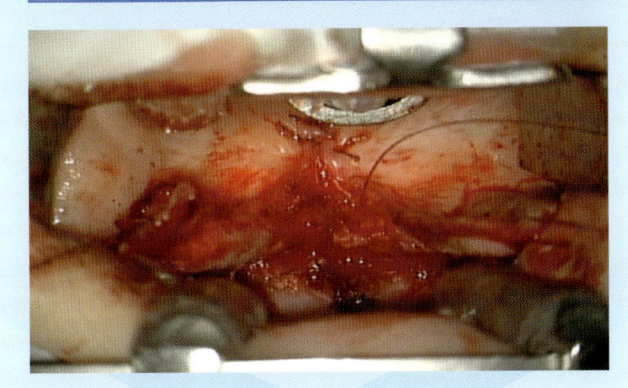

■ 1針目の4-0 PDS®をかけたところ。

-Point-
● Muscle slingを形成することを心がけて軟口蓋筋群の再建を行う。
● 4-0 PDS®（ジョンソン・エンド・ジョンソン社）を用いている。
● 背側から3〜4針マットレス縫合で行う。
● Muscle sling形成後，ややテンションがある状態が理想である。

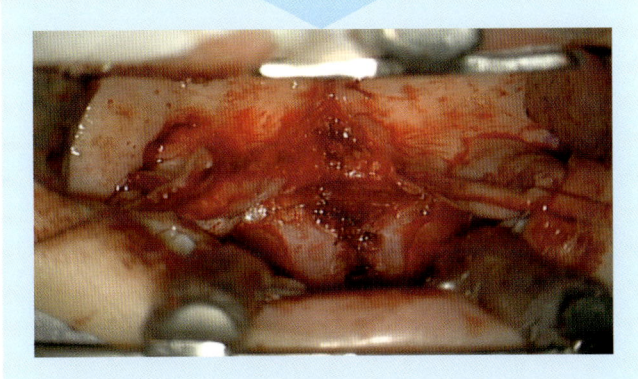

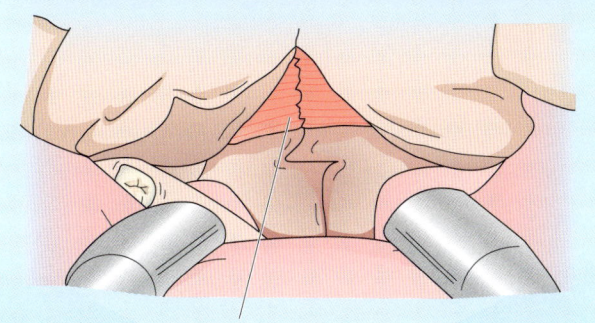

形成されたmuscle sling

■ 軟口蓋筋群のmuscle slingの形成終了時

17 口腔側粘膜の縫合

-Point-
● 背側から手前にかけて5-0バイクリル®で縫合する。
● 特に口蓋垂付近は粘膜が内反しやすいので，適宜マットレス縫合を行う。
● 口蓋垂基部を縫合した段階で，きれいな前口蓋弓が形成されることが理想である。

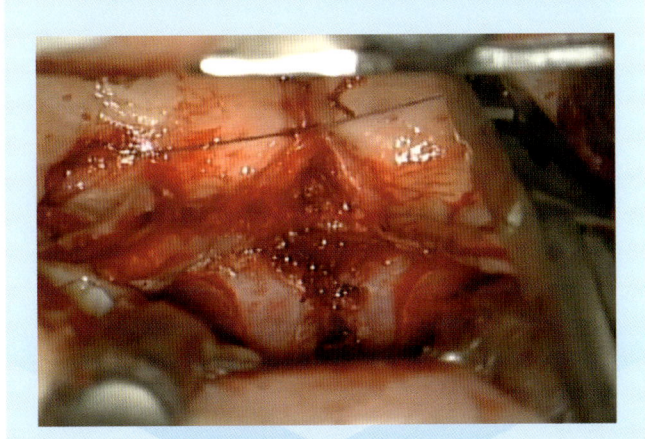

■ 軟口蓋の口蓋側を縫合する。

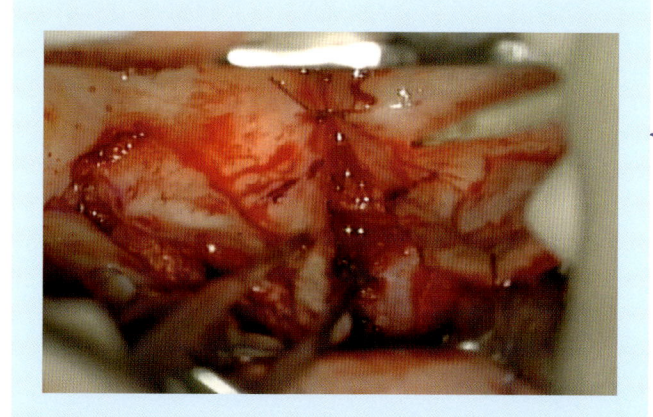

Ｚ形成のデザイン

■ 口腔側のＺ形成デザイン

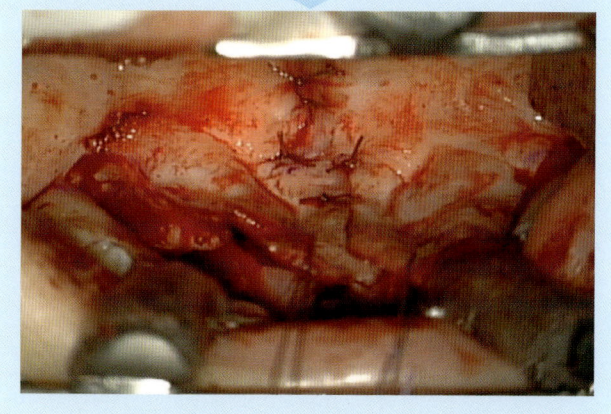

Point
- Ｚ形成を切開した段階で，ほとんどのケースで口腔側軟口蓋も背側に移動する。
- ５-０バイクリル®で頂点から縫合する。

注意点
- 必要に応じて切開を適宜追加するが，同部位の横方向のテンションが強くなりすぎないように注意を要する。

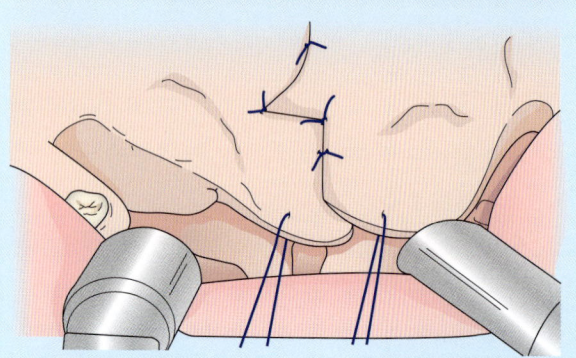

■ 口腔側のＺ形成終了時

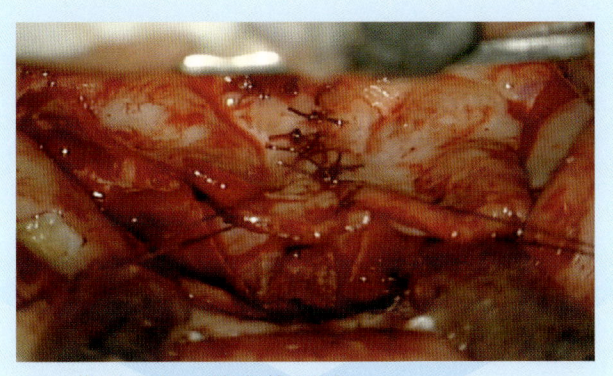

■ 口蓋正中部の縫合終了時

> **Point**
> - 粘膜骨膜弁にかけて指示糸を手前に引きながら，最終的に左右の粘膜骨膜弁の長さが同じになるように縫合していく。
> - 内反しないようにマットレス縫合を適宜行う。

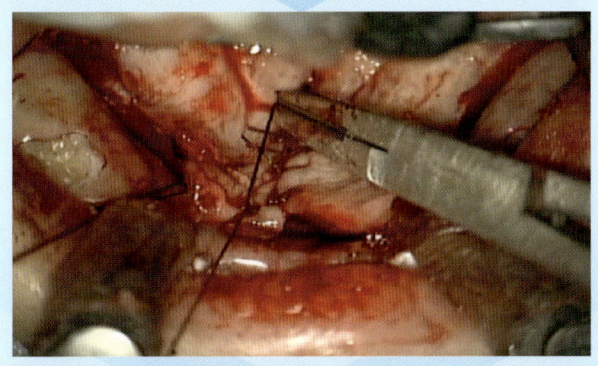

■ 口蓋前方を縫合する。

> **Point**
> - まずは左右粘膜骨膜弁の前方の位置を決定してしまう。
> - 粘膜骨膜弁側から針を通す。付着歯肉側から針を通すとやりにくい。
> - 前方は針の持ち方を工夫しながら縫合する必要がある。

変化 側方縫合時に正中創のテンションが強くなるようであれば，側方部は軽く縫合するか，もしくは縫合せずに人工真皮を縫着する。

⚠ 注意点

- 粘膜欠損は成長障害の原因になるので，できるだけ避けるようにするか，どうしても粘膜欠損が生じてしまう場合でもできるだけ範囲を小さくする。

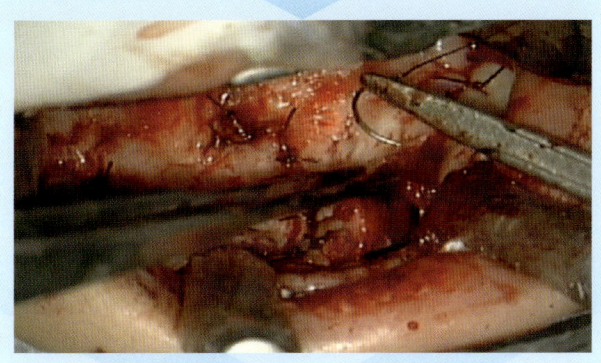

■ 口蓋側方を縫合する。

18 手術終了時

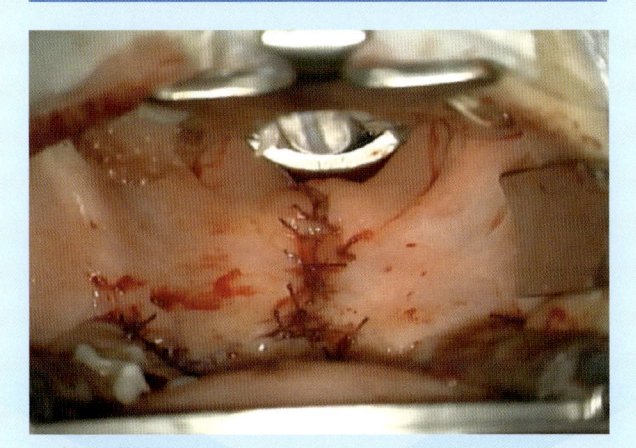

■ 軟口蓋部

> **Point**
> - 手術終了時に，口蓋垂が咽頭後壁に接触していることが理想である。少なくともRandall分類TypeⅠである必要がある。

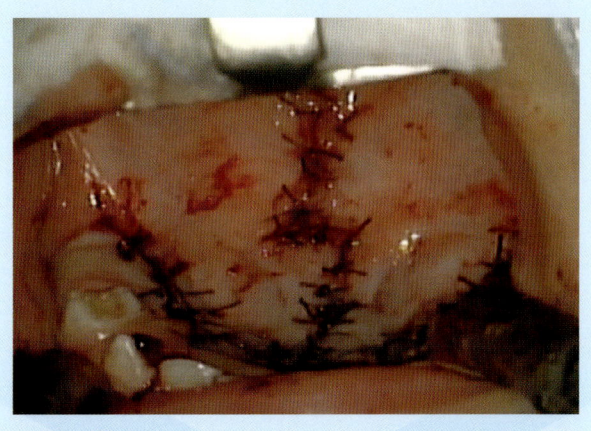

■ 硬口蓋部

19 保護床セット

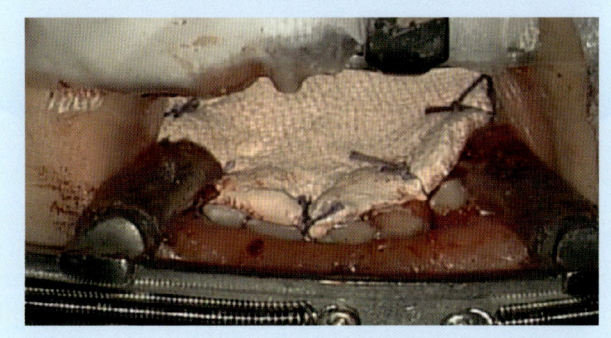

■ 2−0バイクリルにて歯槽部に5カ所縫合固定している。歯胚が存在する場合は針が通らないので，力を入れずに針が通るところで縫合する。

Point

● コーパック（ヨシダ社）もしくはサージカルパック（ジーシー昭和薬品社）を2つ折りガーゼに挟んで作製した簡易的な保護床を口蓋部に逢着する。

● 8Fr NG tubeを留置する。

● 術後は挿管のまま小児集中治療室に入室する。

● 止血確認後，小児集中治療室で適宜抜管する。

● 術後7日より経口摂取を開始する。経口摂取に問題がなければ，保護床を抜去し，創部の確認を行う。創部が問題なければNG tubeを抜去する。その後，食事形態を患児の術前の状態に応じて上げていき，問題がなければ退院となる。

● 退院後1週で外来で創部をチェックし，問題がなければ安静度はフリーとしている。

● その後は，口蓋裂に関しては16歳まで言語評価を行う。

● 口唇裂などがあった場合は，成長が終了する成人までフォローしている。

乳房の手術

森　弘樹

23

C-V flap 変法を用いた乳頭再建術
―乳輪径・近傍の長い瘢痕の有無による2種類の術式の使い分け―

東京科学大学形成・再建外科　森　弘樹

概　要

　多くの乳頭再建法のうち，刺青を前提とした方法について，C-V flap 変法と，さらにそれを改良し，瘢痕を乳輪径の中に収める改良法の wheel steering flap を提示する。

適応基準と除外基準

- ■ 適応基準：健側乳頭高が10～12mm 程度までで，乳頭予定位置を瘢痕が横切らない場合に適応となる。乳房インプラントや腹部皮弁法で再建された乳房では軟骨移植を組み合わせる。背部皮膚で再建された乳房では軟骨移植は不要である。健側乳輪径が25mm 未満もしくは45mm より大きい場合は C-V flap 変法を行い，25～45mm では wheel steering を行う。
- ■ 除外基準：乳頭予定位置を瘢痕が横切る（→ double opposing tab flap）。

手術のポイント

- ■ 皮弁は健側乳頭の測定値を参考に，突出が減少すると仮定してデザインする。広背筋皮弁の皮膚で作ると20%減少し，乳房皮膚・腹部皮膚で再建すると40～50%減少する。
- ■ 刺青で仕上げることを前提とする。
- ■ Wheel steering flap では乳輪径の範囲内に瘢痕を収める。
- ■ 広背筋皮弁の皮膚で作成する場合には軟骨は不要である。
- ■ 部分壊死が時に起こるので，患者には術前に説明しておく。

実際の手術 (1) C-V flap変法

1 デザイン

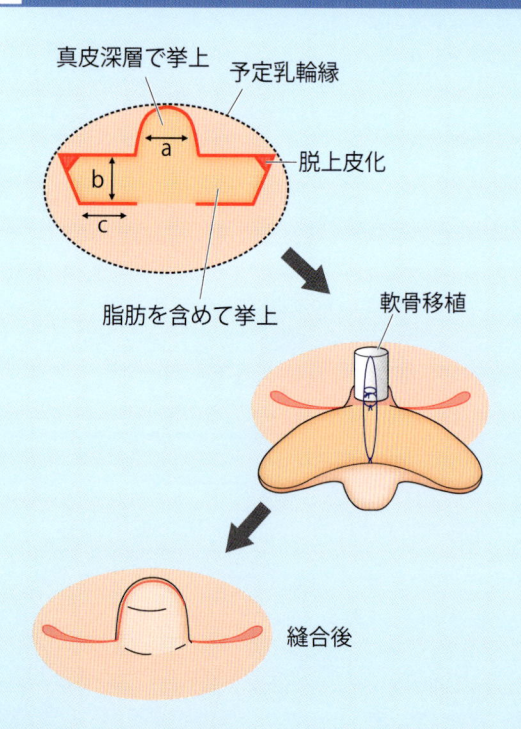

真皮深層で挙上　予定乳輪縁

脱上皮化

脂肪を含めて挙上　軟骨移植

縫合後

- 腹部皮弁や人工物症例では，乳房再建時に胸部もしくは腹部皮下に保存した肋軟骨を，頂部皮弁を挙上した後の真皮深層上に固定する。

Point

- 乳頭頂部になるC皮弁と，その左右の乳頭側面になるV皮弁からなる。
- 頂部径（a）は対側乳頭の直径とし，側面皮弁の幅（b）は対側乳頭の高さの5/4～5/3倍（15mmを超えない），長さ（c）は（a×π−a）/2＋1～2mmを目安にする。頂部側は3～4mm長くする。
- 皮弁の向きは瘢痕の位置などで決める。
- C皮弁は真皮深層で挙上し，V皮弁は脂肪を含めて挙上する。

2 麻　酔

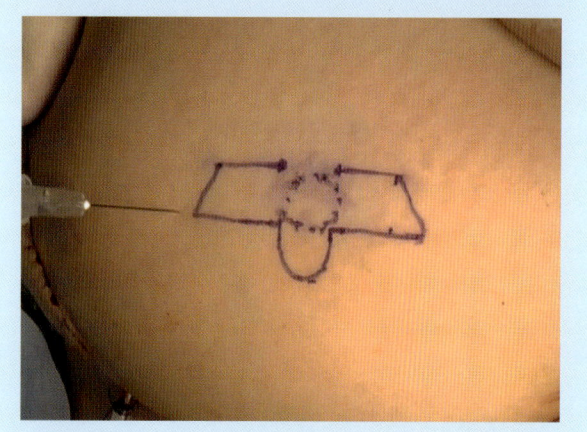

- 局麻では1％キシロカイン®Eで周囲からの浸潤麻酔，全麻時は20万倍ボスミン局注を行うが，皮弁基部には入れない。

3 皮膚切開

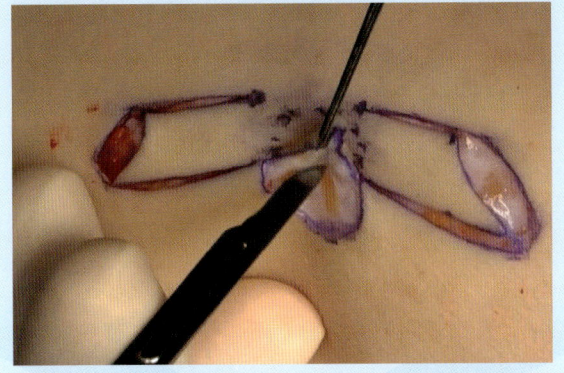

■ V 皮弁は皮膚全層，C 皮弁は真皮深層まで切開する。

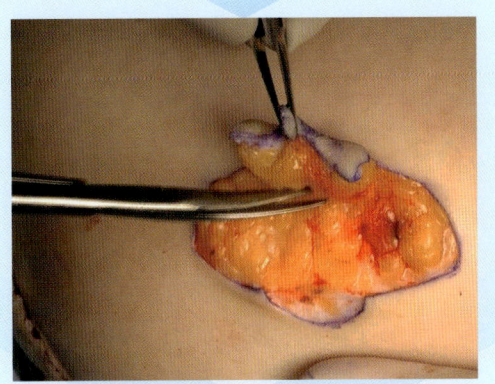

■ V 皮弁は脂肪を一層付けて挙上する。

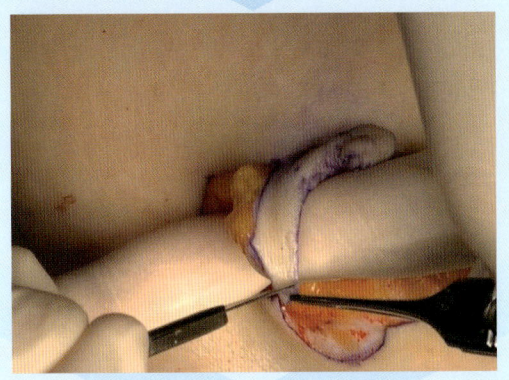

■ V 皮弁先端を脱上皮もしくは切除する。

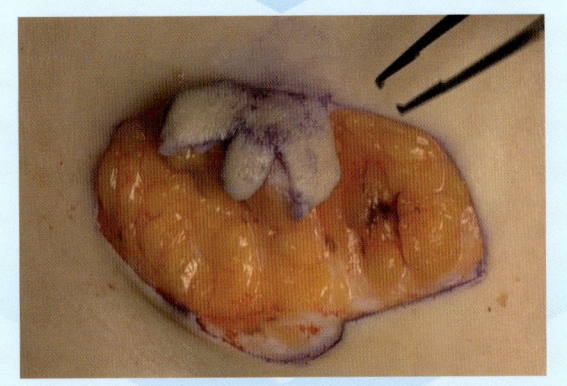

■ C 皮弁と V 皮弁が挙上された。V 皮弁先端は脱上皮化されている。

─Point─
● V 皮弁を全層で切る前に，C 皮弁先端をスキンフックで把持し，皮膚の緊張を維持しつつメスを用いて真皮深層で挙上する。

─Point─
● この操作は剪刀がよい。頂部側に脂肪を温存しないと軟骨を覆えなくなる。
● 頂部皮弁を挙上した後の乳頭基部となる側の皮下剥離を5mm程度行う。

注意点
● 腹部皮弁やインプラント症例では脱上皮に，また広背筋皮弁症例では切除になることが多い。

4 軟骨固定・皮膚縫合

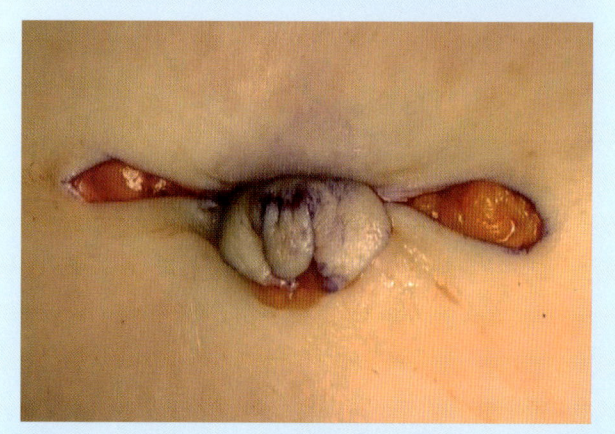

■ 基部の縫合を 5 − 0 吸収糸で行う。

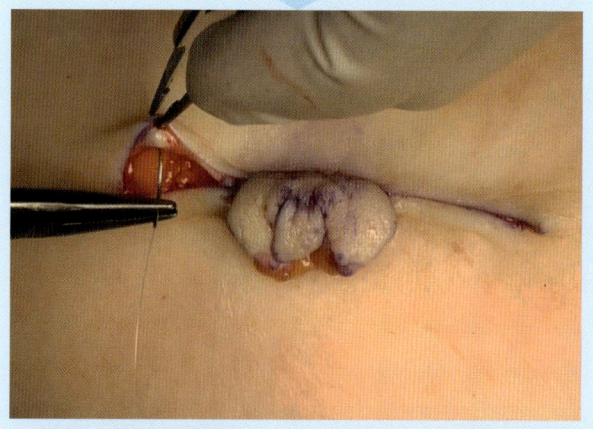

■ 長さの差を調整し，ドッグイヤーを作らないように縫合する。

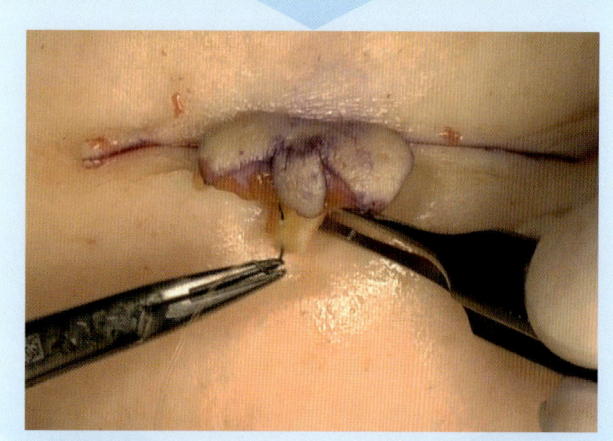

■ 腹部皮下にバンキングした軟骨を摘出し，メスで円柱状に加工する。
■ 軟骨はベースに 2 カ所固定し，3 カ所目は頂部側の脂肪に固定する。

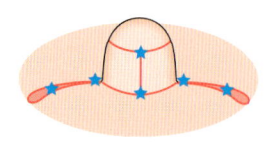Point

● 真皮縫合の目安を青星印で示す。基部の部分は糸で血流を阻害しないように，やや外側にずらす。

Point

● 10mm 径・10mm 高の乳頭では，5mm 径・8mm 高の軟骨とする。下図の左はデルマパンチで採取した三角錐型，右はブロックから切り出した場合の円柱型。
● 頂点側は褥瘡予防のため角を削る。
● 5 − 0 吸収糸を用いて 3 カ所で固定するが，1 針目は作業台の上で針を通しておく。

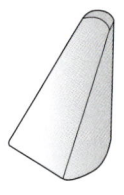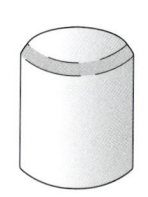

変化 広背筋皮弁で再建した乳房皮膚では真皮の厚みが十分にあり，突出を維持しやすいため，軟骨を入れる必要がなく，またそのスペースもない。

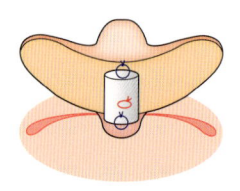

注意点

● ベース側は残った真皮深層に糸をかける。頂部側は血流に配慮し，皮弁真皮に糸をかけない。

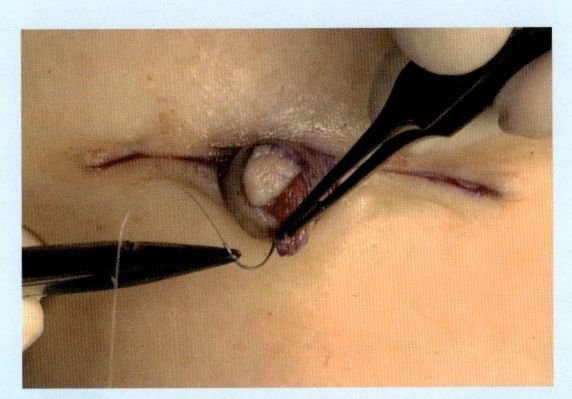

■ 脱上皮したV皮弁先端は乳頭のボリュームになるように折り込む。

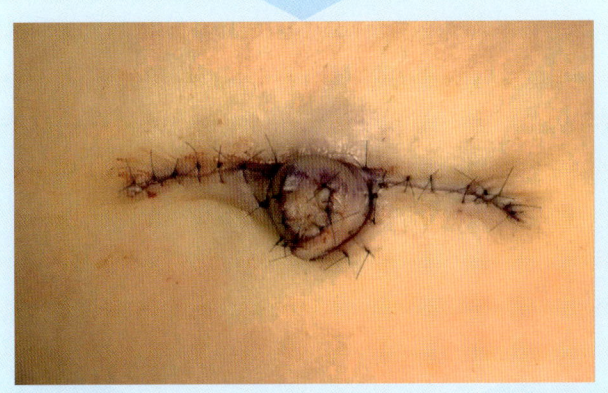

■ 皮膚縫合は6－0ナイロンで行う。

5 ドレッシング，シーネ固定など

■ ステリーストリップを貼付し，ガーゼの中央に穴を開けて乳頭を保護しつつドレッシングを行う。

6 術後の注意点

■ 血流不全はC皮弁の先端に起きやすい。術翌日にチェックを行い，血流不全がある場合は軟膏外用を指示する。
■ 刺青は術後3カ月以降に行う。

Point

● 皮弁を丸めた時に軟骨が脂肪で隠れるとちょうどよい。余分な脂肪は除去する。
● 乳頭部の真皮縫合を終えた時点で，血流が問題ないこと，および指で乳頭を触り適度な緊張であることを確認する。

⚠ 注意点

● 真皮縫合の第1結紮が緩むようであれば，緊張が強い可能性がある。

変化 部分壊死が起きた場合は，デブリードマンと軟膏外用を行い2〜3週で治癒することが多い。まれに軟骨露出を来たすことがあり，治癒しない場合は摘出せざるを得ない。

Point

● 刺青を術後2カ月で行い，縫合部が裂けた経験があるので，3カ月は空けるようにしている。

実際の手術 (2) Wheel steering flap

1 デザイン

基本のデザイン

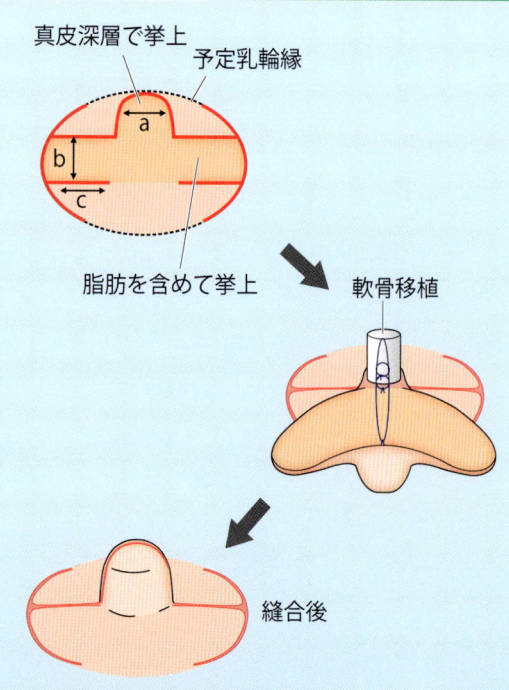

真皮深層で挙上
予定乳輪縁
a
b
c
脂肪を含めて挙上
軟骨移植
縫合後

- 皮弁長径と対側乳輪径が同等，もしくは露出皮島が予定乳輪径と同等の場合は，予定乳輪縁に沿った補助切開を側面皮弁先端に置く。
- 腹部皮弁や人工物症例では，乳房再建時に胸部もしくは腹部皮下に保存した肋軟骨を，頂部皮弁を挙上した後の真皮深層上に固定する。

乳輪径が小さい場合のデザイン

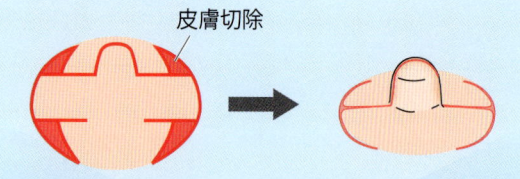

皮膚切除

- 予定乳輪径が皮弁の長径より小さい場合は，側面皮弁先端より中央寄りにトリミングラインを設定する。

皮膚温存乳房切除と自家組織再建で露出した皮島に乳頭再建をする場合のデザイン

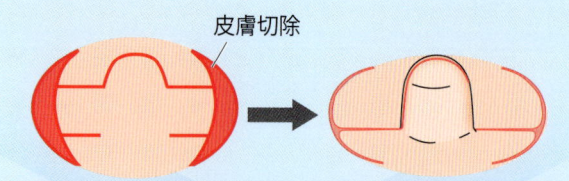

皮膚切除

- 露出皮島が予定乳輪径より一回り大きい場合はトリミングを行う。全周性に切開を入れる場合もある。

Point

- 乳頭頂部になる皮弁と，その左右の乳頭側面になる皮弁からなる。
- 頂部径（a）は対側乳頭の直径とし，側面皮弁の幅（b）は対側乳頭の高さの5/4〜5/3倍（15mmを超えない），長さ（c）は（a×π−a)/2＋1〜2mmを目安にする。
- 皮弁の向きは瘢痕の位置などで決める。
- 予定乳輪縁に沿った補助切開は5〜10mm程度となることが多い。
- 頂部皮弁は真皮深層で挙上し，側面皮弁は脂肪を含めて挙上する。

注意点

- 補助切開部の内周と外周は長さが異なるが，ヒダを作りながら縫合する。

2 麻 酔

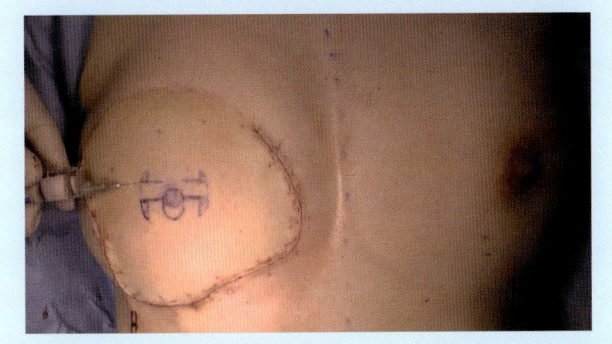

■ 局麻では 1 ％キシロカイン E で周囲からの浸潤麻酔，全麻時は 20 万倍ボスミン局注を行うが，皮弁基部には入れない。

> **Point**
> ● 本症例では健側乳輪径が 30mm とやや小さめなので，補助切開部で皮膚のトリミングを行う小径タイプのデザインとした。

3 皮膚切開

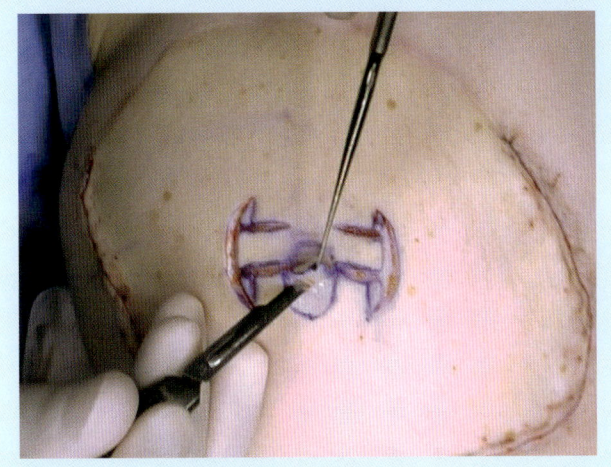

■ 補助切開と側面皮弁は皮膚全層で切開を行う。

> **Point**
> ● 側面皮弁を全層で切る前に，頂部皮弁先端をスキンフックで把持し，皮膚の緊張を維持しつつメスを用いて真皮深層で挙上する。

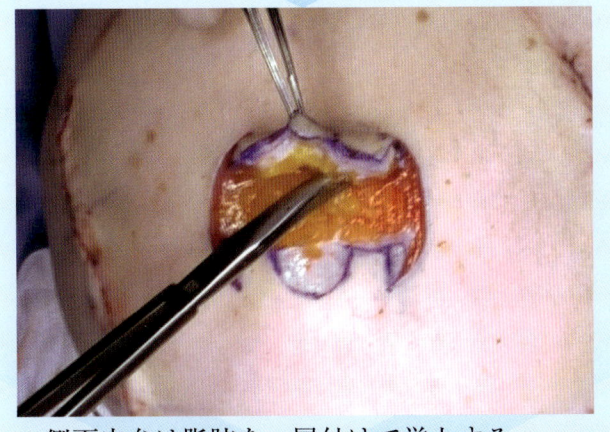

■ 側面皮弁は脂肪を一層付けて挙上する。

> **Point**
> ● この操作は剪刀がよい。頂部側に脂肪を温存しないと軟骨を覆えなくなる。

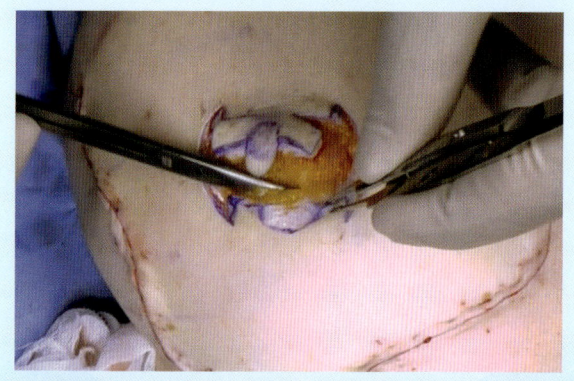

■ 頂部皮弁を挙上した後の乳頭基部となる側の
皮下剥離を5 mm程度行う。
■ 必要に応じて補助切開部のトリミングを行う。

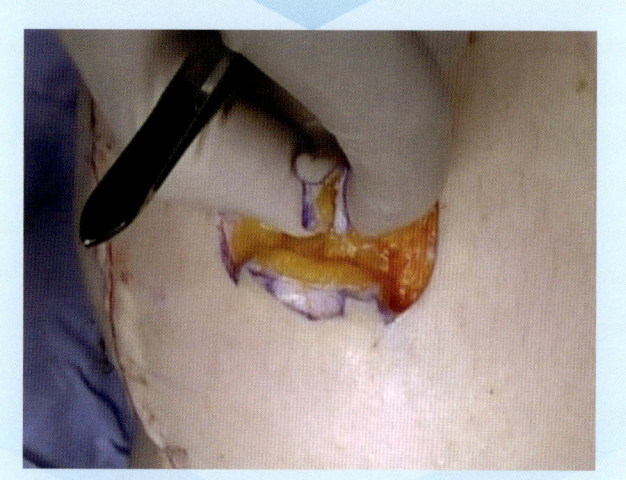

■ 皮弁挙上を確認する。

4 軟骨固定・皮膚縫合

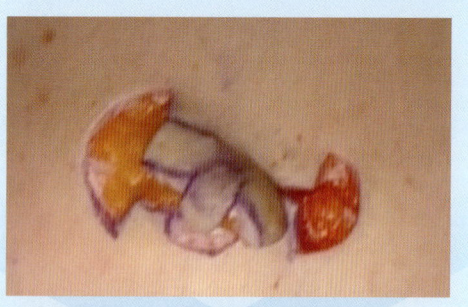

■ 皮弁基部を5−0吸収糸で縫合する。

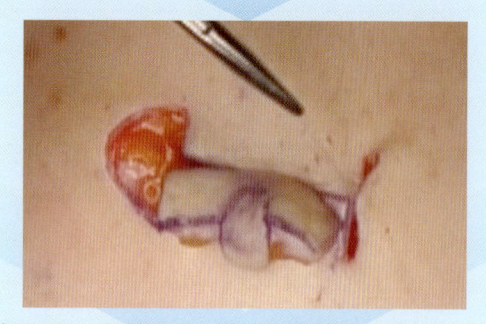

■ 外側の3点縫合を5−0吸収糸で行う。

─ Point ─

● 乳頭基部の皮下剥離を行うことで同部の内
反を防ぐ効果がある。

⚠ 注意点

● 側面皮弁を指で摘まみ，挙上が十分である
ことを確認する。不十分であれば基部の切
開・剥離を追加する。

─ Point ─

● 真皮縫合の目安を青星印で示す。基部の部
分は糸で血流を阻害しないように，やや外
側にずらす。

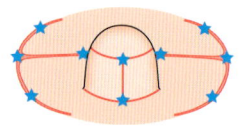

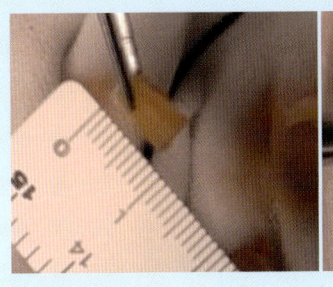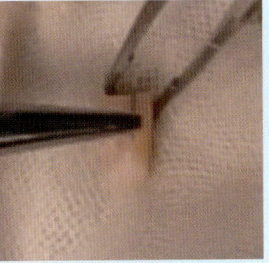

■腹部皮下にバンキングした軟骨を摘出し，メスで円柱状に加工する。

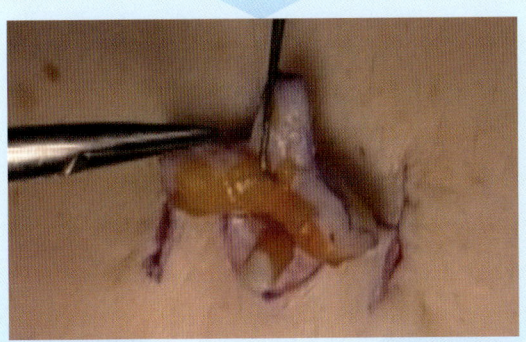

■2カ所はベースに固定，1カ所は頂部側の脂肪に固定する。

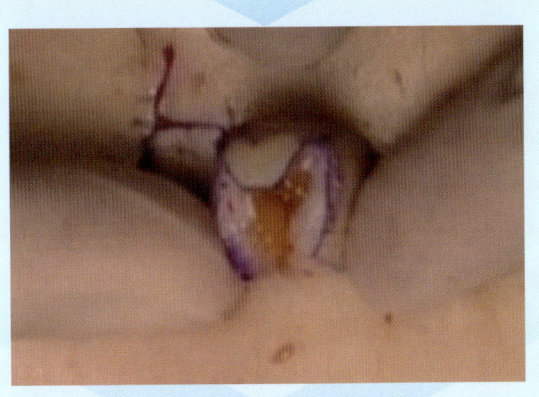

■軟骨を皮弁脂肪で覆えるかを確認する。

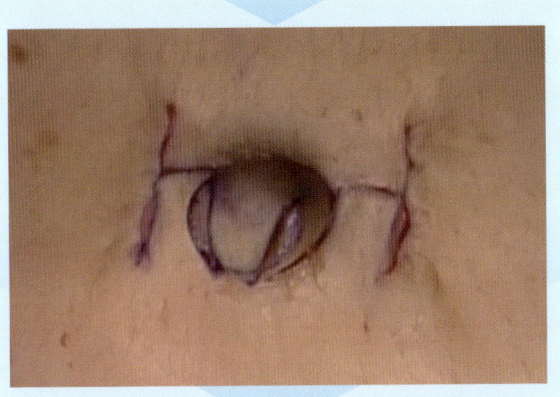

■乳頭の真皮縫合は3点縫合の2カ所のみ。

Point

● 10mm径・10mm高の乳頭では，5mm径・8mm高の軟骨とする。下図の左はデルマパンチで採取した三角錐型，右はブロックから切り出した場合の円柱型。
● 頂点側は褥瘡予防のため角を削る。
● 5−0吸収糸を用いて3カ所で固定するが，1針目は作業台の上で針を通しておく。

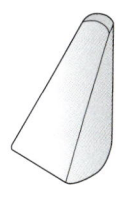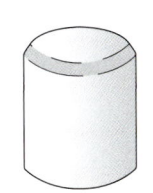

変化　広背筋皮弁で再建した乳房皮膚では真皮の厚みが十分にあり，突出を維持しやすいため，軟骨を入れる必要がなく，またそのスペースもない。

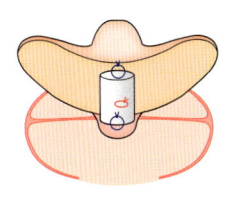

注意点

● ベース側は残った真皮深層に糸をかける。頂部側は血流に配慮し，皮弁真皮に糸をかけない。

Point

● 皮弁を丸めた時に軟骨が脂肪で隠れるとちょうどよい。余分な脂肪は除去する。

Point

● 乳頭部の真皮縫合を終えた時点で血流が問題ないこと，および指で乳頭を触り適度な緊張であることを確認する。

注意点

● 真皮縫合の第1結紮が緩むようであれば，緊張が強い可能性がある。

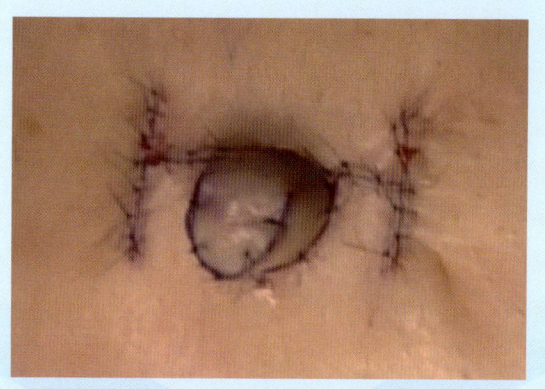

■ 皮膚縫合は 6 - 0 ナイロンで行う。

Point

● 補助切開部はギャザーを目立たなくするように細かく縫合する。

5　ドレッシング，シーネ固定など

■ ステリーストリップを貼付し，ガーゼの中央に穴を開けて乳頭を保護しつつドレッシングを行う。

変化　部分壊死が起きた場合は，デブリードマンと軟膏外用を行い2〜3週で治癒することが多い。まれに軟骨露出を来たすことがあり，治癒しない場合は摘出せざるを得ない。

6　術後の注意点

■ 血流不全は頂部皮弁の先端に起きやすい。術翌日にチェックを行い，血流不全がある場合は軟膏外用を指示する。
■ 刺青は術後 3 カ月以降に行う。

Point

● 刺青を術後2カ月で行い，縫合部が裂けた経験があるので，3カ月は空けるようにしている。

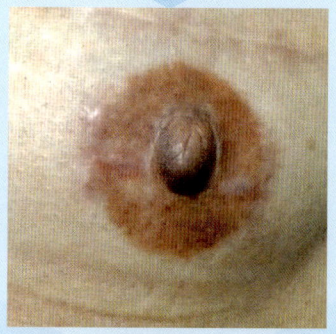

■ 乳房インプラント再建後の wheel steering flap での乳頭再建・刺青後。尾側を茎にした。

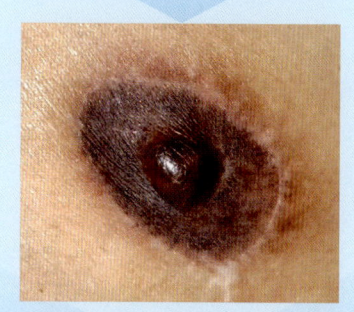

■ 皮膚温存乳房切除と腹部皮弁再建後の wheel steering flap での乳頭再建・刺青後。頭側を茎にした。

Supplements　当院での術式選択の変遷とフローチャート

　著者はこれまで局所皮弁と刺青を組み合わせた再建を主に行い，skate flap から，C–V flap，C–V flap 変法，そして軟骨移植を組み合わせた方法，wheel steering flap と変遷してきた。

　近年では wheel steering flap での再建が70％程度を占める。この術式はC–V flap の変法であり，乳輪の領域を超える瘢痕をなくすための変法である。したがって乳輪径が5cm以上ある患者，2cm以下の患者，あるいは近傍に長い瘢痕がある患者では，本法を選択する意義が少ない。その場合はC–V flap 変法を行っている。

　当院での術式選択のフローチャートを示す。

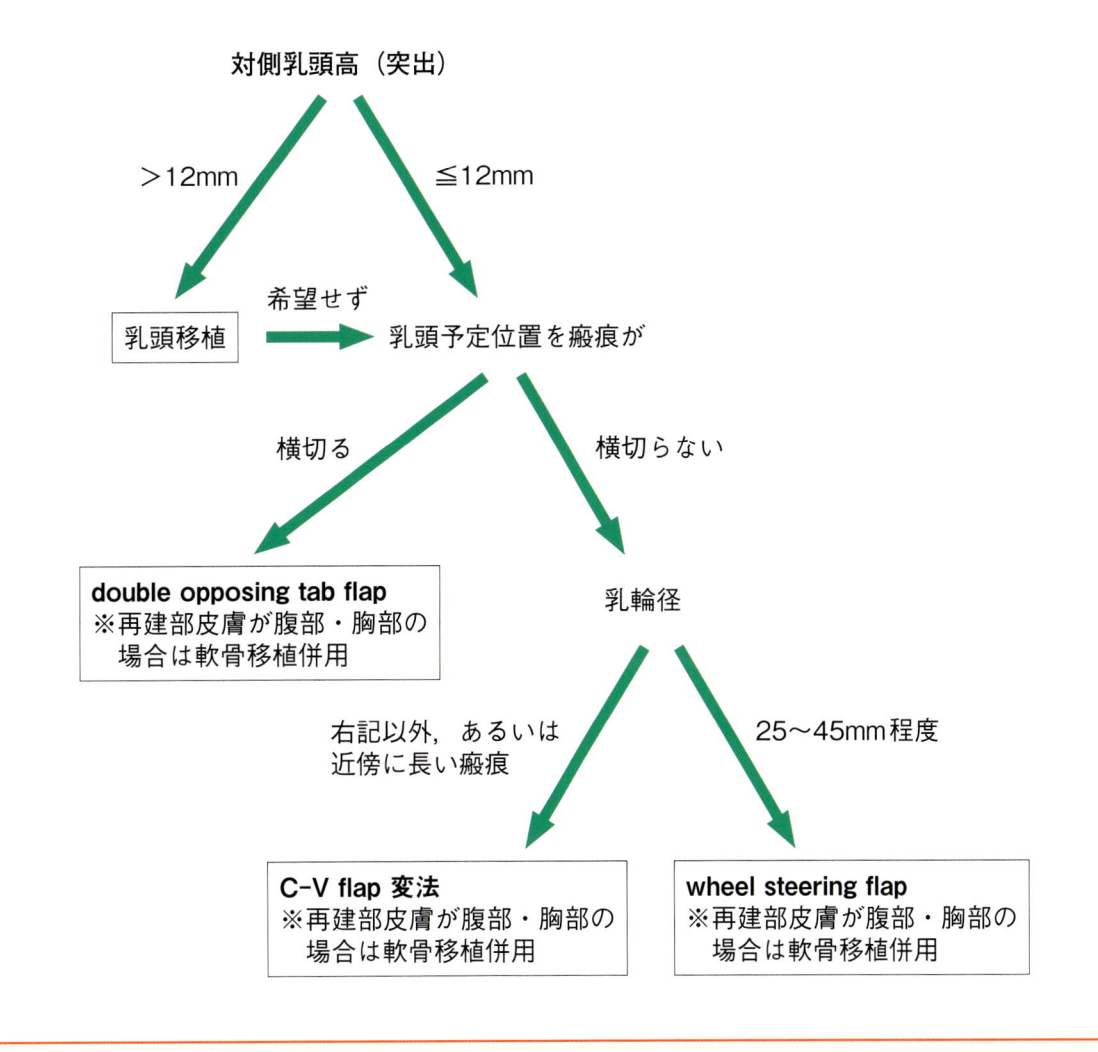

顔面骨骨折に対する手術

三川　信之

宮脇　剛司

頬骨骨折に対する観血的整復固定術

千葉大学形成外科　三川　信之

概　要

　頬部は顔面の突出部の1つで，打撲により頬骨体部あるいは頬骨弓に骨折を生じ，頬骨骨折は顔面骨骨折の中でも鼻骨骨折，眼窩骨折に次いで頻度が高い。交通事故や転落などの高エネルギー外傷に加え，殴打・転倒など比較的低エネルギーの外傷でも生じる骨折で，年齢・性別を問わず生じ得るが，小児は比較的少ない。

　骨折は前頭頬骨縫合部，頬骨弓部，眼窩下縁のトライポッド骨折が多く，外力と咬筋の作用により転位する。特徴的な所見としては，頬骨隆起部の平坦化による頬部の非対称，眼部では眼球陥凹あるいは突出，外眼角の下方偏位，眼球運動障害や複視などを生じ，頬骨弓合併骨折では側頭筋が圧迫されるため開口障害が起こる。また，眼窩下神経領域の頬部・上口唇・鼻翼の知覚鈍麻は重要な所見であり，時に上歯槽神経の知覚鈍麻による咬合の違和感（偽性咬合不全）を訴える。受傷機転の聴取，視診，触診などから頬骨骨折を疑うことは容易であるが，確定診断と治療方針の決定にあたってはCT検査が有用である。

　治療は観血的に頬骨を整復し，典型的なen block 骨折（トライポッド骨折）では原則的に頬骨前頭縫合部や眼窩下縁および頬骨下稜部にプレート固定を行う。頬骨弓単独骨折の成人例では局所麻酔下の手術も可能で，側頭筋膜下に骨折部に達し，陥没した頬骨弓を挙上する。固定は不要で，開口障害は直ちに改善する。

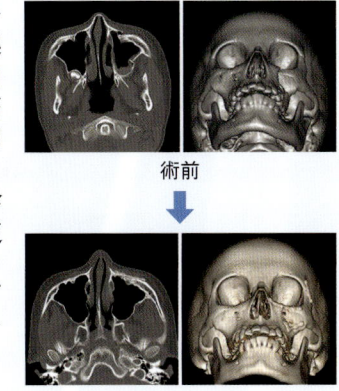

術前

↓

術後

適応基準と除外基準

- 手術適応は年齢も考慮しながら，症状と変形の程度によって決定する。
- 複視を伴う眼球運動障害，開口制限，眼窩下神経の絞扼による著しい疼痛など明らかな機能障害と，頬部の左右非対称など大きな変形を有する場合は手術の絶対適応となる。
- 機能障害がないか，将来的に残らない可能性が高い場合は，形態異常の残存について患者に説明し，手術を行うか否かを決定する。
- 変位・転位の少ない骨折は，注意深い観察のもと，保存的治療が可能である。
- 手術は通常，受傷後2週以内に行われる。一般に早期であるほど整復が容易で良好な結果が得られるが，腫脹が軽快するまで待つという意見もあり，術者の考え方に若干の違いがある。受傷後3週を過ぎると整復が難しくなる。

手術のポイント

- 画像診断に先立ち，頬骨体部骨折や頬骨弓骨折の症状である機能・形態異常の所見を取る。
- 術前のCT検査により，骨折の型・位置・形態など骨折の状態を正確に把握することが最も重要である。CTは水平断・冠状断に加え，3DCTによって転位方向の確認などを行う。
- 骨折は通常，前頭頬骨縫合部，頬骨弓部，眼窩下縁のトライポッド骨折が多く，外力と咬筋の作用により転位する。転位の方向により分類したものにKnight & Northの分類（他の成書参照）があり，術前の病態（骨折の形態）の把握に役立つ。
- 術前に注目すべき部位は頬骨前頭縫合部で，3DCTで眼窩形態の左右差を見る。頬骨前頭縫合部の連続性が保たれているものは比較的整復が容易で後戻りも少ないが，体部骨片の外側下方への大きな偏位は，眼球位置異常や眼球陥凹の主たる原因となる。
- 骨折の程度と状態に応じて，侵襲の少ないアプローチから順次アプローチを増やし，展開範囲を広げていく。
- 骨膜を広範に剥離すると第3骨片が遊離したり，整復位の維持が困難になるなどの弊害を来すため，剥離は最小限とする。
- 頬骨体部骨折の整復固定は水平・垂直のbuttressの再建を念頭に置く。
- 眼窩底の骨欠損が大きく，眼窩内容の維持が難しい場合は，吸収性プレートや骨移植によって眼窩底を再建する。

実際の手術（1）右頬骨体部骨折（トライポッド骨折）

本項では典型的なen block 骨折（トライポッド骨折）について解説する。 Knight & North 分類はGroup Ⅳであった。

1 患者・術者・助手・看護師の配置

■ 原則的に術者は患者の頭側，看護師は術者の右側，助手は骨折側によってアシストしやすい位置に立つ。
■ 術者は坐位でも立位でもよいが，口内からの展開時や骨折の整復時などは立位で行う方がよい。

Point
● 左頬骨骨折の場合も術者・助手・看護師の配置は基本的に同様だが，術者が左利きの場合は，麻酔台を含め必要に応じて手術のセッティングを反対にする。

2 麻 酔

■ 麻酔は全身麻酔で行い，麻酔台は通常左側に置く。
■ 挿管チューブは対側の口角もしくは下口唇正中に固定する。
■ 局所麻酔は，5 mLの注射器と27G針を用い，麻酔薬（1％キシロカインE®）を注射する。

3 術前準備・ドレーピング

■ サージカルモーターやプレートなどを含め器械類が多いので，使用するものをできるだけコンパクトにまとめ，整理しておく。

Point
● 頬骨骨折に限らず，顔面骨の手術では術前・術中の環境整備が大切である。
● 器械は通常の顔面骨用セットに加え，整復用にエレバトリウムやU字鉤を用意する。

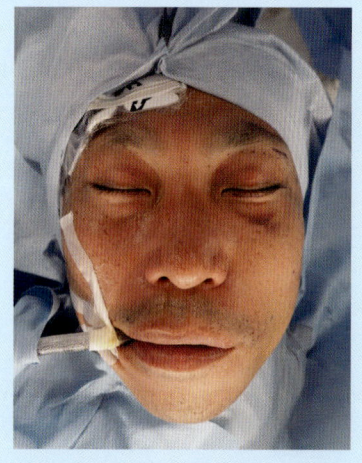

Point
● 顔全体のバランスを確認し，両側頬部の対称性を比較できるよう前額部以下，顔面全体を手術視野とする。

■ 顔面全体と口腔内を消毒後，オイフシーツを四角形と三角形に折って重ねて後頸部まで敷き込み，三角形のシーツでターバンに巻いて頭部を包む。
■ 必要に応じて前額部などをオイフテープで固定し，ドレープがずれないようにする。
■ 触診により頬骨前頭縫合部と眼窩下縁の段差に触れて骨折部位を確認しておく。

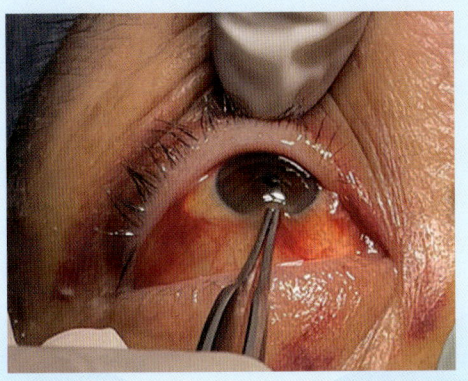

■ Forced duction test（traction test）を行って外眼筋の嵌頓の有無を確認しておく。

Point
● 頬骨骨折においても，眼球運動制限のある症例においては眼窩底骨折同様，術前にforced duction testを行っておく（➡本書「25. 眼窩底骨折（打ち抜き型）に対する吸収性プレート移植」参照）。

4 デザイン・切開(1)眼窩へのアプローチ

■ 頬骨体部の骨折部へのアプローチは，①睫毛下切開または経結膜切開による眼窩下縁へのアプローチ，②眉毛外側切開による前頭頬骨縫合部へのアプローチ，③口腔前庭切開による頬骨下稜部へのアプローチが一般的である。

■ 頬骨骨折では睫毛下切開が一般的だが，経結膜切開を用いる場合はlateral canthotomy を追加すると視野が広がり，操作性が良くなる（ともに詳細は➡本書「25. 眼窩底骨折（打ち抜き型）に対する吸収性プレート移植」参照）。

Point
● 頬骨骨折全例に同一のアプローチを用いるのではなく，骨折の程度や部位によって順次アプローチを追加して展開範囲を広げる。

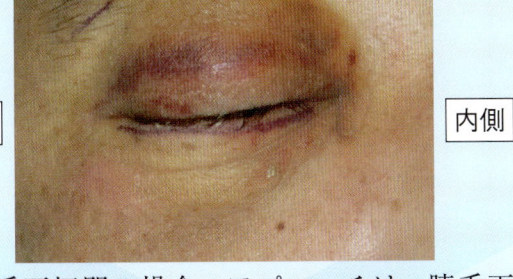

外側　内側

■ 睫毛下切開の場合：アプローチは，睫毛下2～3mmのところを切開する。

Point
● 外眼角より外側の皮切はシワのラインに合わせるが，外眼角部の薄い皮膚をほぼ横方向，またはやや厚めの皮膚の斜め下方の皮切とする。前者は瘢痕が目立ちにくいが，後者は術野の展開や術中の牽引に強い。症例によって使い分ける。

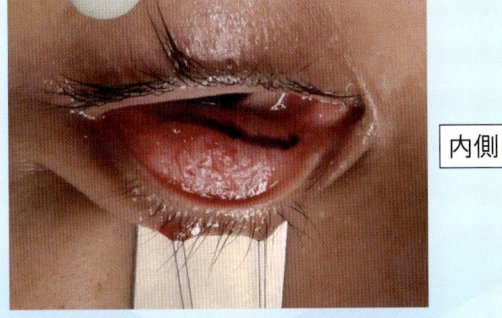

外側　内側

■ 経結膜切開の場合①：下眼瞼を翻転し，瞼板の下縁1～1.5mmのところを切開する。

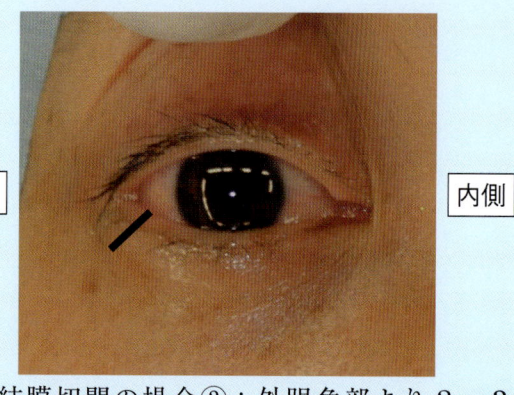

外側　内側

■ 経結膜切開の場合②：外眼角部より2～3 mm内側の瞼縁から5mm程度の全層補助切開を加える。

4 デザイン・切開(2)眉毛外側切開による前頭頬骨縫合部へのアプローチ

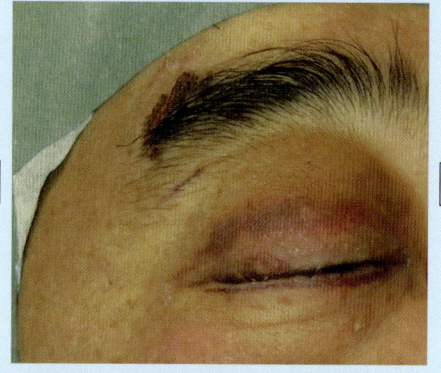

外側　内側

■ 頬骨前頭縫合部に乖離やズレがあれば，眉毛外側切開よりアプローチする。
■ 眉毛外側下に10～15mm，水平方向にデザインする。

4 デザイン・切開(3)口腔前庭切開による頬骨下稜部へのアプローチ

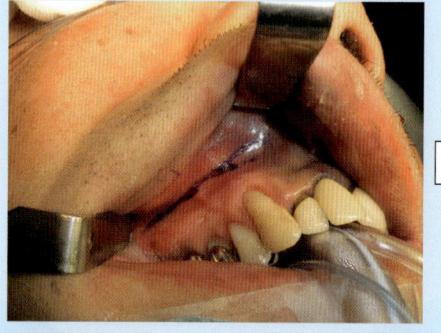

外側　内側

■ 上顎口腔前庭部で，歯肉頬粘膜移行部より約5mm頬側に切開線を置く。
■ 内側は犬歯，外側は第2大臼歯あたりまでデザインする。

5 展開⑴眼窩下縁の展開

（※以降の図は，術者が患者の頭側から手術をするという前提のビューで示す。詳細は➡本書「25. 眼窩底骨折（打ち抜き型）に対する吸収性プレート移植」参照）

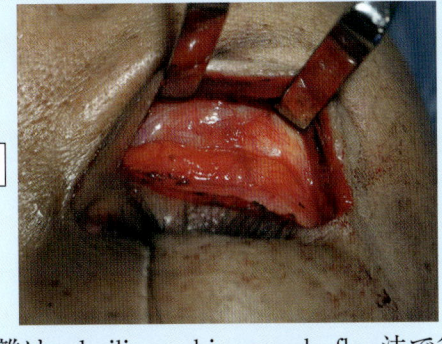

内側 ／ 外側

- 剥離はsubciliary skin-muscle flap法で行い，皮下を数mm剥離して眼輪筋を露出し，その後，眼輪筋下および眼窩隔膜上をメイヨー剪刀で剥離する。
- 眼窩下縁に達したら，左右に剥離し，骨膜を露出する。

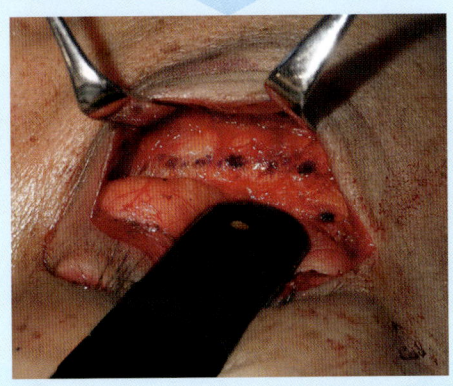

- 2〜3mm下方（尾側）の骨膜をメスで切開し骨膜下に入る（図では骨膜切開ラインにマーキングしている）。

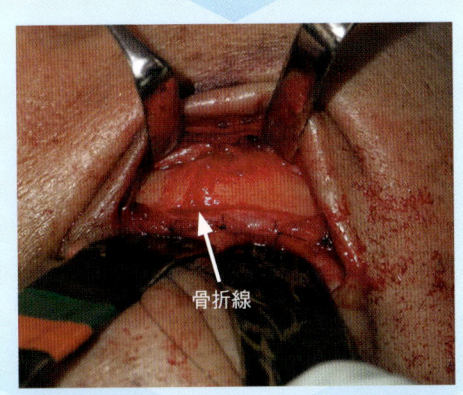

骨折線

- 骨折線をまたいだ骨膜をメスで切開する（図では骨膜切開断端部をナイロン糸でマーキングしている）。

> **Point**
> - 眼窩隔膜は眼窩脂肪によって膨らんでおり，その直上を剥離していく。

> **Point**
> - 骨膜の切開は針型電気メスを用いてもよいが，縫合閉鎖ができるよう，鋭的に切開する。
> - 骨膜切開時に，骨折線で引っ掛かりを認める。

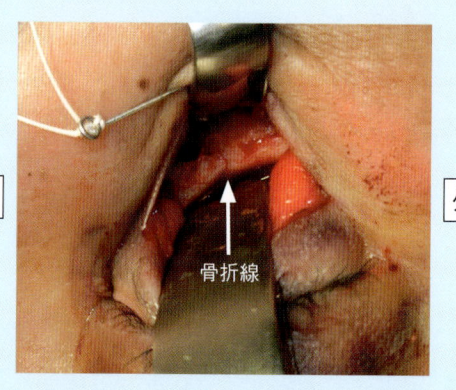

内側 / 外側 / 骨折線

■ エレバラスパで骨膜下を剥離し，骨折部にアプローチする。
■ 眼窩内の骨膜下にスペースができたら，脳ベラを入れ，眼窩内の剥離に進む。

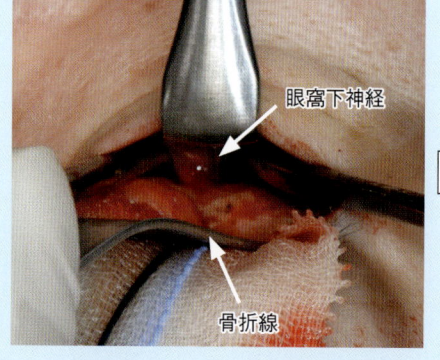

内側 / 外側 / 眼窩下神経 / 骨折線

■ 骨膜下の剥離により，眼窩下縁の骨折線をしっかりと確認する（図では眼窩下神経が確認できる）。

5 展開⑵頬骨前頭縫合部の展開

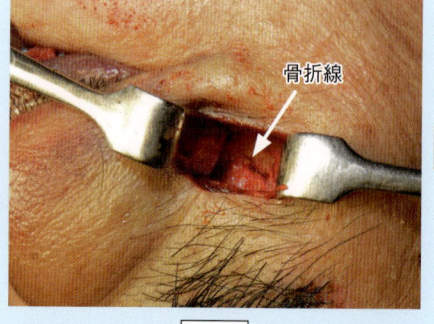

尾側 / 鼻側 / 耳側 / 頭側 / 骨折線

■ 皮膚切開後，眼輪筋の筋線維に沿ってやや斜め方向に展開し，骨膜に達する。
■ 骨膜を縦方向にメスまたは針型電気メスで切開し，エレバラスパで骨膜下に剥離を進めて骨折部を露出させる。

Point

● 眼窩下縁の眼窩外と眼窩内の２面を骨膜下に鋭的に剥離する。
● 第３骨片がある場合は，できるだけ骨が遊離しないようにする。
● 骨折部では，エレバラスパを用いて食い込んだ骨膜を外しながら行う。

注意点

● 眼窩内容の上顎洞への脱出がない場合は，眼窩下壁の剥離は最小限に留めることが重要である。
● 眼窩内容の脱出がある場合は，眼窩底骨折の治療を同時に行う。

Point

● 眼窩下神経が出る眼窩下孔は，個人差があるが，一般に眼窩下縁の中央約10mm下方に存在する。
● 眼窩下孔の位置と骨折線との関係は，術前の3DCT画像で事前に把握しておく。
● 神経の近くではエレバラスパを捻りつつ，骨膜を起こすように剥離する。

注意点

● 剥離の際は眼窩下神経の損傷に気をつける。

Point

● 眼輪筋の切開は十分に行い，視野を広くする。
● 整復後のプレート固定のため，眼窩縁の表裏とも骨膜を剥離する。
● 裏面の剥離の際は常に骨を触知しながら行う。

5 展開⑶頬骨下稜部の展開

（※術者が患者の右下から手術をするという前提のビューで示す）

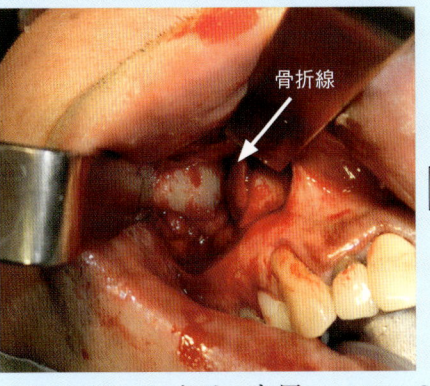

外側 / 骨折線 / 内側

- 筋鉤やアングルワイダーを用いてテンションをかけ，メスで粘膜を切開する。
- 電気メスを上顎骨に垂直に入れて粘膜下組織の切開を進める。
- 骨膜をメスまたは電気メスで切開し，エレバラスパで骨膜下に剥離を行い，骨折線および頬骨下稜のbuttressをしっかり展開する。

Point
- 口腔側からも眼窩下神経を確認するが，完全に露出させる必要はない。
- 頬骨下稜では粉砕骨折となっている場合が多いが，小骨片はできるだけ遊離しないよう愛護的に操作する。
- 頬骨体部の裏面を剥離する際は特に，エレバラスパの先に骨を感じながら行う。
- 剥離はできるだけ表情筋の起始部を温存するよう最小限とする。

注意点
- 頬骨体部裏面の剥離時に，誤って側頭筋や顔面神経側頭枝を含む軟部組織を損傷しないよう注意する。
- 頬部の下垂を防止するため，小頬骨筋や大頬骨筋などの表情筋，そして咬筋の起始部は可能な限り剥離しない。

6 整復・授動

- 整復にはU字鉤が頻用され，頬骨体部の裏面に挿入して頬骨を持ち上げる方法が一般的である。

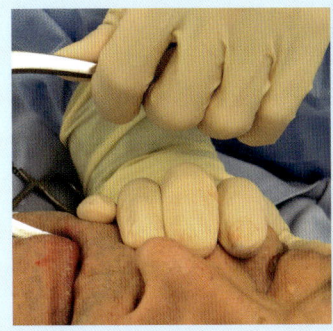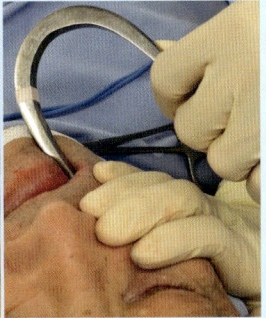

- 挿入していないU字鉤側の先端の位置から，頬骨裏面（頬骨弓の基部）に挿入した一方の先端の位置を確認する。
- 頬骨に手を当てて，U字鉤全体をゆっくりと引っ張り上げる。

Point
- 術前のCT画像で骨折による骨片の偏位と回転の状態を三次元的に把握し，確認しておくことが大切である。
- U字鉤でのアプローチは口腔前庭切開，眉毛外側切開，さらには側頭部切開（後述）から行われるが，頬骨体部にかかる力の位置と方向がそれぞれ異なるため，各アプローチでの違いを考慮して授動する必要がある。
- 口腔前庭切開からの整復では頬骨前頭縫合部を支点として，骨を前・外側方向に回転移動できる。一方，眉毛外側切開からの整復では頬骨全体が前外側へ水平移動するような力が働く。
- 受傷からの経過が長い症例では特に線維性の癒合が感じられるが，その感覚が多少残っても構わず，その場合は若干過矯正気味に位置決めする。

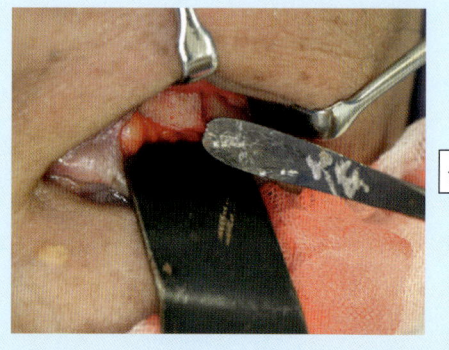

内側　外側

■ U字鉤での授動が難しい場合は，骨折部に剥離子を挿入して回転させるなどして，線維性の癒合を解除しながら，徐々に授動する。骨の薄い部分では破砕してしまうので，厚い部分で少しずつ行う。
■ 頬骨体部を抵抗なく動かせる状態にする。

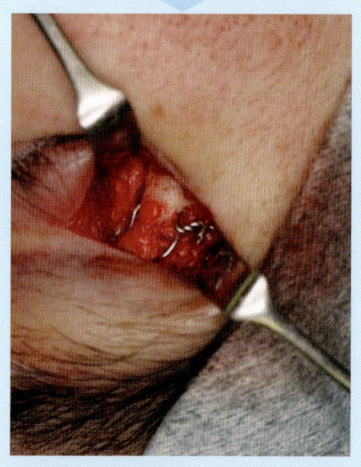

■ 頬骨前頭縫合部の離開が大きい場合は，まずこの部位からアラインメントを合わせる。骨孔を開けてサージカルワイヤーで締め上げて挙上し，仮固定とする。

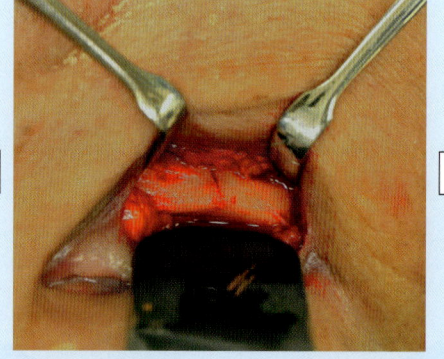

内側　外側

■ 眼窩下縁に段差がないことを視診および触診で確認後，上顎骨外側縁（頬骨下稜のbuttress）が整復されていることを確認して本固定に移る。

! 注意点

● 授動が困難な場合，力任せに行ったり，骨折線を無理に開いたりすると，新たな骨折や第3骨片が発生するため注意を要する。
● 頬骨前頭縫合部の偏位が小さい場合は，眉毛外側切開からの整復では骨折を離開させる恐れがあるため，口腔前庭切開から整復を行う。
● 授動の際，まれに徐脈となることがある。

Point

● 頬骨前頭縫合部にワイヤーを通す際，前頭部（授動しない骨）の表側から刺入し，頬骨部（授動する骨片）の裏側から出す。
● 頬骨前頭縫合部の仮固定にサージカルワイヤーを使用せず，眼窩外側縁に沿わせたプレートを前頭骨と頬骨それぞれ1カ所ずつスクリュー固定する方法でもよい。ただし，あくまで仮固定であり，いずれも少し動く余地を残す。

Point

● 整復により，眼窩下縁，頬骨下稜部，前頭頬骨縫合部の3つのbuttressのアラインメントが合っていることを確認する。
● 頬骨の高さ，幅，前後の3方向で左右差がないかを確認する。

! 注意点

● 眼窩下縁においては，連続性が再現できたからといってその位置が正しいわけではないことに注意する。

7 固　定

■ 固定にはチタン製マイクロ（またはミニ）プレートや吸収性プレートを使用するが，粉砕骨折，buttressに骨欠損がある，整復位の維持が困難で不安定な場合などはチタン製プレートを用いた方がよい（本症例は吸収性プレートGRAND FIX®を使用）。

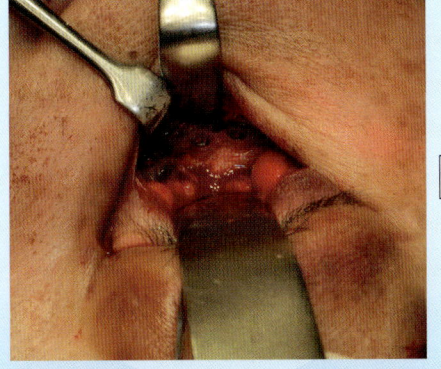

内側　　　外側

■ 頬骨前頭縫合部を仮固定した後，眼窩下縁を固定する。

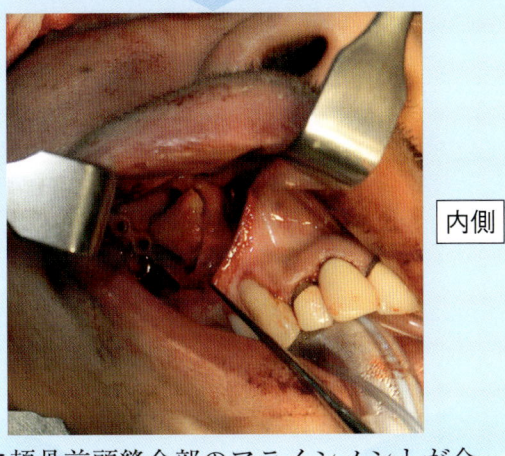

外側　　　内側

■ 次に頬骨前頭縫合部のアラインメントが合っていることを再度確認した後，頬骨下稜部を固定する。

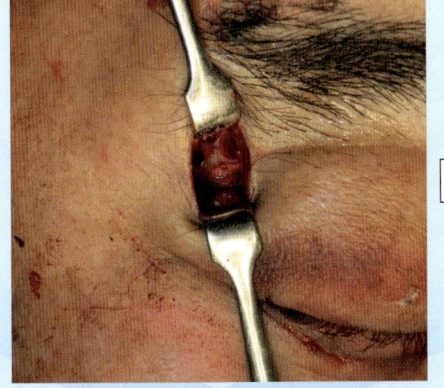

外側　　　内側

■ 最後に頬骨前頭縫合部の仮固定のワイヤーを抜去し，プレート固定する。

- Point
  - 頬骨前頭縫合部は骨折による形態の崩れ（粉砕など）が起こりにくいため，原則的にこの部分を仮固定した後に本固定を行う。

- Point
  - 整復位の維持が困難な場合は，助手にU字鉤を保持してもらったまま固定する。
  - 眼窩下縁や頬骨前頭縫合部は皮膚が薄いため，チタン製マイクロプレートを用いる。吸収性プレートの場合も1.0mmなど薄いプレートを使用する。頬骨下稜部は体表より触れないため，ミニプレートや厚い吸収性プレートで固定を安定させる。

- Point
  - 骨折線が複雑な場合は複数のプレートが必要となる。
  - 頬骨下稜部に第3骨片がある場合は，ベンディングしたプレートに骨片をあらかじめ固定した後に本固定を行う。

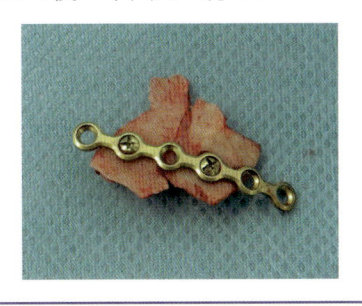

- 注意点
  - 頬骨下稜部では，スクリューで犬歯の歯根を損傷しないよう注意する。

- Point
  - 頬骨前頭縫合部の仮固定にワイヤーを使用しない場合は，プレートのスクリューを追加して本固定する。

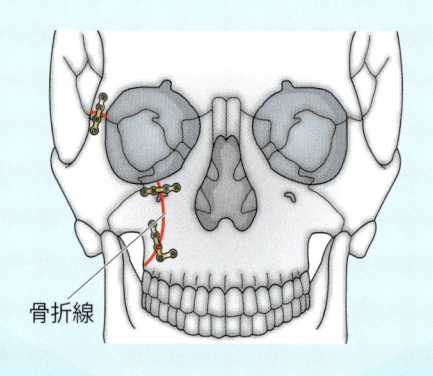

骨折線

■ プレート固定のシェーマ

<Point>
● すべての固定終了後，念のため眼窩下壁に欠損や眼窩下神経の絞扼がないこと，およびforced duction test 陰性を確認する。

8 閉 創

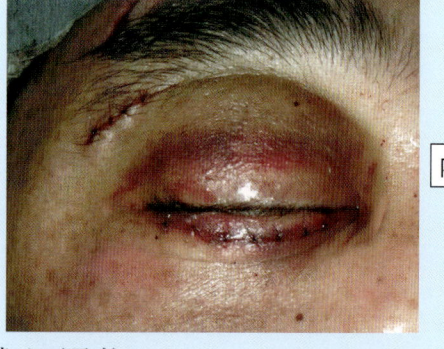

外側　　内側

- 骨膜は可及的に5-0モノフィラメントの吸収糸で数カ所縫合する。
- 皮膚表層縫合は6-0または7-0ナイロン糸で縫合する。連続縫合で行い，強く締めない（図は結節縫合）。

! 注意点

● 眼窩下縁部の骨膜は無理に寄せると術後の下眼瞼外反を招くことがあるので，可及的に寄せる程度でよい。

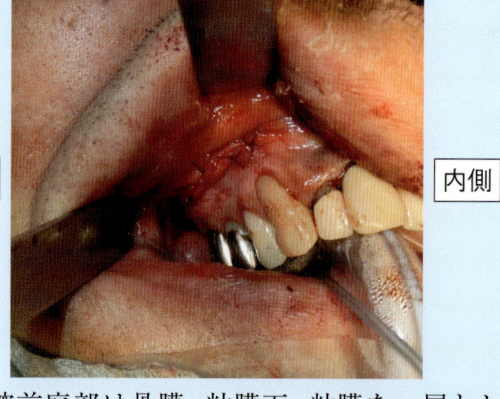

外側　　内側

- 口腔前庭部は骨膜-粘膜下-粘膜を一層として，5-0または4-0の撚り糸の吸収糸で縫合する。

9 術後管理

- 術後3〜4日は患部をクーリングする。
- 経皮的アプローチの創部は，術後1週間で抜糸する。
- 経結膜切開の場合は，抗菌剤や人工涙液の点眼を7〜10日間行う。
- 口腔内は吸収糸での縫合のため，原則的に抜糸不要。
- 術後1カ月は頬部の安静を保つ。

実際の手術（2）左頬骨弓単独骨折

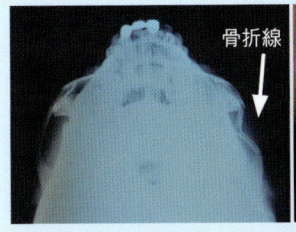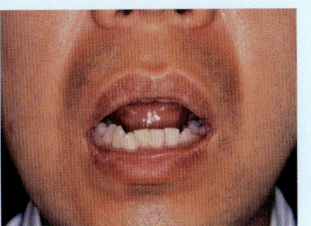

骨折線

- 頬骨弓骨折のほとんどは3カ所で骨折しM字型に変形する。側頭筋の圧排によって開口障害が認められる症例が手術適応となる。

！注意点

- 受傷後，腫脹や痛みによって開口障害を来たす場合があるので，注意を要する。

1 患者・術者・助手・看護師の配置

- 原則的に術者は患者の患側，助手と看護師は術者の右側（患者の頭側）に立つ。
- 術者は坐位でも立位でもよいが，骨折の整復時は立位で行う。

2 麻酔

- 成人では局所麻酔下でも可能である。
- 局所麻酔の場合は皮切部と頬骨弓の下に注射する。

3 術前準備・ドレーピング

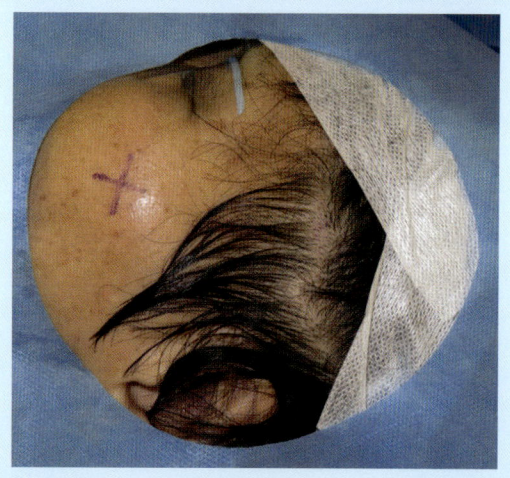

- 顔面全体および患側側頭部を消毒後，頬骨部と側頭部が露出するよう穴あきシーツを掛ける。
- 皮切予定部より上の毛髪をオイフテープで固定する。
- 触診により骨折（陥没）部位を確認し，マークしておく。

4 デザイン・切開

- アプローチは，側頭部の毛髪内の切開から側頭筋膜下に入り，側頭筋の表面に沿って骨折部に達するGilliesのtemporal approachが有用である。

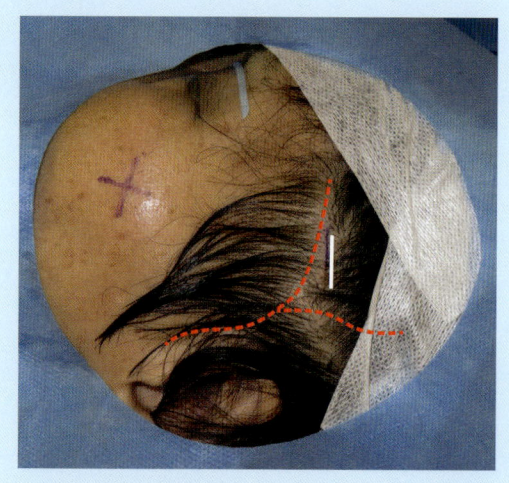

- 浅側頭動脈を触診またはドップラーでマーキングし，前頭枝と頭頂枝の間に約1.5cmの皮切ラインを横方向にデザインする。

Point
- 顔面神経側頭枝は浅側頭動脈前頭枝より頭側に走行することはない。
- 縦の皮切は血管を避けやすいが，瘢痕が目立つので，横または斜め方向が望ましい。

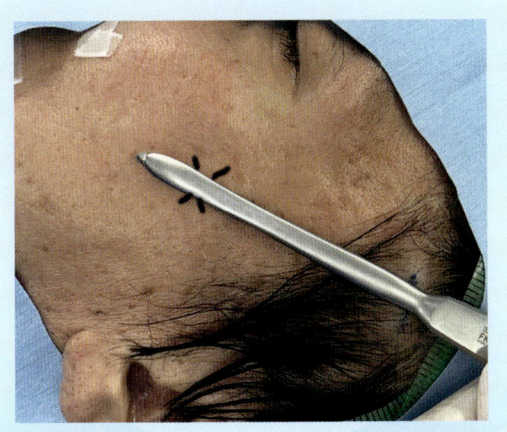

■ 皮切部から骨折部までのおおよその長さを意
　識しておく。

5 展　開

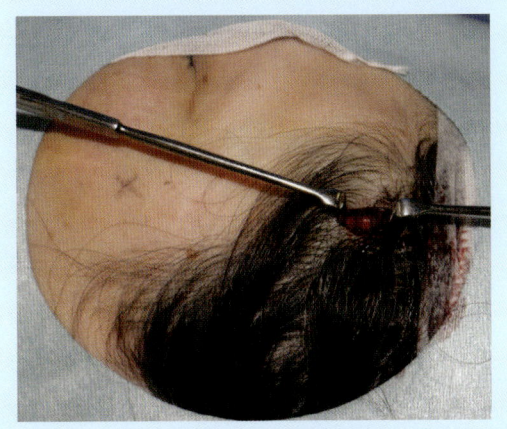

Point
- 整復用起子（鉤）を確実に頬骨弓の裏面に
　進めるため，側頭部の解剖を熟知すること
　が重要である。

■ 皮切後，すぐに浅側頭筋膜が見えるので，こ
　れを切開すると深側頭筋膜に覆われた側頭筋
　が透見できる。さらに深側頭筋膜を切開する
　と，側頭筋の筋体が確認できる。

Point
- エレバは側頭筋直上を滑らせる感覚で，抵
　抗なく頬骨弓裏面に入る。

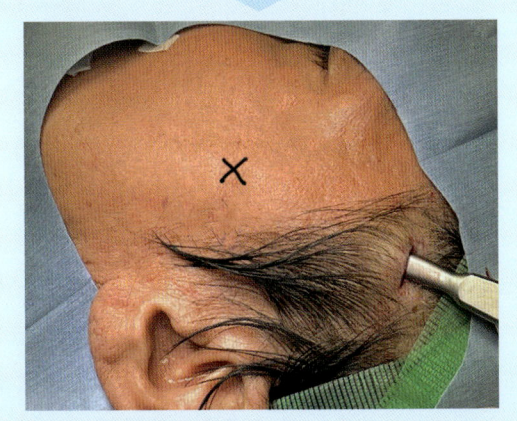

■ 深側頭筋膜と側頭筋の間にエレバを挿入し，
　頬骨弓下面まで直線上に剥離する。
■ 皮膚側に軽く指を添え，エレバで頬骨弓裏面
　をなぞり，骨折部の状態を把握する。

Point

● アプローチ法のシェーマは以下の通りである。

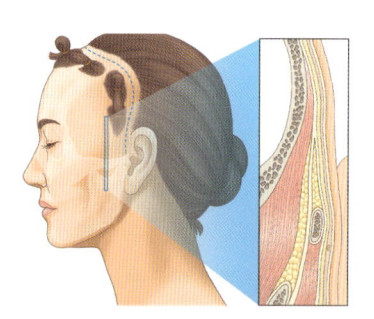
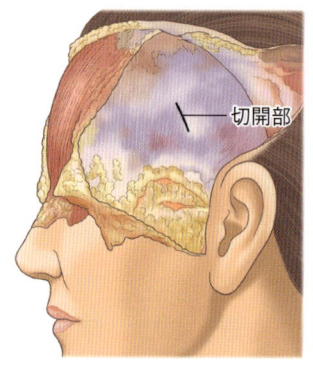

切開部

疎結合織
loose areolar tissue, subgaleal fascia

側頭頭頂筋膜，浅側頭筋膜
temporoparietal fascia, superficial temporal fascia

側頭筋膜，深側頭筋膜
temporalis fascia, deep temporalis fascia

浅葉
superficial layer

深葉
deep layer

浅側頭脂肪体
superficial temporal fat pad

側頭筋
temporalis muscle

顔面神経側頭枝（Ⅶ）

咬筋
masseter muscle

頬脂肪体側頭部分
temporal portion of buccal fat pad

〔三川信之：頬骨骨折．専門医取得に必要な形成外科手技37（上），寺師浩人編，pp155-164，克誠堂出版，2023 より引用一部改変〕

！注意点

● 顔面神経側頭枝は浅側頭筋膜と深側頭筋膜の間を走行するため，この間での剥離は厳禁。

● 側頭筋膜は頬骨弓の頭側で浅層と深層に分かれ，おのおの頬骨弓の表面と裏面に付着するが，この間には浅側頭脂肪体（superficial temporal fat pad）が存在する。よって皮切の位置が低いと脂肪組織を分けて，奥の深側頭筋膜に達することになるので注意する。

6 整復・授動

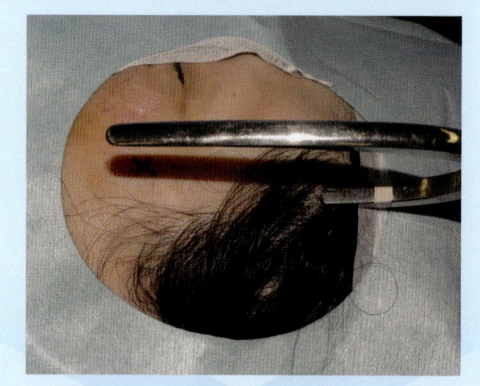

■ エレバを抜き，剥離した道筋にU字鉤を挿入する。

Point

● 挿入していないU字鉤側の先端の位置から，体内に挿入した一方の先端が頬骨弓裏面の陥没部位にあることを確認する。

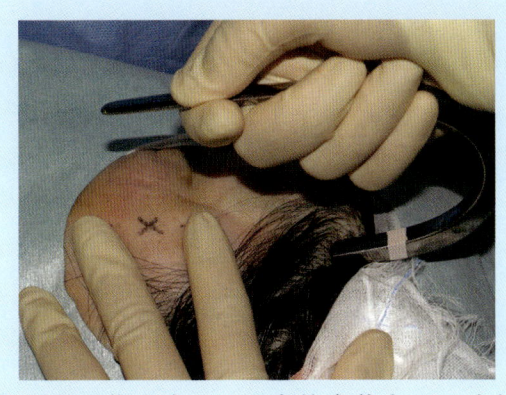

■ 骨折部に指を当て，U字鉤全体をゆっくり持ち上げて整復する。
■ 整復後，再陥凹する場合を除き，固定は不要である。

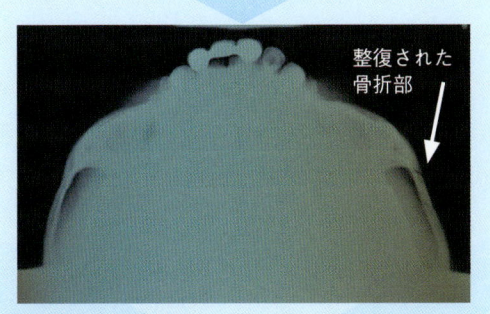

整復された
骨折部

■ 頬骨弓軸位X線像

Point

● U字鉤を力任せにテコの原理で引き上げることは避ける。
● うまく授動できた場合は，整復音とともに整復されたことが手の感触で認識できる。

注意点

● U字鉤で頬骨弓裏面をなぞって整復を確認してもよいが，むやみな盲目的操作は再陥凹の原因となるため，注意が必要である。
● 第3骨片が遊離している症例では整復位の保持は困難である。後述のごとくキルシュナー・鋼線を刺入して固定するが，決して容易ではない。

Point

● 整復の確認には，エコーまたは術中に頬骨弓軸位のX線撮影を行う。
● 健側と差異がないかを確認する。

7 閉 創

■ 筋膜を5-0モノフィラメントの吸収糸あるい5-0ナイロン糸，皮膚を5-0ナイロン糸またはステープラで縫合する。

8 術後管理

■ 術後7〜10日，患部を強く圧迫することは避け，安静を保つ。

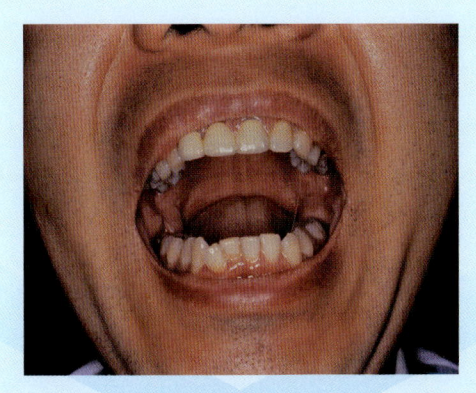

■ 術前の開口障害は術直後〜数日で回復する。

Supplements

① Swinging eyelid approach による頬骨骨折整復術

- 1981年，McCordによって報告された経結膜切開アプローチに外眥切断術を組み合わせた眼窩内へのアプローチ法である（図1）。
- 眼窩底から眼窩外側を中心として広い視野を確保できる。
- 皮膚切開はCrow's feet（カラスの足跡）に沿うため，瘢痕が目立ちにくい。
- 本アプローチにより単一視野で頬骨前頭縫合部の固定ができる。
- 術後合併症として，外眥の位置異常に注意を要する。

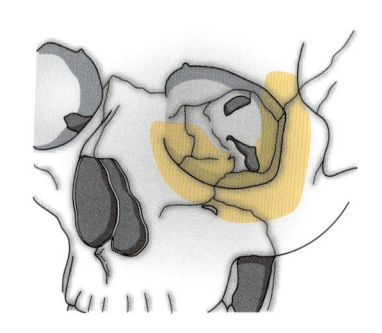

図1　Swinging eyelid approach で展開可能な範囲

② T字状バー（Threaded Reduction Tool®）を用いた頬骨骨折整復術

- 頬部に5mm程度の切開を置き，ドリルを挿入する。
- T字型ハンドルを操作して骨片を整復する（図2）。
- 骨片を1点で保持できるため，多方向に三次元的な骨移動が可能となる（図3）。

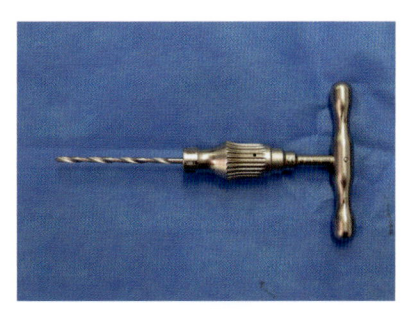

図2　T字状バー

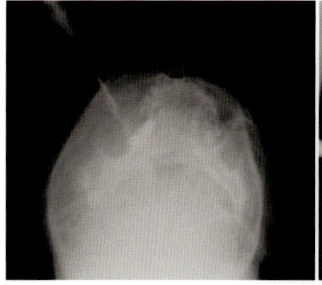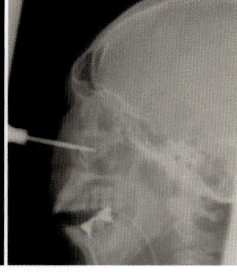

図3　T字状バーを刺入した状態

③ Closed reduction

- 頬骨前頭縫合部に解離がなく，眼窩下縁に第3骨片のないシンプルな骨折が適応となる。
- 口腔内前庭部切開からアプローチし，上顎骨を最小限に剥離して整復する。
- 整復にはT字状バー（図2）やbone hook（図4）が便利である。

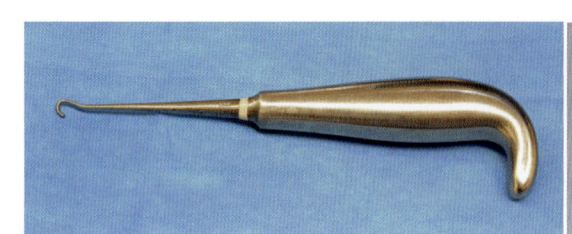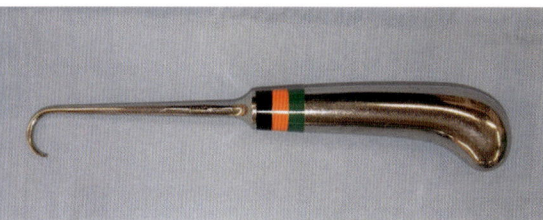

図4　各種bone hook

④ 頬骨骨折に対するピンニングを用いた骨固定

● プレートシステムの発達により，近年ではほとんど行われなくなった。

● 「面」ではなく「線」での固定のため，固定力は強くない。

● 頬骨−頬骨ピンニング（Z−Zピンニング）は1.5mm程度のキルシュナー・鋼線を使用し，プレート固定が不安定な場合，後戻りを予防したい場合，粉砕骨折で頬骨下稜のbuttressの固定が困難な場合，closed reductionの補助などに適用される（図5）。

● 頬骨弓骨折において第3骨片が遊離している場合は，整復位の保持は困難である。0.7〜1.0mmのキルシュナー・鋼線を刺入して補助固定するが，手技的に難しい（図6）。

● 骨折の程度にもよるが，ワイヤーの抜去は術後3週間〜1カ月で行う。

● ピンニングは頬部に瘢痕を残すため，若者や女性では極力避ける。

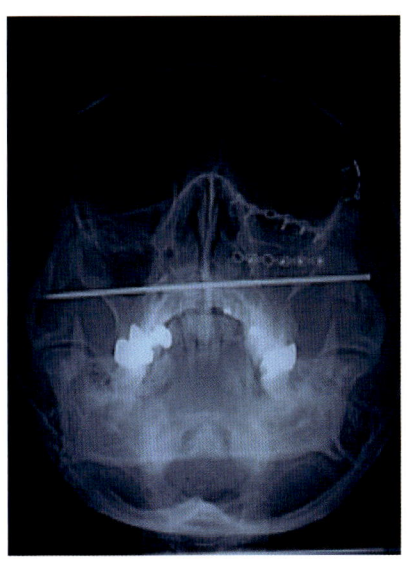

図5　頬骨骨折に対するZ-Zピンニング

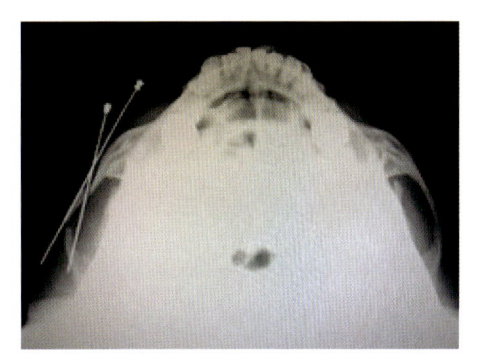

図6　遊離第3骨片を伴う頬骨弓骨折に対するピンニング固定

眼窩底骨折（打ち抜き型）に対する吸収性プレート移植

千葉大学形成外科　三川 信之

概　要

　眼窩底骨折では眼窩下壁の単独骨折のみならず，内側まで骨折が及ぶことがある。眼窩底骨折の手術適応は，原則的には眼球運動制限の程度，時に眼球陥没の程度で決定される。下壁骨折では，骨折の形態から線状型と打ち抜き型に分類され，外眼筋が絞扼した線状型は早期手術の対象となる場合があるが，打ち抜き型では眼球の自動運動訓練の保存的治療で複視が改善しない場合や，下壁の1/2以上の骨欠損があり2mm以上の眼球陥没が予想される場合などが手術適応となる。

　手術は，脱出した眼窩内容を眼窩内に整復し，骨折に伴う骨欠損および陥凹部位へ自家骨または人工材料の移植を行う。近年では移植材料に吸収性プレートが頻用され，スタンダードな術式になりつつある。

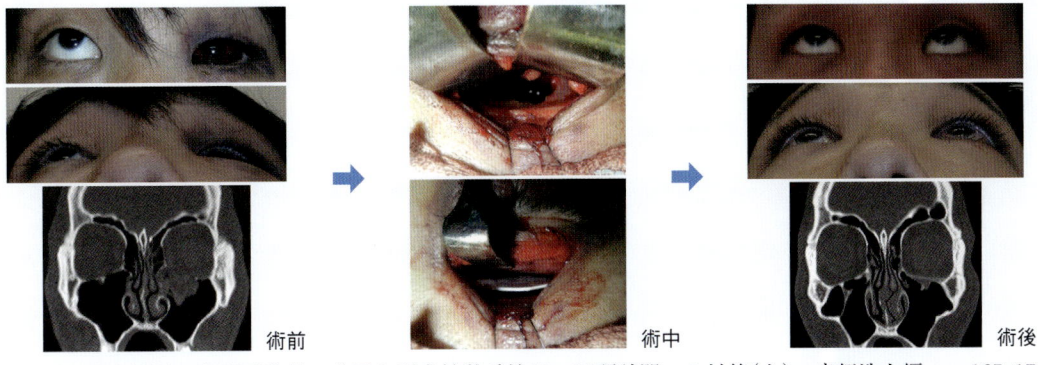

術前　　　　　　　　　　　　　　　　術中　　　　　　　　　　　　　　　　術後

（三川信之：眼窩骨折．専門医取得に必要な形成外科手技37；口頭試問への対策（上），寺師浩人編，pp165-174，克誠堂出版，2023より一部引用）

適応基準と除外基準

- ■眼窩とその周囲の解剖を十分理解したうえで，治療のアルゴリズムを確立しておく。
- ■受傷直後の眼球運動障害は，時間の経過や眼球運動のエクササイズなどで自然回復することがあり，受傷後1週間以内に改善する症例は手術自体の適応を再考する。
- ■骨膜が温存されていない打ち抜き型骨折で，骨折に伴う骨欠損や陥凹が大きい場合は適応となる。
- ■ドナーの障害や瘢痕を望まない患者が良い適応となる。
- ■汚染や感染を伴った症例，慢性副鼻腔炎の症例，重度糖尿病など易感染性の症例，異物アレルギーの強い症例では自家骨移植が好ましく，本法の適用には注意を要する。
- ■本法は下眼瞼睫毛下切開または結膜切開により眼窩下壁にアプローチするが，ともに望まない患者，または術者の方針によっては，経上顎洞アプローチから上顎洞内にバルーンを留置する術式が採られる。

手術のポイント

- ■術前のCT検査により，骨折の型・位置・形態・大きさ，特に最深部の位置と下眼窩裂・視神経管からの距離を把握しておく。
- ■術前に，Hess chartで眼球運動，Hertel眼球突出計で眼球陥没の度合いを評価する。
- ■近年普及している3Dプリンターを用いて三次元実体模型を作製し，移植材料を型取りするなどのシミュレーションを行っておけば，術中の操作や加工が容易になる。
- ■アプローチから剥離・整復まで，愛護的操作が不可欠である。
- ■下壁・内壁合併骨折に対しては，下眼瞼睫毛下切開では十分な視野が得られない場合，眼窩内側切開を追加する。顔面に瘢痕を残さない利点から経結膜切開＋後涙丘切開のアプローチも有用である。眼窩buttressが壊れて眼窩内容の拡大が著しい場合は大きな移植材料の挿入が必要になるので，再建が難しい。
- ■再建プレートは，眼窩の形状にフィットし，欠損周囲の骨に接触した状態になることが大切で，後方の跳ね上がりには注意が必要である。
- ■眼窩内の操作となるため，ヘッドライトを付けて手術を行う。

実際の手術 右眼窩底骨折—打ち抜き型—

1 患者・術者・助手・看護師の配置

- 原則的に術者は患者の頭側，看護師は術者の右側，助手は骨折側によってアシストしやすい位置に立つ。
- 術者は坐位で行うことが一般的だが，好みにもよる。

2 麻酔

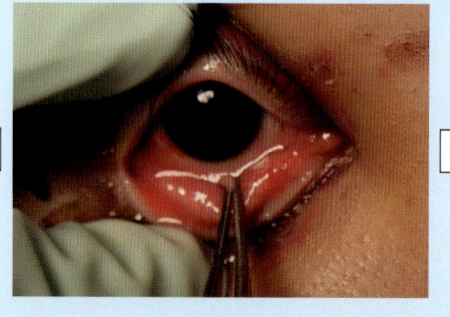

外側　　　内側

- 麻酔は全身麻酔で行い，導入後にforced duction test（traction test）を行って外眼筋の嵌頓の有無を確認しておく。
- 局所麻酔は，5 mLの注射器と27G針を用い，麻酔薬（1％キシロカインE®）を注射する。

Point

- Forced duction testは鉤付きの鑷子で，下直筋または内直筋の眼球付着腱部分を経結膜的に把持して用手的に行うが，眼球結膜の最深部（円蓋部）の把持でも評価は十分可能である。
- 健側にも行い，左右差を確認する。

注意点

- Forced duction test は筋肉の運動制限を確認するものであり，決して絞扼部の解除目的に行うものではない。牽引を繰り返し強く行うと筋の損傷を起こす可能性があるので注意を要する。

3 デザイン・切開(1)睫毛下切開の場合

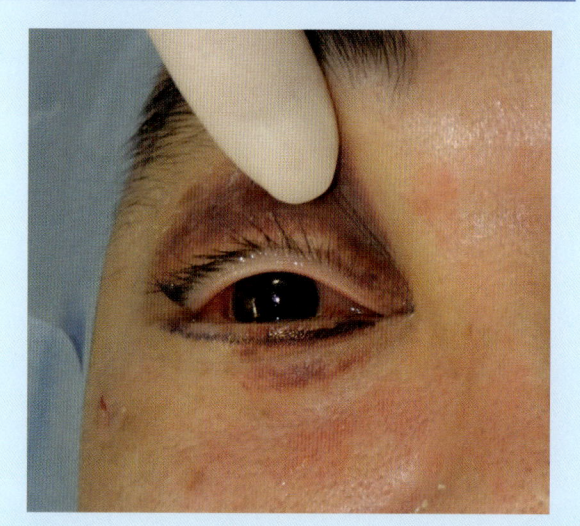

- アプローチは，睫毛下2〜3 mmのところを切開する。

Point

- 切開は内・外側および皮膚に緊張を加えて行う。
- 切開線は下眼瞼の突出（隆起）している部分に置く。
- 必要に応じて外側をシワのラインに延ばす。

注意点

- 切開線を睫毛下1 mm程度とすれば瘢痕はほとんど目立たないが，閉創時の縫いしろが少なく，睫毛損傷の恐れがあるため勧めない。
- 外側の補助切開は，下方に降ろしすぎると瘢痕が目立つ場合がある。

3 デザイン・切開(2) 経結膜切開の場合

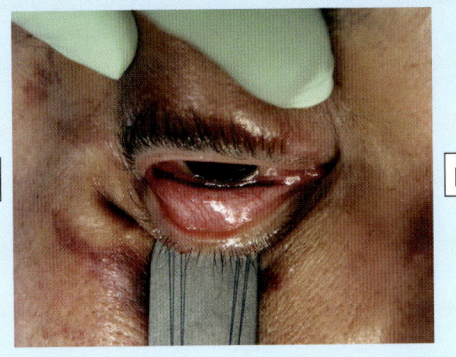

外側　内側

- 下眼瞼縁に牽引用の糸をかけ，引きながら行う。
- 切開前に麻酔薬（1%キシロカインE®）を結膜直下に注射しておく。
- 下眼瞼を翻転し，瞼板の下縁1〜1.5mmのところを切開する。

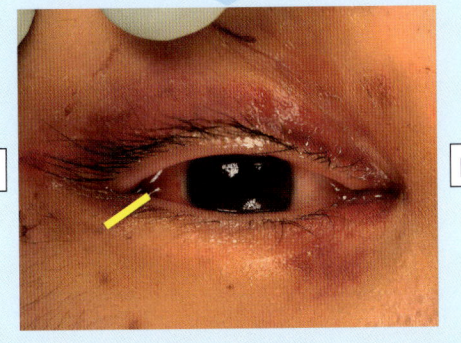

外側　内側

- 眼窩内を広く展開する場合，および眼窩内の操作が多い場合は，頬骨骨折合併例では視野を確保して操作性を良くするため，外眼角部より2〜3mm内側の瞼縁から5mm程度の全層補助切開(lateral canthotomy)を加える。

4 展開(1) 睫毛下切開の場合

（※以降の図はすべて，術者が患者の頭側から手術を行うという前提のビューで示す）

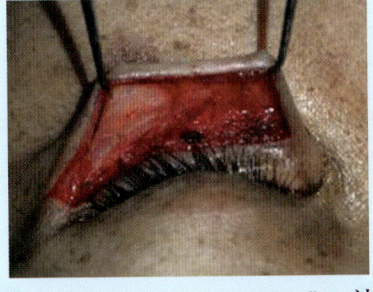

内側　外側

- 剥離はsubciliary skin-muscle flap法で行う。
- 皮下を数mm剥離して眼輪筋を露出し，その後，眼輪筋下に入り，眼窩隔膜上をメイヨー剪刀で剥離する。

Point

- 眼窩脂肪を膨隆させて，その前縁を目安としてデザインしてもよい。
- メスで切るのは意外と難しいため，最初の切開のみメスを用い，あとは口蓋剪刀などの鋭利な鋏で切り進める方がよい。
- 眼窩内壁骨折を合併している場合は，後涙丘アプローチを併用する。

! 注意点

- 瞼板の下縁から2mm以上下方を切ると，眼窩脂肪が露出し，操作しにくくなる。
- 切開線は下涙点を越えない。

! 注意点

- Lateral canthotomyは外眼角部ではなく，数mm内側の瞼縁から切開した方が瘢痕が目立たない。

Point

- 眼瞼縁に糸をかけ，上方に緊張をかけながら行う。
- 外眼角に向かう筋は離断する。
- 下方の筋皮弁は完全に翻転せず，斜め上方に牽引しながら，眼窩隔膜を破らぬよう剥離を進める。

! 注意点

- 眼輪筋下に入る前の（眼輪筋上の）皮下剥離は数mmに留めた方がよい。皮膚が薄いと術後下眼瞼拘縮の原因になる。

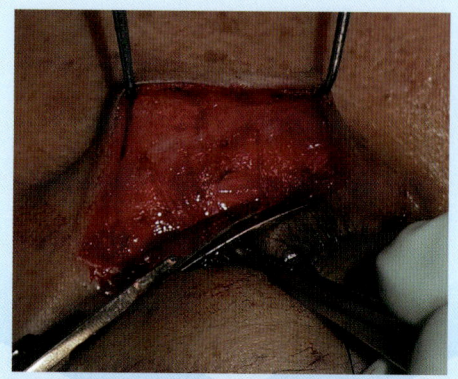

■ 剪刀を開きながら眼窩縁に向かって剥離する。

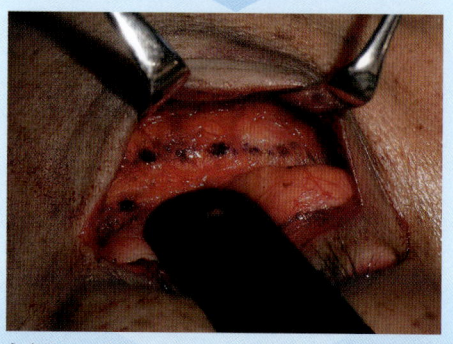

■ 眼窩縁に到達したら，数mm下方（尾側）の骨膜をメスで切開し骨膜下に入る。

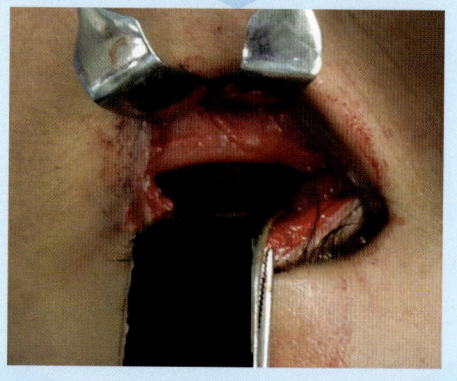

■ 眼窩内の骨膜下を少し剥離してスペースを作った後に脳ベラを挿入し，眼窩内の剥離に移る。

4 展開（2）経結膜切開の場合

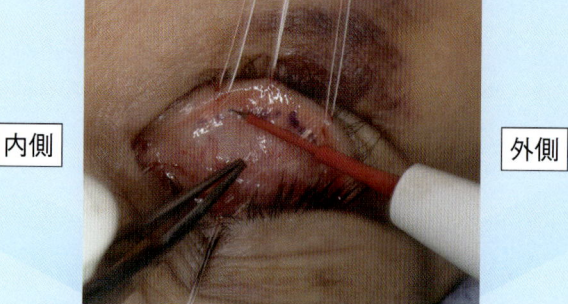

内側 ／ 外側

■ 本症例では針型電気メスを使用して切開した。

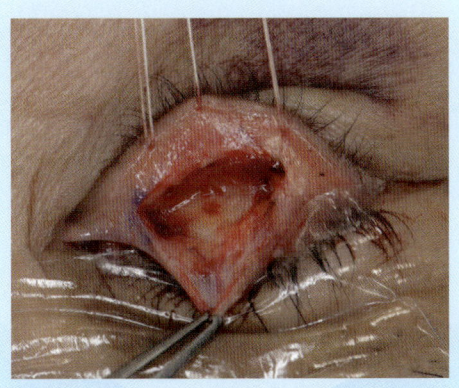

■ 眼窩隔膜前面と眼輪筋後面の間を剪刀や電気メスで剥離する。

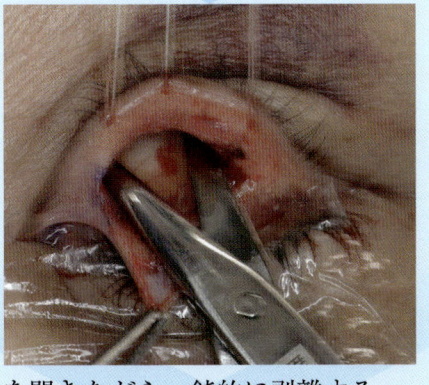

内側　　　　　外側

■ 剪刀を開きながら，鈍的に剥離する。

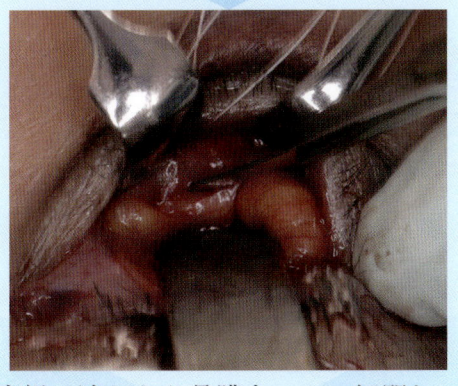

■ 眼窩縁に達したら骨膜をメスで切開して，骨膜下の剥離に移る。

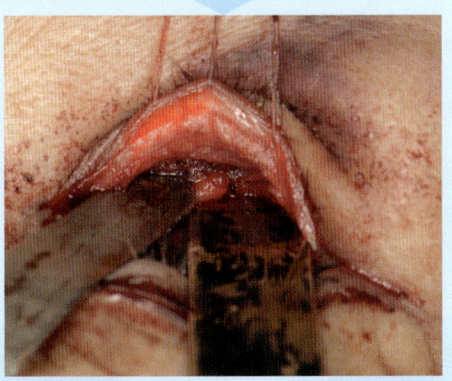

■ 眼窩内の骨膜下にスペースができたら，脳ベラを入れ，眼窩内の剥離に進む。

Point
- 眼窩隔膜と眼輪筋の間を5mm程度剥離した後，結膜の切開縁を上眼瞼縁と数カ所縫合して角膜保護および牽引用とする。

注意点
- 過度に牽引すると，眼瞼縁が裂けるので注意する。

Point
- 左手の指と剪刀の先端で眼窩縁を触れつつ，そこに向かって脂肪を避けながら剥離を進める。

注意点
- 先の尖った剪刀やメスで鋭的に剥離すると，皮膚を貫通することがあるので，鈍的な剥離を勧める。

Point
- メスで切開した骨膜を剪刀と剥離子で左右に広げる。
- それぞれのアプローチ法のシェーマは以下の通りである。

睫毛下切開の場合

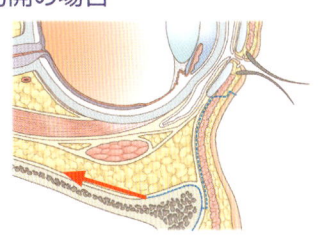

経結膜切開の場合

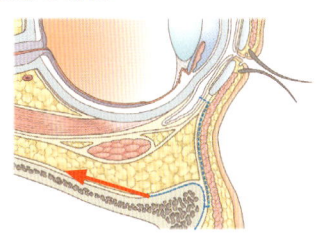

注意点
- 頻度の高い合併症として，睫毛下切開による経皮アプローチでは下眼瞼外反，経結膜アプローチでは下眼瞼内反が挙げられる。

4 展開(3) 睫毛下切開・経結膜切開共通

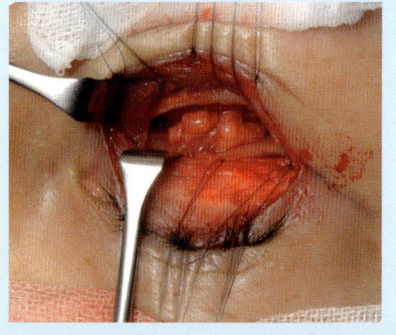

内側 外側

■ 剥離は剥離子を用いて，骨欠損部の周囲から行う。

■ 欠損部の後方以外，下壁全体を剥離して，嵌入組織を直視下に確認する。

5 整復

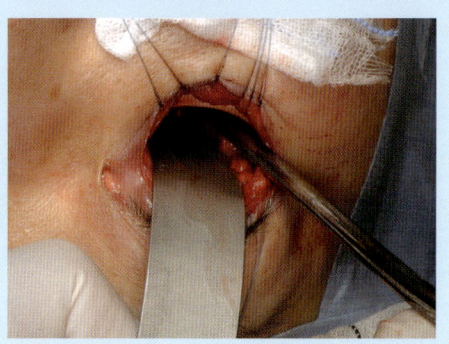

■ エレバを用いて，上顎洞内に嵌入している眼窩内容を前方から剥離・整復しつつ，脳ベラで眼窩内へ還納していく。

■ 嵌入組織と眼窩下神経・骨片・上顎洞粘膜が一体となっている場合は，組織をすべて一塊にして挙上し，その後に神経を同定・分離して上顎洞内に落とす。

■ 骨折部の後方を確認するが，眼窩尖部に近づくにつれ，操作はより慎重に行う。

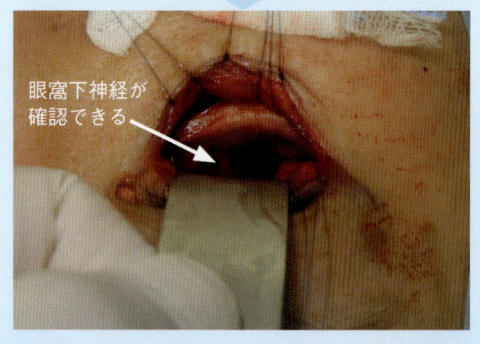

眼窩下神経が確認できる

■ 眼窩下神経の剥離は下眼窩裂の後方において難しくなるが，必要に応じて骨膜を切離しつつ，左右周囲から少しずつ剥離を進める。

■ 骨欠損の全体が確認できたら，再建に移る。

Point

● 外側で剥離が進まなくなったところが下眼窩裂である。

● 下直筋の付着部は周囲の骨膜とともに剥離して挙上する。

Point

● 眼窩内容を挙上する際は，鑷子で内容物を把持しながら引き上げてもよいが，抵抗が強い場合は骨折部周囲の骨を少し除去してエレバですくい上げる。

● 骨折周囲および嵌入組織に付いた骨片や上顎洞粘膜は適宜除去する。

● 骨欠損部はできるだけ最後方部まで確認することが大切である。

注意点

● 眼窩内容の整復は愛護的に行う。無理な操作を行うと，外眼筋周囲が瘢痕化し，眼球運動に支障を来たす。

● 受傷後2週間以上経つと，脱出した眼窩内容の表面に洞粘膜が被覆し，瘢痕化するため，眼窩下神経の同定は困難になる。

● 経結膜切開では眼窩内の操作に夢中になるあまり，過度の牽引による涙小管断裂に注意する。

Point

● 眼窩尖部の操作では視神経が最も気になるところである。前述のごとく，術前のCT検査で骨折最深部の位置と下眼窩裂・視神経管からの距離を把握しておくべきである。

● 骨欠損部の最後方部を確認するには，骨欠損前方から上顎洞内にエレバを入れて眼窩下壁と上顎洞後壁の移行部を触れ，前方に引いてくる。骨が感じられなくなった地点が骨折の最後方部である。

● 一般に視神経管と上顎洞後端との距離は約1cmである。

6 骨欠損部の再建

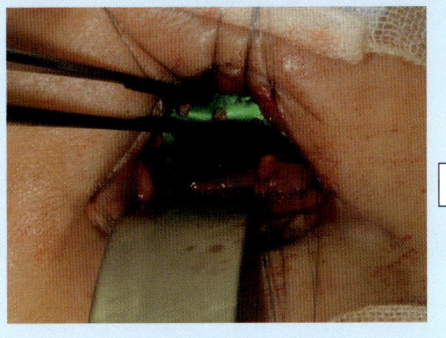

内側　外側

- テンプレートを骨欠損部に当て，大きさと形状（弯曲）を合わせる。
- 本症例ではメッシュタイプの吸収性プレートを用いており，プレートをスクリューで固定するため，眼窩下縁にもフィットさせている。

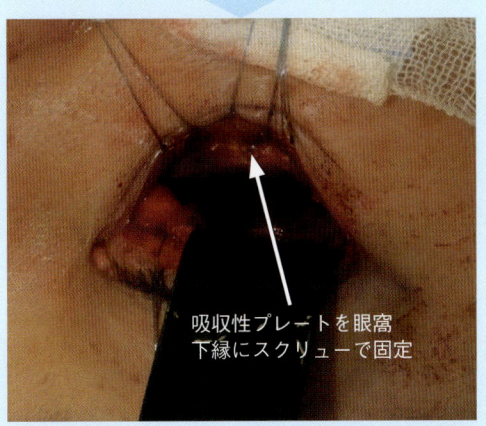

吸収性プレートを眼窩
下縁にスクリューで固定

- テンプレートに合わせて成形した吸収性プレートを骨欠損部に移植する。
- 本症例ではプレートを眼窩下縁にスクリュー2本で固定した。
- プレートが眼窩の弯曲にフィットし，骨欠損部を完全に被覆していることを確認する。

Point

- 再建プレートの大きさは欠損部よりもやや大きめで，周囲の骨に接触した状態にする。
- 眼窩下神経の剥離が困難で下方に落とせなかった場合は，プレートと干渉する部分を削った形状とする。

注意点

- メッシュタイプの吸収性プレートはドレナージが効く一方，軟部組織は入り込み，癒着する可能性があるため，近年ではシートタイプのものが推奨されている。

Point

- 吸収性プレートが骨欠損周囲，特に最後方部の乗せしろにかかっていることを確認する。
- 吸収性プレートがうまく成形できて，骨欠損部にフィットした場合，固定は必ずしも必要ではない。

注意点

- 吸収性プレート後方の跳ね上がりは，比較的頻度の高い合併症で，眼球突出の原因になり得るため注意を要する。後方跳ね上がりの予防法としては，①視野の得られる範囲内でプレートを前方・両側方に確実にフィットさせること，②後方でプレート下に軟部組織が介在しないようにすること，③術前のシミュレーションをしっかり行うことなどが挙げられる。
- 後下方へ傾斜した場合（下図）は眼球陥凹となるので，注意する。吸収性プレートが最後方部の乗せしろにかからない場合は，両側方の乗せしろを通常よりやや大きめに取り，前方・両側方でプレートを安定させる。

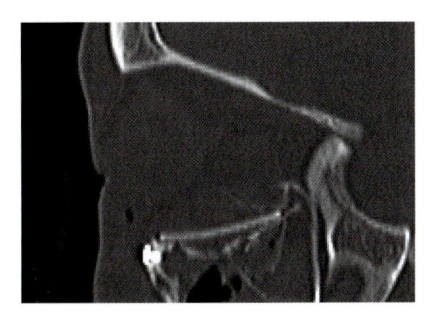

7 閉創 (1) 睫毛下切開の場合

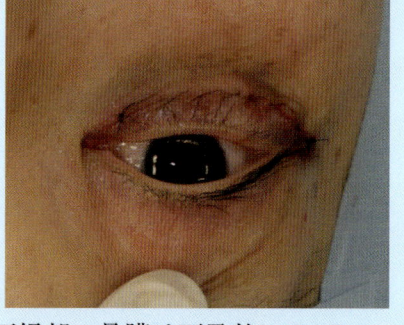

内側 外側

- 眼窩下縁部の骨膜は可及的に5-0モノフィラメントの吸収糸で数カ所縫合する。
- 皮膚表層縫合は6-0または7-0ナイロン糸で連続で行い，強く締めない。

Point

- 閉創前にも必ずforced duction testを行って眼球運動の改善を確認しておく。
- 眼輪筋は数針のみ寄せる程度とするが，行わなくても特に問題はない。
- 真皮縫合は外側の皮膚が比較的厚い部分のみ，5-0モノフィラメントの吸収糸で行う。
- 術後の腫脹により，糸が食い込むので，皮膚表層縫合は軽く寄せる程度とする。

7 閉創 (2) 経結膜切開の場合

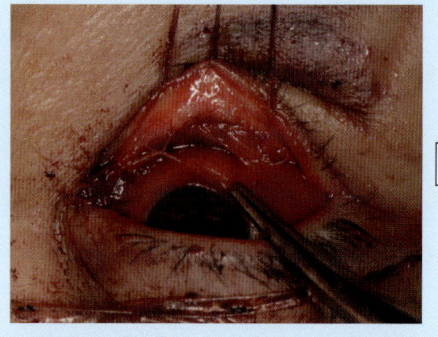

内側 外側

- 眼窩下縁部の骨膜は可及的に5-0モノフィラメントの吸収糸で1～2針のみ縫合する。
- 結膜は7-0の編み糸吸収糸で連続埋没縫合し，強く締めない。

Point

- 閉創前にも必ずforced duction testを行って眼球運動の改善を確認しておく。
- 骨膜は無理に縫合する必要はない。

注意点

- 前述のごとく，経結膜アプローチの合併症としては下眼瞼内反の頻度が高いが，その他結膜肉芽腫が挙げられる。ステロイド入り点眼薬で改善しない場合は，肉芽腫の切除および電気焼灼を行う。

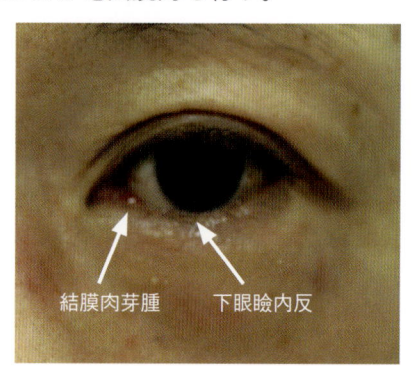

結膜肉芽腫　下眼瞼内反

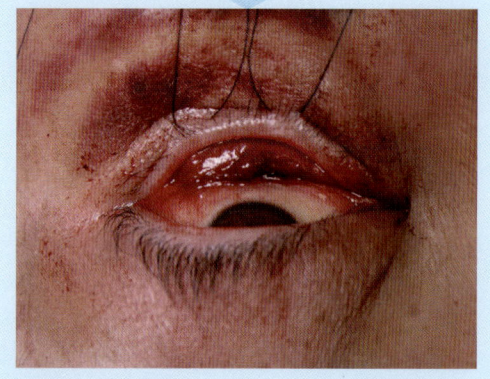

- 結膜縫合終了時。

8 術後管理

- 術後3〜4日は患部をクーリングする。
- 経結膜切開の場合は，抗菌剤や人工涙液の点眼を7〜10日間行う。
- 可能なら術直後より眼球運動訓練を行う。
- 睫毛下切開などの経皮的アプローチでは，術後1週間で抜糸する。
- 術後1カ月は眼部の安静を保つ。
- 術後2週間程度，鼻かみは厳禁である。

Supplements

① 術前のシミュレーション

- 近年普及している３Dプリンターを用いて三次元実体模型を作製し，移植材料を型取りするなどのシミュレーションを行えば，術中の操作や加工が容易になり，適切な眼窩底が再建可能となる（図１～３）。
- 現在われわれは，ルーチンに術前のシミュレーションを行っている。

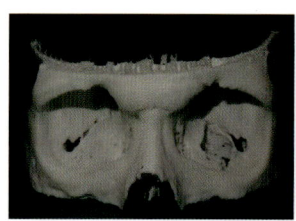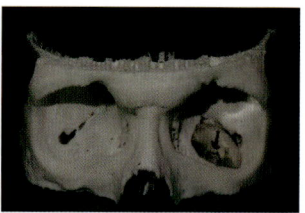

図１　術前に造形３D実体モデルを用いてテンプレート作製

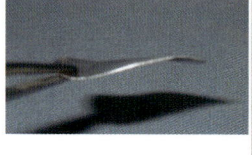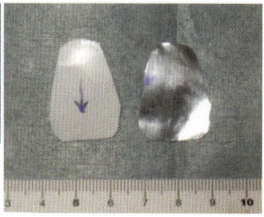

図２　術中に吸収性プレートをテンプレートに合わせて成形

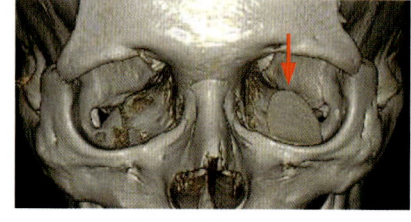

図３　術後３DCT

② Trigonometric Approximation 法を用いた移植プレート作成の工夫[1]

- コンピュータグラフィクスでのポリゴン処理の概念を応用して，三角形を組み合わせて曲面を近似する方法で，原理的にはどのような形態でも近似可能（図４）。

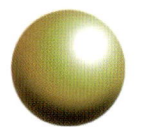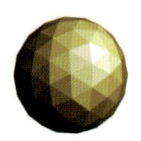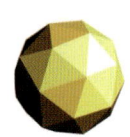

図４　ポリゴン処理の概念
（三角形を組み合わせて曲面を近似）

- 移植材料の吸収性プレートにカッティングバーで割を入れて三角形の組み合わせにし，ベンダーで成形して眼窩の形状に近似させる。
- ベンディングがうまくいくと，骨欠損部周囲の形状にフィットするので，移植材料の固定は特に不要。
- 移植材料に割線を入れる際，完全に割れて離断してしまわないようにする（図５，６）。

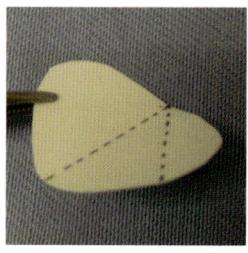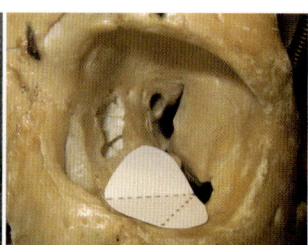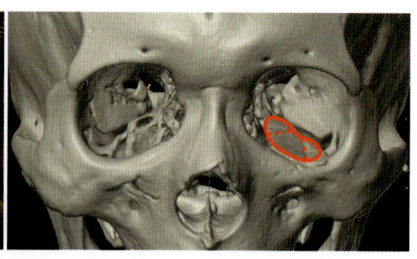

図５　左眼窩下壁骨折例

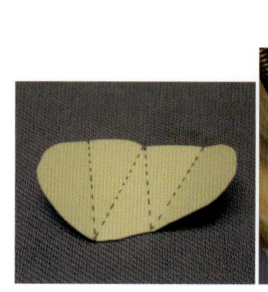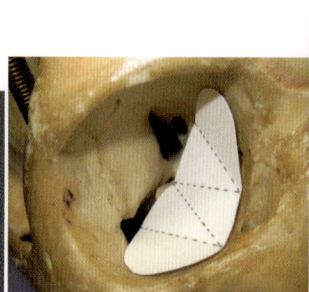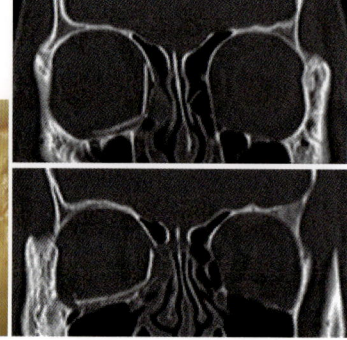

図６　右内壁下壁合併骨折例

③ 内壁下壁合併骨折について

- 内壁骨折を合併している場合は，下壁，内壁の順で再建を行う。
- 結膜下切開に後涙丘アプローチを併用し，吸収性プレートを下壁から内壁への移行部の形状に合わせて成形する。
- 眼窩内壁骨折に関しては，他の専門書を参照されたい。

④ 経上顎洞アプローチによるバルーン法

- 適応は眼窩下壁に限局した骨折で，下直筋の嵌頓例は除外する。
- われわれは上顎洞用バルーン（KOKEN 社製）を用いているが，付属ピンチポンプは一方弁の注水バルブに換えて使用する（図7）。
- 上顎洞型バルーンは上顎洞の形状に合致し，眼窩尖部の骨折の整復にも有利である。
- 上顎洞前壁を開窓し，硬性内視鏡で骨折部を観察しながら可及的に整復した後，再脱出のため上顎洞型バルーンを洞内に挿入し（図8），骨片と眼窩内組織が支持される程度まで生理食塩水を注入する。
- 上顎洞型バルーンのチューブは鼻腔より出して，食事の妨げにならないようにする（図9）。
- バルーンは骨折部の癒合した4〜6週間後に外来で抜去する（図10）。

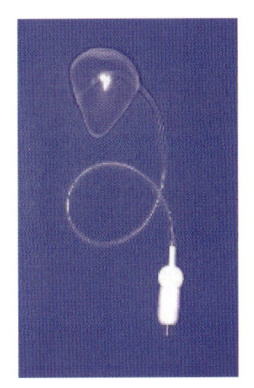

図7　われわれが用いている上顎洞型バルーン

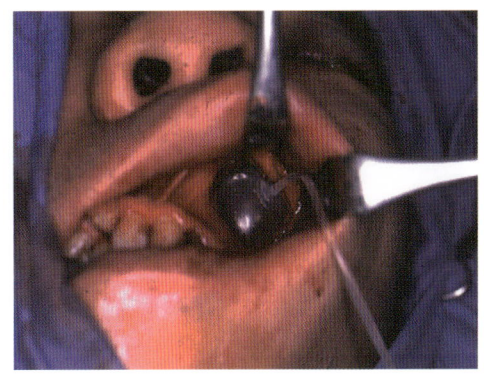

図8　上顎洞を開窓し，整復後に上顎洞型バルーンを挿入

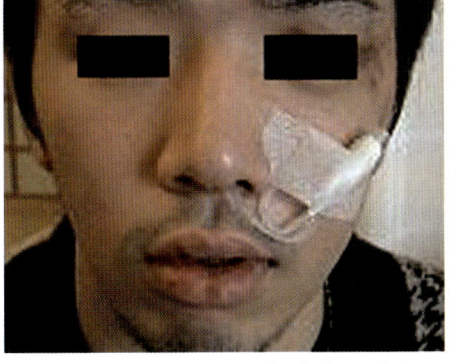

図9　バルーンのチューブは鼻腔より出す

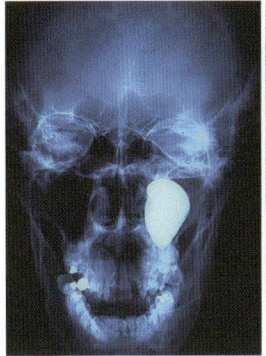
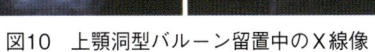

図10　上顎洞型バルーン留置中のX線像

1) Saiga A, Mitsukawa N, et al: Reconstruction using "triangular approximation" of bone grafts for orbital blowout fractures. J Craniomaxillofac Surg 43: 1369–1373, 2015

26

下顎結合部と顎角部の骨折に対するChampy法による骨接合術

概 要

　顔面骨折の中でも鼻骨骨折や頬骨骨折に次いで頻度の高いのが下顎骨骨折である。

　下顎骨骨折治療の目的は，四肢の骨折と同様に早期の骨癒合の獲得と，早期の機能回復である。下顎骨の機能とは咬合と咀嚼機能であり，常に噛み合わせを最優先に考える必要がある。そのため，付着する咀嚼筋や開口筋群などの骨格筋の生体力学や，骨内部を神経血管束が通り抜ける人体で唯一の特殊な構造などを理解する必要があり，骨接合プレートの配置やスクリューの長さ，使用するドリルストップおよびプレートの選択には配慮すべき点が多い。

　本項では，粉砕のない下顎骨の結合部と角部の単純骨折症例を提示し，口腔内アプローチによるChampy lineに沿った骨接合法を取り上げる。

適応基準と除外基準

- Champy法[1]は，下顎骨にかかる咬合応力分布を利用して比較的柔らかく薄い固定材料を用いて最大限の固定力を得る術式である。基本的に口腔内アプローチのために，咬合関係と骨折部を同一視野に手術を進められる術式である。また，口腔粘膜切開から骨折部までの距離が近く，短時間かつ容易に骨折部を展開可能である。
- 本術式は，後療法として①ソフトダイエットの継続，②顎間ゴム牽引の自己管理，③禁煙などを患者が遵守することが重要となる。もしこれらの指示が確約できない症例，例えば手術後に定期的な外来受診が期待できない症例，アルコール中毒患者，顎間ゴム牽引の理解や管理が困難な症例では，外切開から強固な再建プレートを用いた骨接合を行うのがよい。
- 単純骨折か，あるいは第3骨片を伴う粉砕骨折かによってプレートの選択は大きく異なる。単純骨折の場合は，下顎骨のニュートラルゾーンからテンションゾーンに沿って薄いプレートを使用するChampy法の適応となる。これは，骨片自体の強度を利用してプレート固定するもので，骨とプレートの両者が強度を負担することからロードシェアリングと呼ばれる。
- 一方，第3骨片を伴う場合は，コンプレッションゾーンに強度のあるリコンストラクションプレートを使用する。これはプレート自体の強度で骨折を支えるため，ロードベアリングと呼ばれる。
- プレートの選択に際しては，骨折の形態だけでなく患者の協力が得られるかも参考とする。食事制限など患者の理解が得にくい場合は，より強度のある骨接合法を選択する。
- 顎角部骨折では骨折線に埋伏智歯が存在することが多い。う歯は感染源となり抜歯が必要となるため，下歯槽神経を損傷することなく抜歯できるよう機材を準備する。その場合は骨接合部の骨強度が低下するため，外切開から進入し，下顎骨下縁に沿って強固な再建プレートによる固定が望ましい。いずれの場合においても，吸収性プレートは固定力の観点から適用できない。
- 下顎結合部骨折に多いオトガイ部の創傷を利用して骨折部にアプローチすることも可能である。
- 本手術は咬合再建が目的であり，顎間固定可能な経鼻挿管が原則となる。

手術のポイント①手術時期

- 歯槽部の骨折は口腔内と交通する解放骨折であり，骨折線には常に唾液が流入する。受傷から時間が経つと仮骨の干渉あるいは感染による骨吸収によって整復位が不明確になりやすく，受傷後数日以内のできるだけ早期の手術が望ましい。いかなる骨折も手術時期は早いほどよいが，実臨床では機材の手配などの時間を考慮して決定する。
- Champy法[1] は，前述したように下顎骨のテンションゾーンという，固定力の弱い薄いプレートでも十分な固定力が得られる部位にプレートを設置することをコンセプトとする。中顔面用の2.0mmスクリューを常備している施設であれば受傷当日に手術可能である。

手術のポイント②顎間固定

- 受傷時には疼痛のために不正咬合，咬合違和感，感覚障害，歯の早期接触，流涎などの症状や，骨折線に沿った粘膜損傷を認めることが多い。
- 転倒による下顎骨の右傍結合部骨折・左顎角部骨折症例を示す（図1）。口腔内写真では右下顎犬歯の遠心に骨折線に一致した粘膜損傷を認め，臼歯部の不正咬合（開咬）を認める。

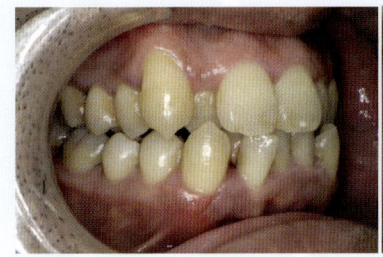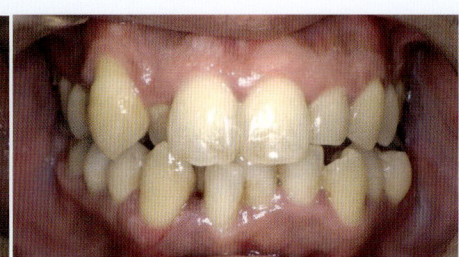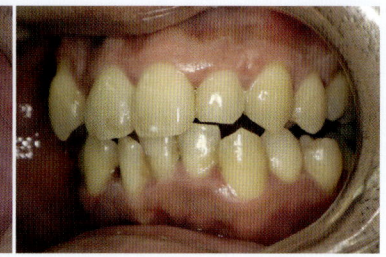

図1　術前の咬合状態

（1）骨アンカー型のスクリューを用いた顎間固定

- 適応は，歯列弓内での骨折が複数に及ばない症例が望ましい。複雑な骨折パターンの場合には，後述するアーチバーを使用した固定法を用いる。図2の症例では，長さ8〜10mmのアンカースクリュー4本による顎間固定を施行し，上下顎の咬合関係を回復した。
- 局所麻酔下にアンカースクリューを挿入する場合は，局所麻酔の量はスクリューが歯根に触れた場合に痛みを感じられるように，1カ所につき0.2〜0.5mL程度とする。歯に痛みを感じた場合はスクリューが歯根に接触している可能性があるため，いったん抜去して刺入角度あるいは刺入点を変更する。スクリューはセルフドリリングタイプであり，粘膜切開やドリルで下穴を開ける必要はなく，歯肉に直接スクリュー先端を一定の圧力で押しつけて，ドライバーからの回転力で挿入する。この際，スクリューの軸がブレないように意識する。
- 刺入点は，オルソパントモグラムやCT画像から隣接歯根との距離が確保できる部位を選択する。歯根や骨折部を避け，可能な限り固定歯肉に近づけ，骨面に垂直とする。
- スクリューの締め込みはスクリューのフランジが粘膜を圧迫しない程度に留める。顎間固定には0.3〜0.4mmの軟鋼線を使用して適切な強さで締める。締めすぎると骨折セグメントの舌側傾斜を来たし，結果として歯軸も舌側に傾斜し咬合がずれてしまう。顎間固定の目的は咬合の獲得であり，前方から臼歯部まで咬合が安定していることを確認する。
- 術者や助手の怪我を避けるため，締め上げた軟鋼線の先端は歯に向けて折り曲げておく。

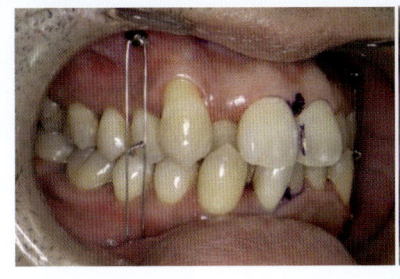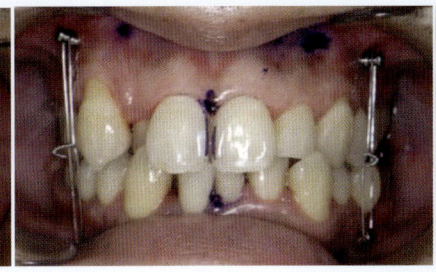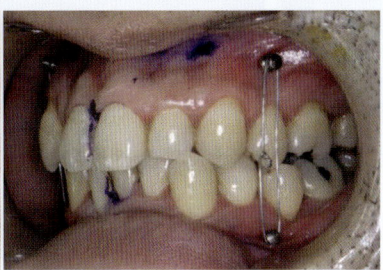

図2　骨アンカー型スクリューを用いた顎間固定

（2）Erich アーチバーを用いた顎間固定

- 適応はすべての下顎骨骨折であり，顎間固定手技の基本となる。図3～5は小さな第3骨片を伴う症例であったため，Erich アーチバーを使用して咬合精度を高めた。歯の叢生によって骨アンカースクリューの刺入が困難な症例もアーチバーの適応となる。

- 前述した骨アンカー型スクリューを用いた方法と比較し，本法は時間を要すること，軟鋼線刺入箇所が多いことなどから，全身麻酔下に骨折治療と同時に行うことが多い。しかし受傷から骨折手術までに時間がある場合は，術前に局所麻酔下にアーチバーを装着する。

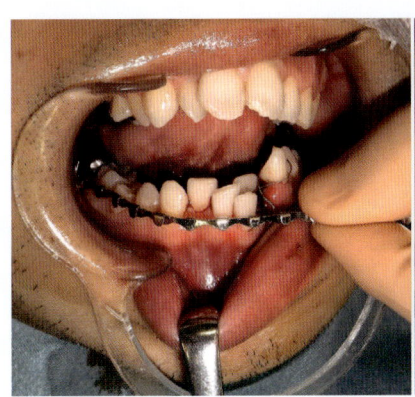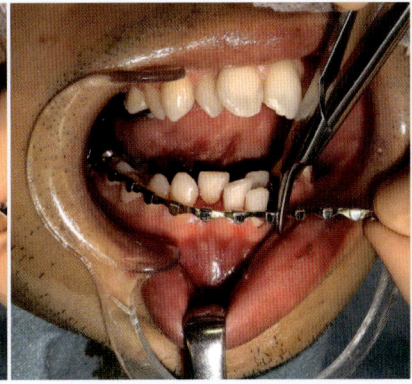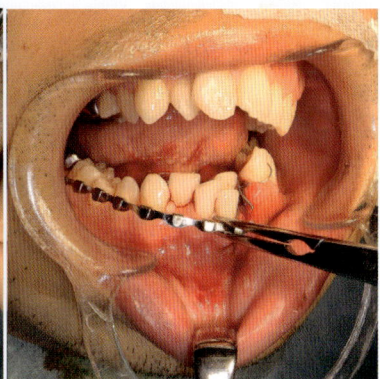

図3　アーチバーの適合

　アーチバーは臼歯から骨折部までとし，長さを決めてワイヤーカッターで切断する。アーチバーは歯の起伏や歯列弓に合わせて丁寧にベンディングする。

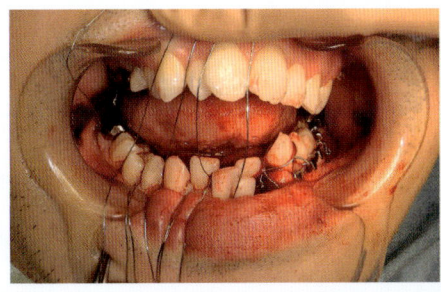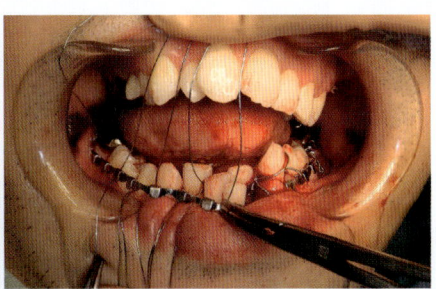

図4　アーチバーのワイヤー固定

　0.4mm 前後の軟鋼線を 20cm 程度にカットし，すべての歯間に軟鋼線を通す。ワイヤーを斜めにカットすると固定歯肉にワイヤーを刺入しやすくなるが，誤って手指に刺す可能性も高まるため慎重に操作する。それぞれのワイヤーの先端を頭尾側に広げ，アーチバーを歯に沿わせる。臼歯部から1本ずつワイヤーを時計回りに緩みなく締結する。

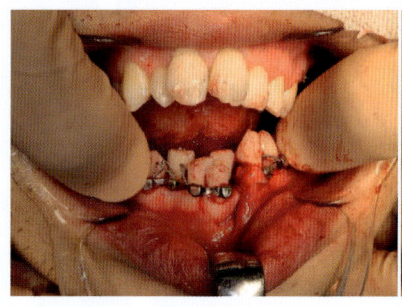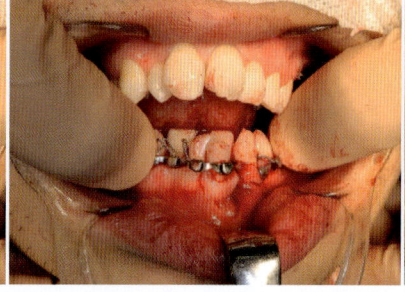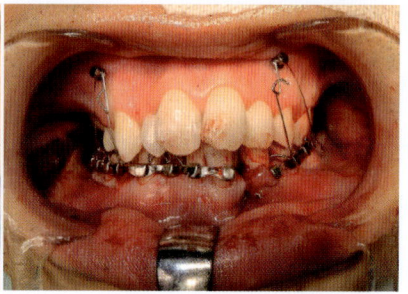

図5　骨折を整復しワイヤーで顎間固定

　骨折部を挟んで左右のセグメントにアーチバーを装着したら，骨折部を徒手整復し，径0.3〜0.4mm程度の軟鋼線で顎間固定を締結する。

■ 下顎骨折のセグメント間にギャップがある場合は，左右のアーチバー同士をワイヤーで締結してもよい。骨アンカースクリューによる顎間固定と同様に，顎間ワイヤーを締めすぎると，骨折セグメントの舌側傾斜を来たし咬合がずれる恐れがある。顎間固定の際は常に前方から臼歯部まで咬合が安定していることを確認する。

■ 術者や助手の怪我を避けるため，締め上げた軟鋼線の先端は歯に向けて折り曲げておく。図3〜5の症例では上顎骨折がなく，手術時間短縮のために上顎は骨アンカースクリューを使用した。

■ 下顎骨モデルにアーチバーを装着した状態を示す（図6）。歯の表面に合わせてアーチバーを正確に曲げて固定性を高めることが重要である。手術までに時間がある場合には，歯の印象モデルを作製してアーチバーをあらかじめ加工しておくことで手術時間を短縮できる。

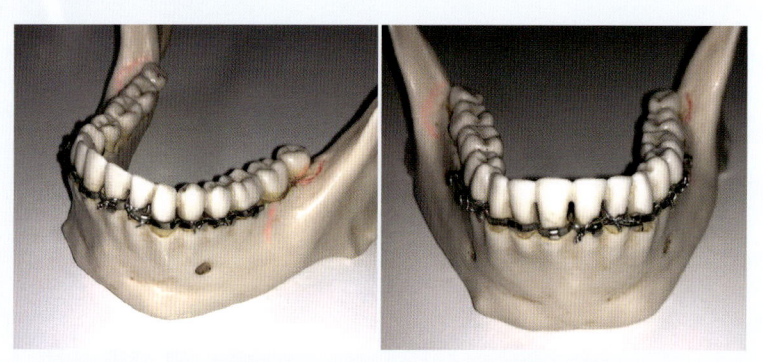

図6　下顎骨モデル上でのアーチバーの装着・適合

1 ）Champy M, et al: Mandibular osteosynthesis by miniature screwed plates via a buccal approach. J Maxillofac Surg 6: 14-21, 1978

実際の手術

1 術前の準備

■ 術前にはCT画像とオルトパントモグラムおよびセファログラム（正面・側面）の撮像が望ましい。しかし，CT以外は坐位（あるいは立位）となるため，頸椎損傷などの合併損傷がある症例ではCTから骨折の情報を得る。

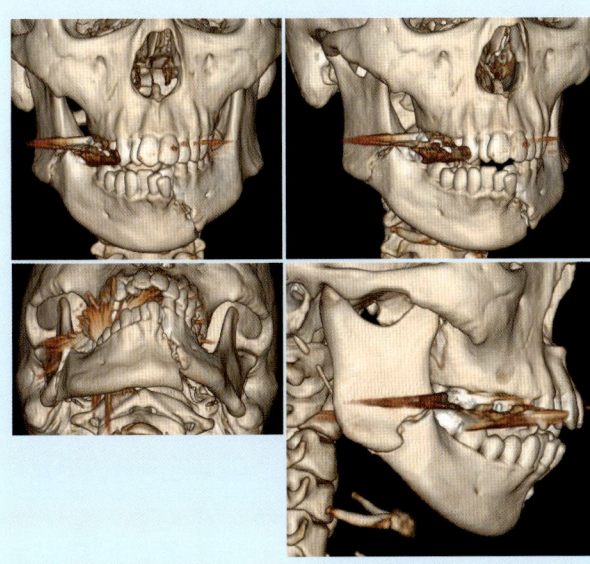

■ 3DCTで骨折の大まかな転位形態を理解し，冠状断，水平断，矢状断から細部の評価を行う。

> **Point**
> ● 細部評価は歯根や歯軸のほか，顎骨や歯の病変についても目を向ける。

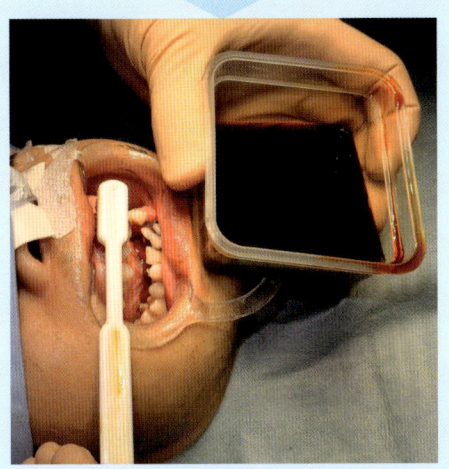

■ アングルワイダーを装着し，すべての口腔内操作に先んじて，感染予防のために倍希釈のイソジン液で歯磨きを行う。

2 局所麻酔・デザイン

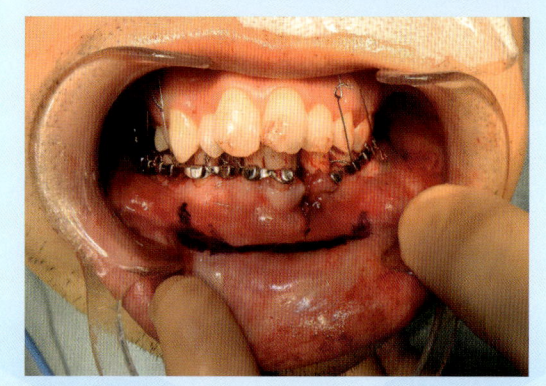

■ 局所麻酔薬は筋層と骨膜下に注入する。

Point
- 顔面は血流が豊富なため，エピネフリン添加の局所麻酔注射後10分以上待ってから手術を開始する。
- アングルワイダーを装着し，術者の左手で下口唇を展開する。
- オトガイと口唇を左手で保持すると術野が安定する。
- 縫合の際にオトガイ筋を縫合できるように，切開線は可動歯肉内に弧状のデザインとする。

3 切 開

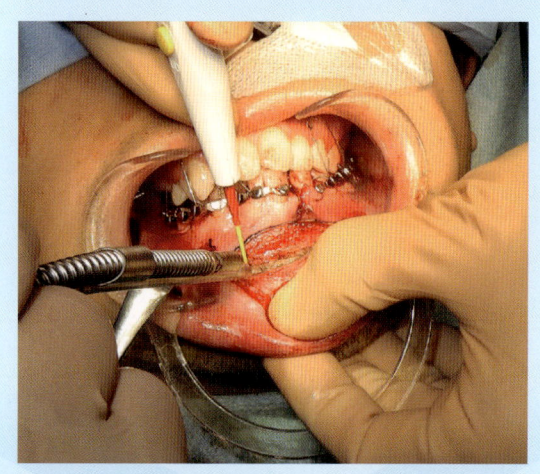

■ 切開には針先型の電気メスを用いる。

Point
- 切開の頭側には縫合できる程度のオトガイ筋の筋層を骨膜上に温存しておく。
- 先端のシャープなObwegeser骨膜剥離子を用いて骨折部を明示する。
- 剥離範囲は下顎骨下縁に留める。舌根沈下による気道狭窄の可能性があるため，舌側の筋肉付着部は不必要に剥離しない。

注意点
- ここまでの操作で，下顎第2小臼歯の位置に存在するオトガイ神経を損傷しないよう注意する。

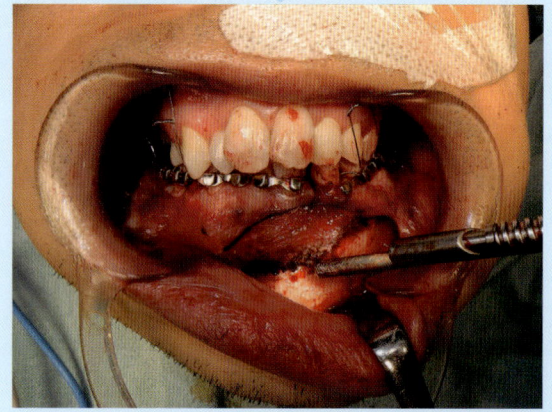

■ サージカルライトの補助によって術野を明視できる。本症例では吸引管にサージカルライトを装着している。

4 骨折の整復

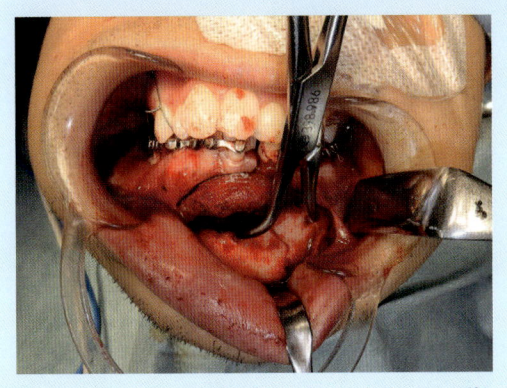

- 顎間固定によって精度の高い咬合が回復できているが，この後に行うプレート固定の際にわずかなズレを生じる可能性があるため，骨折整復鉗子を用いて骨折部を圧迫し整復精度を高める。
- 骨折整復鉗子の使用に先んじて骨折部を挟んで2つの骨孔を作成する。

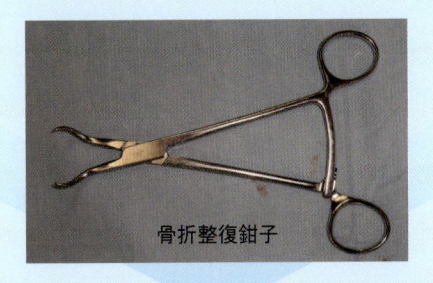

骨折整復鉗子

Point

- 骨折整復鉗子で骨折部を圧迫・把持できるように，整復鉗子先端の距離に合わせて適切な2つの骨孔の距離をとる。狭すぎても広すぎても骨折部を圧迫できない。

⚠注意点

- 骨折整復鉗子で骨折部に圧迫をかける際には咬合を注視し，鉗子を三次元的に動かしつつ圧迫をかける。ここでの操作が最終的な咬合関係を決定するため，慎重に操作する。少しでもズレが疑われたら操作をやり直す。

5 プレートの加工

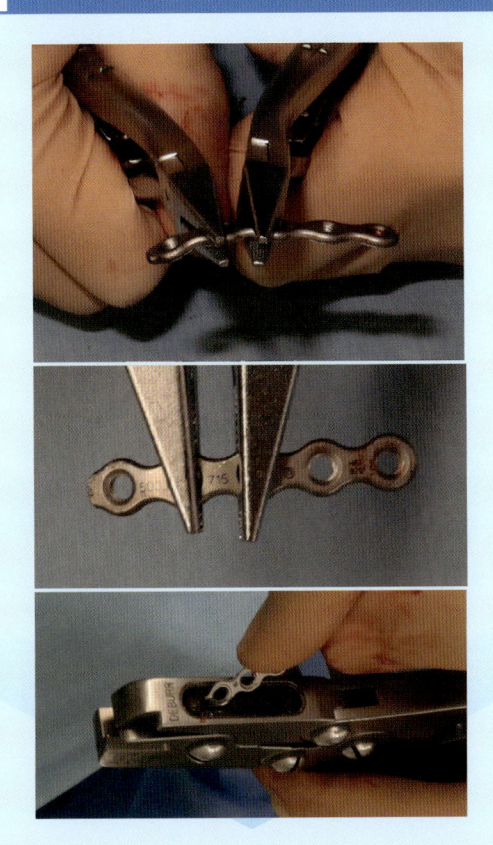

Point

- プレートは，骨折部を挟んで少なくとも2穴以上を必要とするため，最低でも4穴以上の長さとなる。
- 骨折部舌側にも圧迫が加わるように，プレートは骨折部を挟んで下顎骨表面の曲線より少し強く曲げる（over bending）。術後の画像においても舌側の間隙（lingual gap）がないかを確認する。
- プレートのベンディング操作を繰り返すと金属疲労を起こしプレート強度が低下するため，ベンディングは1回の操作で終わらせるのが望ましい。
- プレートが粘膜から露出しないように切断面のバリ取りを行う。左図ではプレートカッターの側面にあるダイヤモンドヤスリ（deburr）を用いている。

⚠注意点

- スクリューホール部分を曲げると穴が歪み，結果としてロッキングスクリューの締め込みが困難になる可能性があるので注意する。

■ 本症例では厚さ1.5mmの6穴ロッキングプレートを5穴にカットし，径2.0mmのスクリューを使用した。プレートベンディングフォーセプスを使用して，できるだけスクリューホール以外の部分でプレートを曲げる。

6 スクリュー孔のドリリング

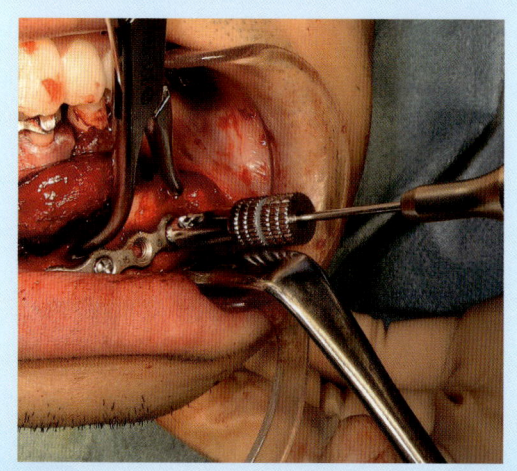

■ ドリルガイドをプレートのロッキングスレッドに装着して，プレートスクリューホールの中央に骨孔を作成する。

7 スクリューの挿入・固定

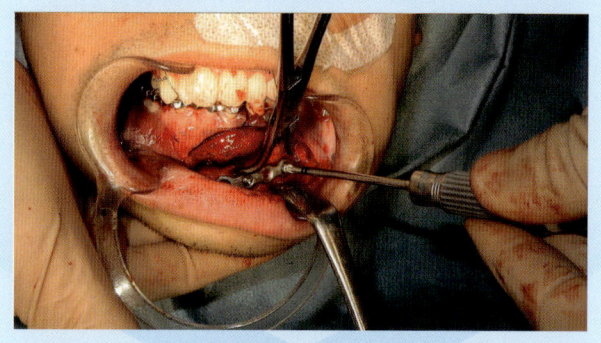

■ スクリューは骨折線に近い部位から挿入する。

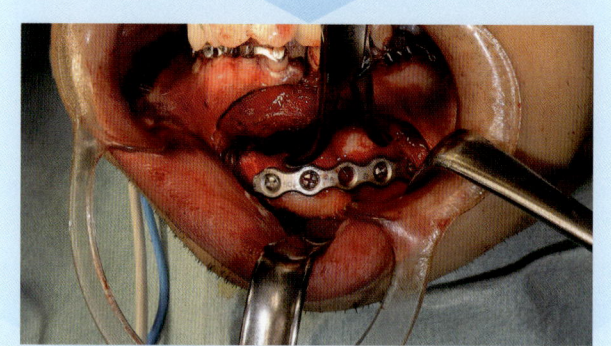

■ 先の手順に沿って残りのスクリューを挿入する。骨折部を挟んで少なくとも2本ずつのスクリュー固定が必要である。

Point
● ロッキングプレートはノンロッキングプレートより骨折固定強度が高いため，モノコーティカル（片側の骨皮質のみ）スクリュー固定でよく，深部の骨皮質まで骨孔を作成する必要はない。特に下顎神経に近いニュートラルゾーン（テンションゾーンとコンプレッションゾーンの中間）に固定する場合には，下顎骨内を走行する下歯槽神経の損傷を回避するためにモノコーティカル固定とする。
● ドリリングに伴う熱の影響を軽減するためにドリル先に注水しながらドリリングし，骨孔内の骨屑を生理食塩水で洗い流す。

Point
● スクリュー挿入の際に左手で下顎を固定すると骨折部が安定化し，緩みなく固定できる。いかなる手術においても左手を有効に使うことが重要である。

Point
● 骨ギャップを伴う場合や，無歯顎などの骨質の低下した症例の骨折固定には，リコンストラクションプレートなどの強固なプレートを用いて，骨折を挟んで左右に3本以上のスクリューを用いて固定する。

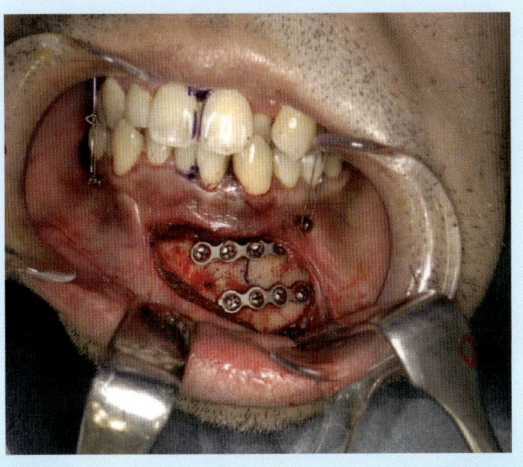

■ 骨折部を挟んで2枚のプレートで固定した状態を示す（別症例）。2枚のプレートの距離は，理想的には5mm以上空けるとよい。

8 下顎結合部骨折の創縫合とテープ固定

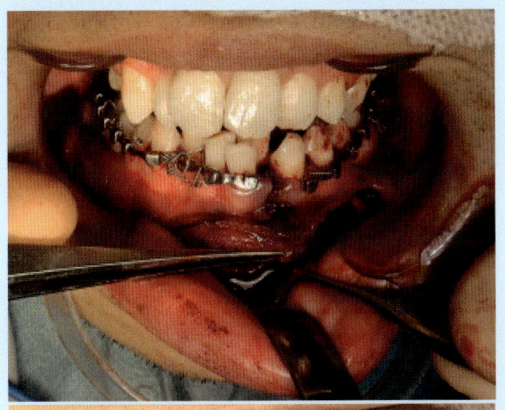

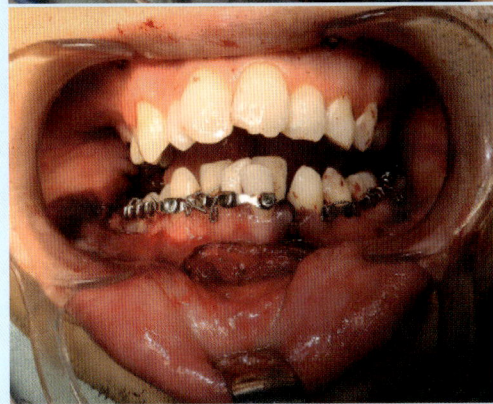

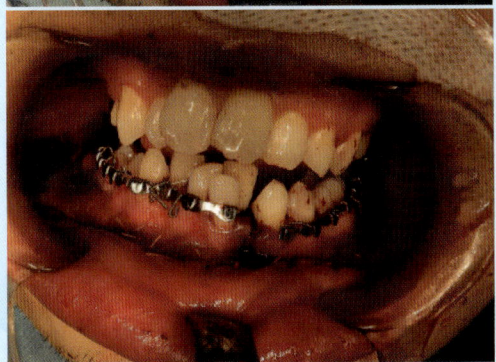

┌─Point─────────
● 筋層縫合には4-0吸収糸を用いる。その後，粘膜を4-0吸収糸で縫合する。
● 縫合糸はモノフィラメントでも撚り糸でも構わないが，モノフィラメントは糸の腰が強く粘膜が刺激される欠点がある。撚り糸は粘膜部の滑りが悪いことが欠点とされるが，軟膏を塗布することで滑りは格段に良くなる。撚り糸は抜糸しなくとも1カ月程度で脱落するため，著者は撚り糸吸収糸を使っている。
└───────────────

■ 展開の際に温存したオトガイ筋起始部に口唇側の筋層を3〜4針縫合固定する。

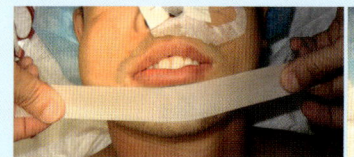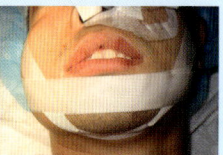

■ テープ固定を行う。

Point
- オトガイ筋の縫合部を安定化するために体表からもテーピングを行うとよい。

9 下顎角部の展開と骨折の整復・固定

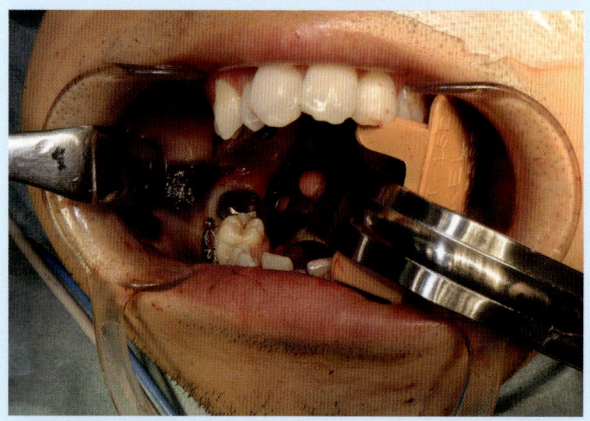

■ 骨折部を展開しやすいようにアングルワイダー，開口器（図ではシリコン製開口器を使用），Wieder 舌圧子を装着し，右口角を筋鈎で牽引している。この時点で下顎結合部の骨折が整復・固定されて咬合が回復していることが必要である。

Point
- 下顎角部の操作は狭い術野を強いられるため，いかに広く明るい術野を確保できるかが重要となる。
- 本症例では頬側粘膜下に出血班を確認できる。これは切開の前におおよその骨折線を想定するのに役立つ。さらに，エピネフリン添加の局所麻酔を注入する際に注射針の先を探針として骨折部を確認する。

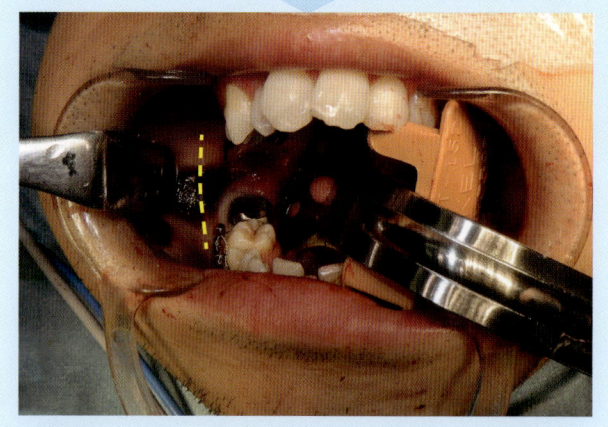

■ 粘膜の切開は外斜線に沿って行う（破線）。

Point
- 粘膜は，メスで骨膜まで一気に切開する。切開に先立ち骨縁の場所を触診しておく。

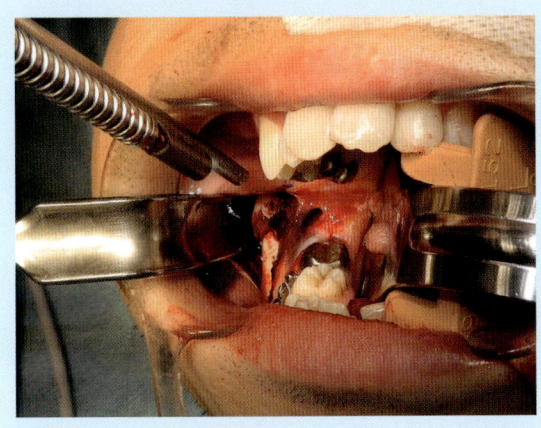

■ Obwegeser骨膜剥離子を用いて，外斜線と下顎骨外側面に沿って骨膜下に剥離する（図では下顎骨外側面に逆反り筋鉤が挿入され，サージカルライトで骨折部が明示されている）。

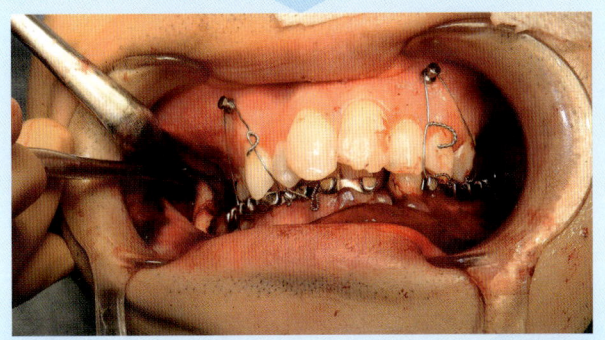

■ ここで顎間固定を行い上下顎の咬合関係を再現する。

Point

● 骨折の固定の前に顎間固定することで良好な咬合を再現できる（左図では中枢骨片の外側からObwegeser骨膜剥離子を用いて整復位に保持している）。

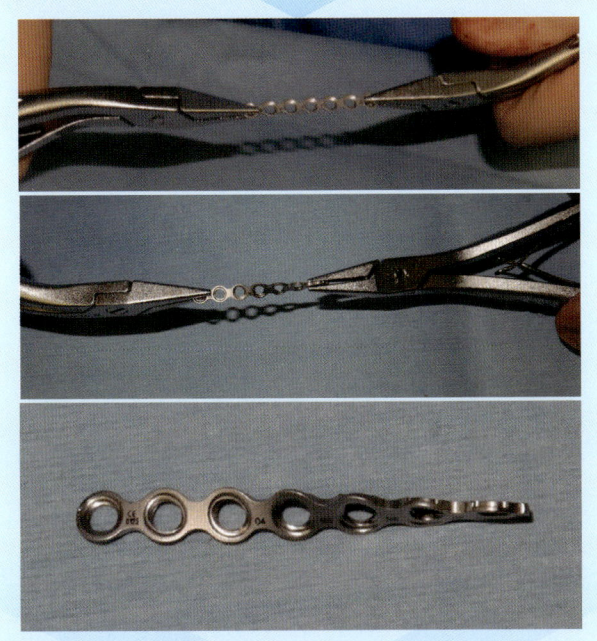

■ プレートを加工する。

Point

● プレートは骨折部を挟んで少なくとも2穴以上の長さを必要とするが，外斜線の皮質骨は結合部と比較して薄いため，可能なら骨折部を挟んで3本ずつのスクリュー固定が望ましい。
● 外斜線は三次元的に約90°捻れた形状である。そのため，プレートの加工は両端をプレートベンディングフォーセプスで把持して90°捻ることから始める。その後に実際の骨形状に合わせて微調整するのがよい。

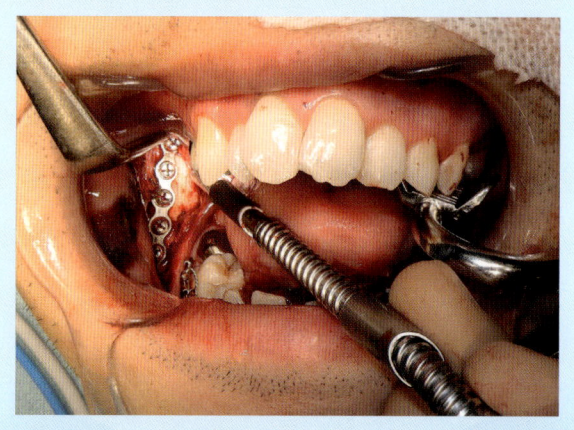

■ スクリュー固定は骨折部に近い部位から始
め，すべてのスクリューホールをスクリュー
で固定する。

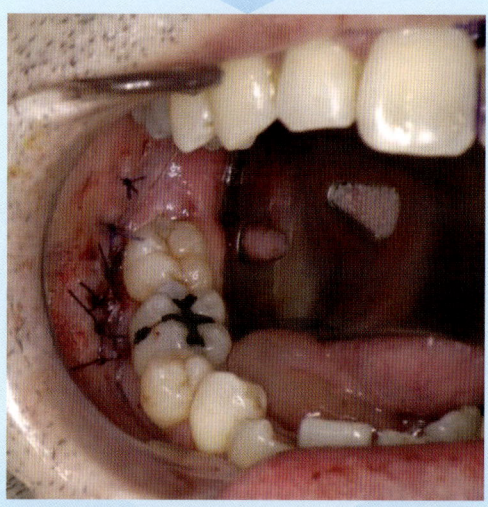

■ 生理食塩水で創内を十分に洗浄した後に創を
縫合閉鎖する（別症例）。

10 顎間ゴム牽引

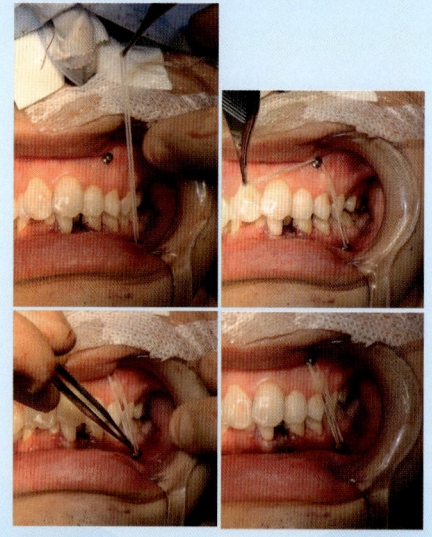

■ 手術終了後は顎間ゴム牽引に変更する。ここ
では骨アンカースクリューに顎間ゴム牽引を
装着している。

11 術後管理

- 術後3〜7日程度は骨折部の外表からクーリングを行う。
- 口腔内の抜糸は10〜14日目に行う。
- 術後はソフトダイエットを2〜4週間継続する。
- 食事の際には顎間ゴム牽引を解除し，食後は歯磨きの後にゴム牽引を装着する。
- 顎間ゴム牽引は創部や関節および筋肉の安静が目的であり，装着期間は2週間程度で十分である。
- それ以降は開口訓練を行い咀嚼筋の伸展性を回復する。

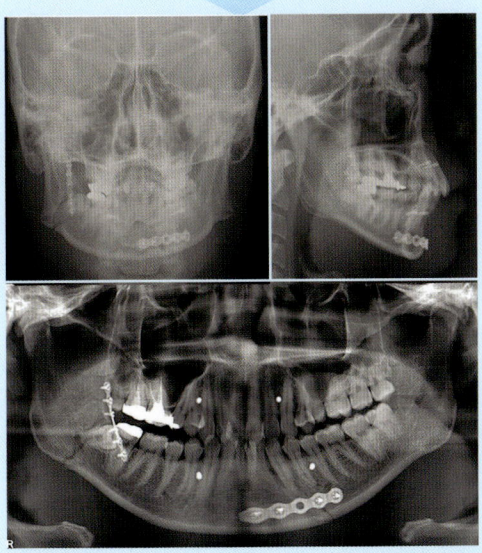

- 術後1週のセファログラム（正面・側面），およびオルトパントモグラムを示す。整復位を確認するとともに骨アンカースクリューと歯根との関係などを確認する。歯根への干渉があれば自覚症状として疼痛の訴えもあるかもしれない。
- 顎角部の骨折部位はわずかに間隙を認めるが，この程度であれば十分な骨癒合が得られる。
- 一方で咬合にかかわる部位の骨折は整復位を慎重に判断する。
- 3DCTで骨折の大まかな転位形態を理解し，冠状断，水平断，矢状断から細部の評価を行う。
- 骨癒合の経過についてはセファログラムあるいはオルトパントモグラムによって判断するが，遷延治癒などが疑われた場合にはCTで評価する。

Supplements

1 手術時期について

● 歯槽部の骨折は歯肉が断裂するため，基本的に開放骨折である。受傷からできるだけ早急に手術を計画するとともに，大きな転位があれば徒手整復し，手術までに時間を要する場合は徒手整復後に軟鋼線で歯牙結紮して骨折部の安静を図る。

2 顎間固定について

● 最初に，咬合回復のために軟鋼線を用いた顎間固定を行う。固定点としてアーチバーの装着に慣れておく必要がある。骨固定型のアンカースクリューは簡便だが，より正確な咬合回復を必要とする上下顎骨折や歯槽骨骨折ではアーチバーを用いるのがよい。いずれの場合も上下顎をワイヤーで締め込む際に，助手に下顎を上顎に押し込むように保持させること，締めすぎないことが重要である。締めすぎた場合は歯の損傷だけでなく骨折片の舌側傾斜を来たす可能性があるため，単純作業としてワイヤーを巻き上げるのではなく，常に咬合に注意を払う。

● 下顎結合部骨折の固定には，2枚のプレートを5mm以上の間隔を置いて平行に設置する。下顎神経を損傷しないように5mm前後のストッパー付きドリルを使用し，スクリューも同程度の長さのものを用いる。

● 骨接合プレートは骨折部の表面形状に合わせて丁寧にベンディングする。この際，骨表面の曲率より少し多めに曲げる（over bending）ことで，直接視認できない舌側面の骨折ギャップを最小限にできる。

● 顎角部骨折では斜線上にプレートを設置する。プレートベンダーでプレートの両端を把持し，約90°ツイストして使用する。

四肢の手術

宇佐美　聡

屈筋腱・伸筋腱損傷に対する腱縫合術

東京手の外科・スポーツ医学研究所／高月整形外科病院手外科・形成外科　宇佐美 聡

概　要

　割れたガラス，ナイフ，彫刻刀などで手を切ったり，電動工具が当たったりなど日常生活の一部で手指の腱損傷は簡単に起こり得る。救急外来でも手の挫創は形成外科で対応する機会が多く，初診時は腱損傷や神経損傷を見逃さないことが重要である。特に伸筋腱損傷は受傷直後に気づかず，後になって指の変形が進んで判明することも多く注意が必要である。腱損傷を認めた場合は可及的早期の修復が望ましい。

　今回は外傷による新鮮損傷を対象とし，陳旧例や皮下断裂例などについては成書を参考にしてほしい。

適応基準と除外基準

- **屈筋腱**：浅指屈筋腱（FDS），深指屈筋腱（FDP）ともに新鮮例では修復対象となる。FDS・FDP両腱の断裂では指が曲がらないため修復が必須である。FDS単独損傷では，腱の引っかかりがなければ指の可動域に影響はないため修復を行わないこともあるが，握力や巧緻動作に支障が多少残ることがある。FDP単独損傷は基本的には修復対象であるが，十分な後療法が行えない場合（リハビリの時間がまったく取れない人や，高齢者など）や，腱の挫滅が強く術後成績不良が予想される場合などは遠位指節間関節（DIP関節）の固定術を選択する場合もある。
- **伸筋腱**：Zone Ⅰおよび Ⅲの伸筋腱損傷では，受傷後早期であればDIP関節もしくは近位指節間関節（PIP関節）の伸展位固定装具で保存的治療が可能である。Zone Ⅱ や Ⅳ より近位の損傷は修復が必要である。なお，陳旧性の伸筋腱損傷は手術が必要となる。
- **除外基準**：開放骨折や粉砕骨折などで関節損傷が強い場合などは，腱修復を行わず関節固定を選択する場合もある。骨や関節に問題がない場合は原則的に腱修復を行う。

手術のポイント

- 屈筋腱・伸筋腱ともに元の挫創だけでは十分な術野を得られず，追加の皮膚切開が必須である。指の掌側や手掌部では術後に瘢痕を形成しないように切開を入れる必要がある。
- 屈筋腱修復では腱鞘の処理が重要となる。最初は，腱鞘の中でも構造が強固なA2とA4腱鞘を残すことを念頭に入れて展開するとよい。
- 屈筋腱縫合では主縫合（core縫合）として4 strand（断端を通過する糸の本数），もしくは6 strand以上の縫合が勧められる。腱縫合部が膨隆せず，指の屈曲時に腱鞘内をスムーズに通過するように縫合する必要がある。
- 屈筋腱縫合では一般的に非吸収糸を使用する。再断裂を予防するには結紮が緩まないようにしなくてはならないからである。伸筋腱でも原則非吸収糸を使用するが，指背側の皮膚の薄い症例では吸収糸を使用することもある。非吸収糸を使用すると後日，皮下に結紮が突出することがある。

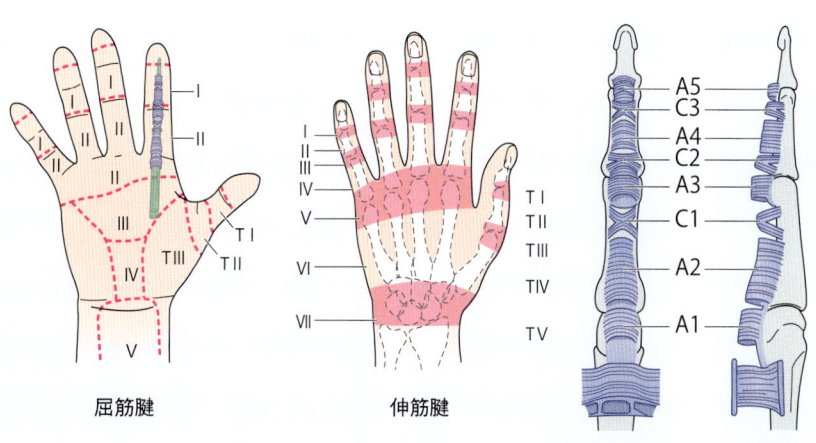

損傷部の分類（国際分類）　　　　屈筋腱腱鞘の部位と名称

屈筋腱　　　　　伸筋腱

屈筋腱損傷の術前診断

- まずは視診が重要である。力を抜いてもらった状態で確認する。

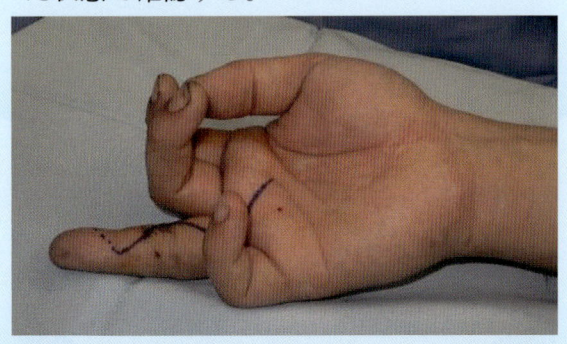

- FDS・FDP両腱の損傷は指が完全伸展するのでわかりやすい。自動屈曲は不可能である（環指FDS・FDP損傷例）。

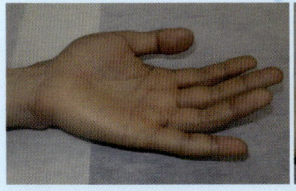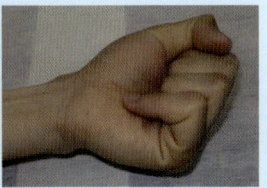

- FDP単独損傷は一見わかりづらいが，自動で指を屈曲してもらうとDIP関節が屈曲しないことに気がつく（小指FDP単独損傷例）。

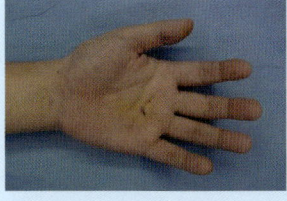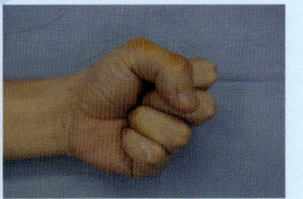

- FDSの単独損傷は外観上わからない。屈曲も正常である（環指FDS単独損傷例）。

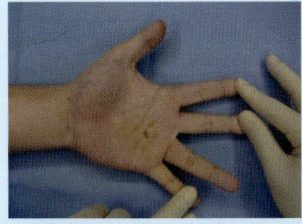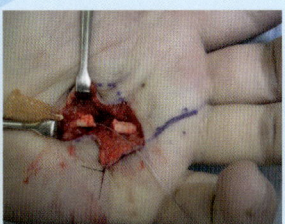

- しかし，FDSテスト（他指を他動伸展させた状態での自動屈曲）では環指PIP関節を屈曲することができない（左図）。開創するとFDSの完全断裂が認められた（右図）。

Point

- 画像検査も腱損傷の診断に有効である。特に近位断端の位置までわかるため，術前に展開範囲の予想が立てられる。MRIでは屈筋腱の断裂部（矢印）を容易に確認できる。

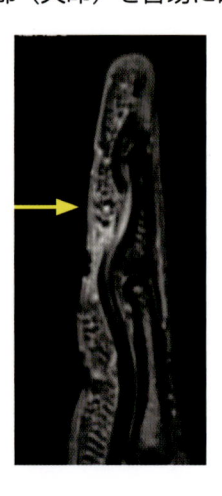

- エコーも有用で，侵襲なくリアルタイムに腱断端部を確認できる。指を動かしてもらうことで腱断端部（矢印）が移動し，わかりやすくなる。

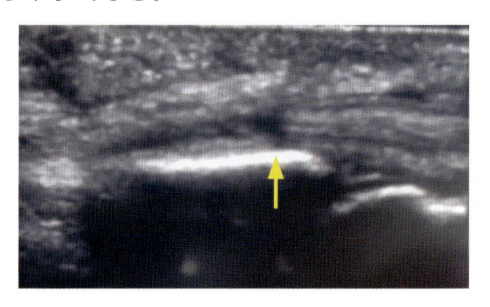

注意点

- 屈筋腱損傷例では高確率で指神経や指動脈を損傷している。術前に各損傷を評価し，術中にそれらも修復できるようにマイクロサージャリーや専用器具を準備しておく。著者は，損傷した神経と血管を腱縫合後に修復している。

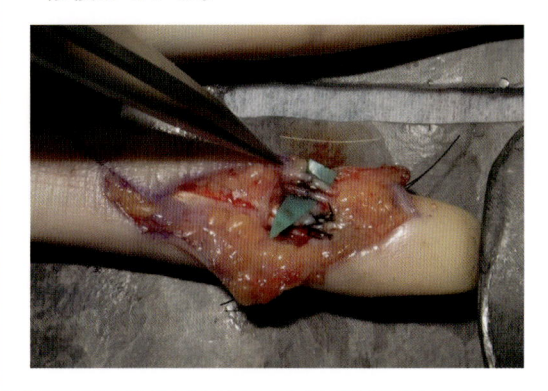

実際の手術 （1）屈筋腱損傷（Zone Ⅰ）に対する修復術

Zone ⅠはPIP関節より遠位の損傷で，FDPの単独断裂である。残された遠位断端の長さにより修復方法が異なる。

1 術前確認

- 屈筋腱断裂部の位置（遠位断端の長さ，近位断端の位置）と，合併する神経動脈損傷を確認しておく。

2 術者・助手の配置

- 基本的には術者の正面に第1助手が座る。円滑に手術を進めるにはサードマンの使用，もしくは第2助手が入ることが望ましい。手術にあたってはサージカルルーペを使用する。

3 麻 酔

- 慣れないうちはタニケットを使用した無血野での手術が推奨されるため，全身麻酔もしくは伝達麻酔が基本である。
- 腱縫合の手技に慣れ，速やかに遂行できる技術があれば，局所麻酔下でのwide awake surgeryも現在は普及している（後述）。

4 皮切デザイン

- 挫創部や瘢痕部を利用したデザインを心掛ける。関節部や手掌の横ジワ（指節間皮線，手掌皮膚線）に直交すると術後瘢痕拘縮の原因となるため，Zig-zag切開（Bruner切開）か側正中切開を基本とする。

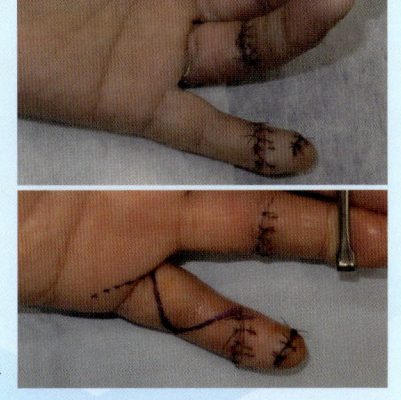

- 左小指屈筋腱断裂に対しZig-zag切開で展開した。術野の展開に応じて切開は適宜追加していく。
- なお，末節骨停止部を十分に露出するには，末節部の中央より遠位まで切開を入れる必要がある。

Point

- 手術にあると便利な器具：サードマン

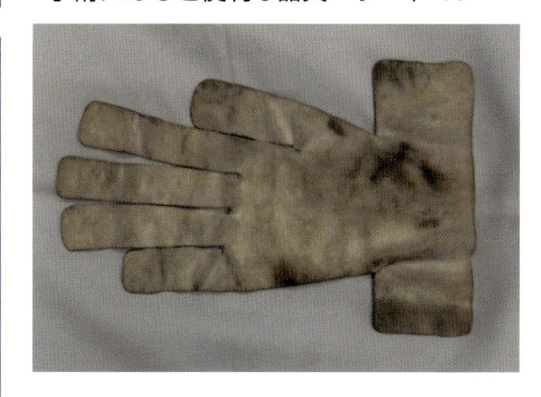

- サードマンは指を抑えるだけでなく，腱縫合時に指の角度を調整するのにも使用できる（指を持ち上げて縫合部の緊張を調整している）。

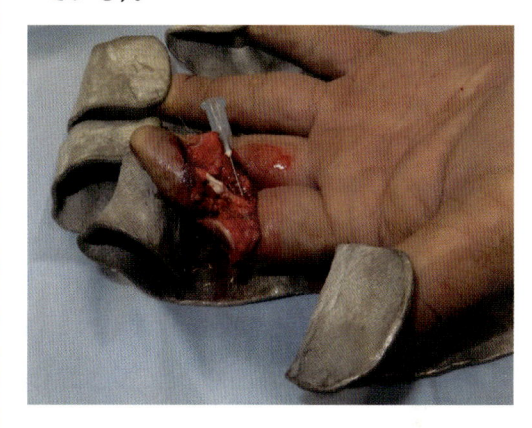

Point

- 側正中切開線：厳密には指を屈曲し，指節間皮線の背側末端を結んだ線を引く。術後に側正中の縦瘢痕が掌側移動しやすく，あえて少し背側寄りに設定する場合もある。

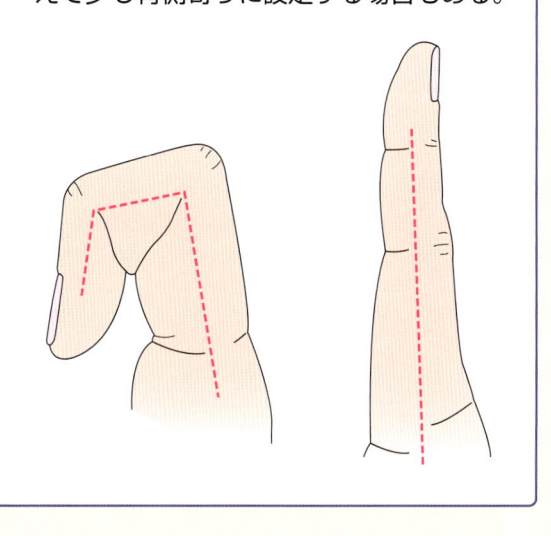

5 皮膚切開および屈筋腱腱鞘の確認

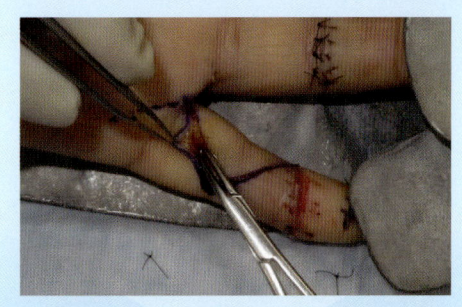

■ まず，神経血管束を損傷しないように指の中央で皮下脂肪を剥離し，屈筋腱腱鞘上に達する。

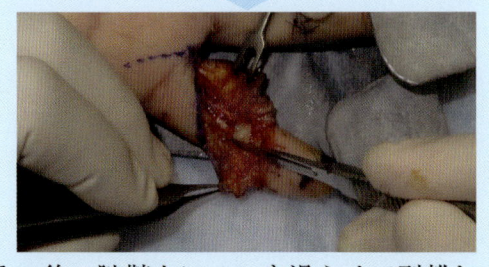

■ その後，腱鞘上にメスを滑らせて剥離し，皮弁を橈側・尺側に挙上する。皮弁側になるべく脂肪を付けることで，皮弁血流の安定化，および術後の腱縫合部と皮膚との癒着防止につながる。

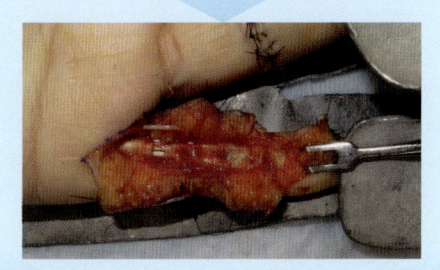

■ 腱鞘をできるだけ残して展開すると，残存するFDSを透見できる。FDPは近位に引き込まれている。

6 腱鞘の展開および腱断端の同定

■ 構造のしっかりしているA2腱鞘とA4腱鞘を残してその間のC1・A3・C2腱鞘を開放し，腱縫合のワーキングスペースを整える。

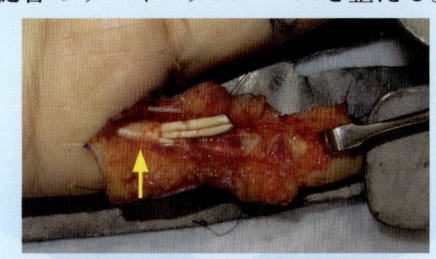

■ 近位断裂部を同定する。この症例ではA2腱鞘（矢印）の内部に確認できた。

·Point·

● 屈筋腱上には皮下脂肪と静脈のみで神経血管束は走行していないため，屈筋腱上より深部に至り，腱鞘上を剥離すれば神経血管側は皮弁側に含まれる。

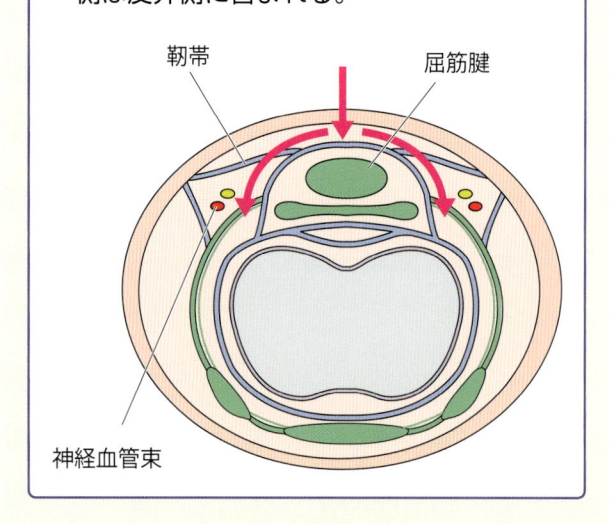

·Point·

● 屈筋腱はそのままにすると再度近位に引き込まれるので，腱鞘と腱を合わせて23G針で貫いて固定しておく。腱縫合の場をつくるのに必須である。

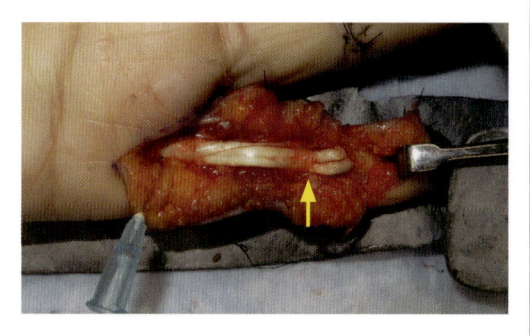

● FDPをA2腱鞘に固定後にA4腱鞘（矢印）の下部を通した。

（1）遠位に縫合のための縫い代が十分残存している場合 ➡ 腱縫合

7 腱縫合

- 腱断端がくっつき，かつ離れないように調整しておく。
- まず，縫合前に腱断端のトリミングを行う。Clear cut例では必要ないが，挫滅の強い症例や，陳旧性で断端が瘢痕化している症例などはトリミングを要する。鋭利な刃物を使用して1cm以内のトリミング量を目指す。

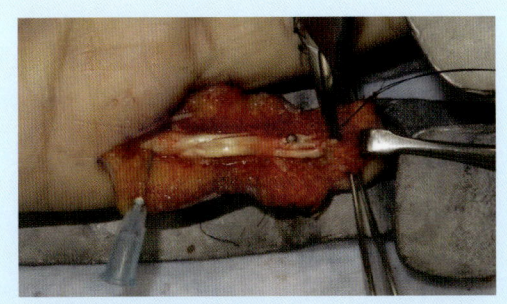

- 本症例では遠位断端が十分に残っていたので，そのまま腱縫合を行った。最初にcore縫合を行う。縫合部が膨隆しないように気をつける。

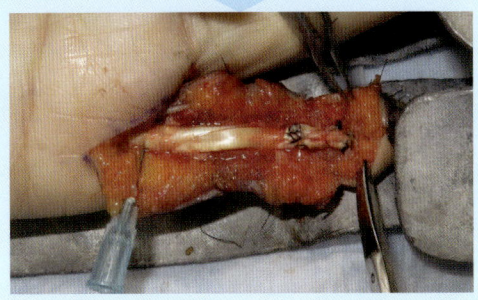

- 滑走障害にならないように縫合糸の結紮は遠位側で結ぶようにした。今回は4−0ナイロンループ針3本を使用してtriple looped sutureを行った。

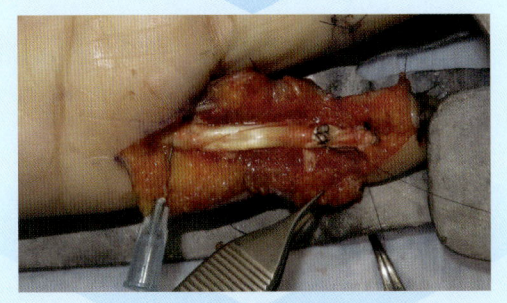

- 次に5−0ナイロンで補助縫合を行う。

Point

FDP腱core縫合のポイント

- 使用する糸は4−0ナイロンのループ針が一般的であるが，小指などでは5−0ナイロンのループ針などを使用することもある。
- 早期自動運動を行うのであれば6strand，行わないのであれば4strandのcore縫合が推奨される。
- 各縫合法については成書を参照。Pit & fallは後述。

代表的な6strand縫合

Y-1法（吉津1法）

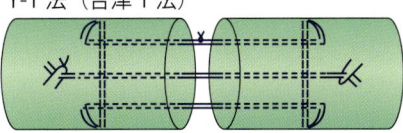

Triple looped suture（looped縫合を3個）

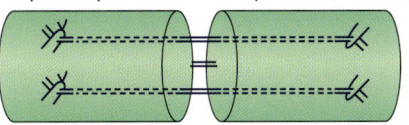

Lim & Tsai suture

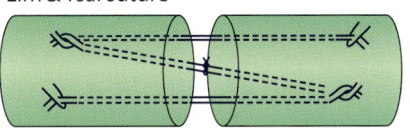

M-Tang suture

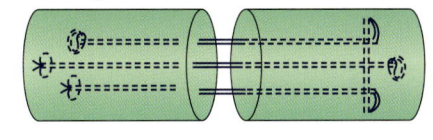

Point

補助縫合

- 腱断端部に5−0もしくは6−0ナイロンで連続縫合をかけて腱断端のギャップをなくし，滑走抵抗を減少させる。

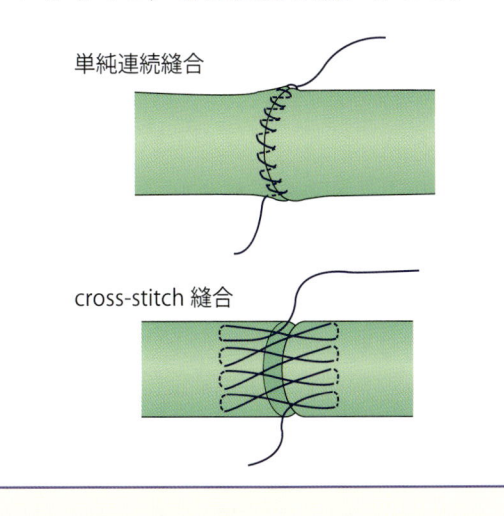

単純連続縫合

cross-stitch縫合

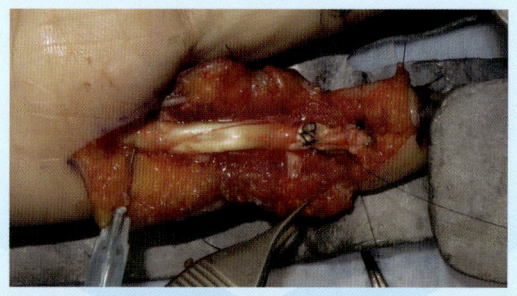

■ 補助縫合後の状態

8 滑走確認と腱鞘トリミング

■ 腱縫合を終えた後は最後に腱滑走を確認する必要がある。指を他動的に屈曲させたり，近位部で屈筋腱を牽引したりして，縫合部が腱鞘内を滑らかに通過することを確認する。縫合部や縫合糸などが引っかかる場合は腱鞘の一部を追加切除したり，腱縫合をやり直す必要がある。A2とA4腱鞘が残っていれば，術後腱浮き上がり現象は起きにくいので，開放した腱鞘を閉鎖する必要はない。

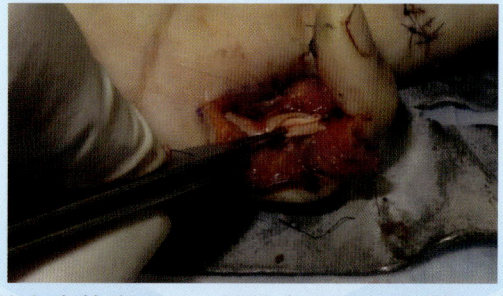

■ 腱を直接牽引し，腱縫合部がA4腱鞘に引っかからずに通過することを閉創前に確認する。

9 閉 創

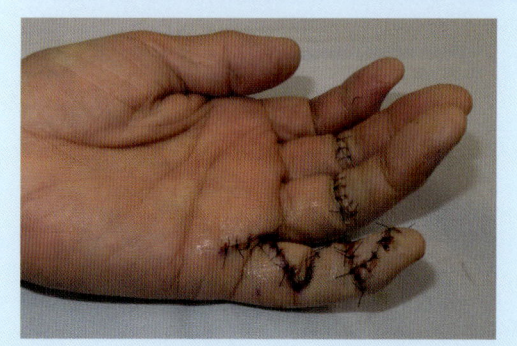

■ 皮膚がinvertしないように5-0もしくは4-0ナイロンで皮膚縫合する。基本的にドレーン留置は必要ない。

■ 早期自動運動を行う際は結紮糸が緩みやすいので，リハビリ中に創部が開かないように，気持ち多めの結紮を心掛ける。

⚠ 注意点

A4腱鞘の処置について

● ZoneⅠの断裂では腱縫合後の滑走確認において，縫合部がA4腱鞘に引っかかって近位滑走を妨げることがしばしば確認される。この際はA4を切離し，リハビリ担当者と情報を共有しておく。腱鞘をstep-cutして広げる方法もあるが，著者は用いていない。

Point

Wide awake surgeryによる腱縫合

● 近年，エピネフリン入り局所麻酔下に腱縫合を行い，縫合後に自動運動で腱滑走を確認する方法が報告されている。腱縫合の経験を積むことで局所麻酔下での縫合に支障がなくなる。

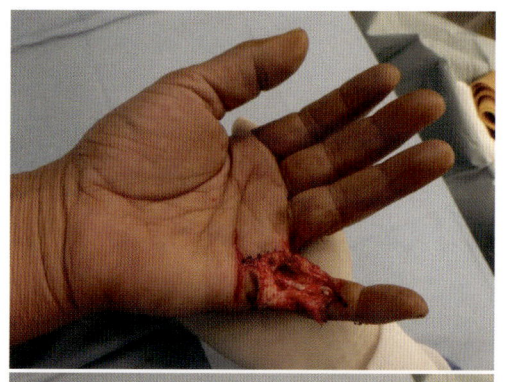

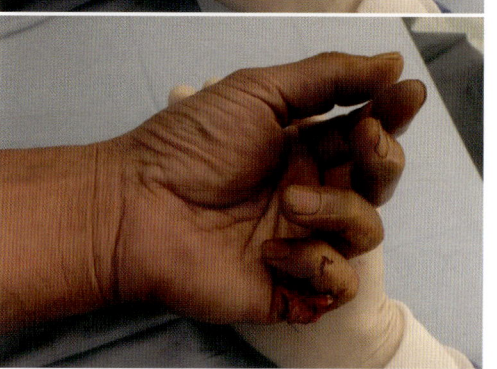

● 左小指腱縫合後の指自動伸展と自動屈曲の様子。抵抗なく腱滑走していることが確認できる。患者自身に指の動きを直接視認してもらうことで，リハビリのモチベーションにもつながる。

10 ドレッシングとシーネ固定

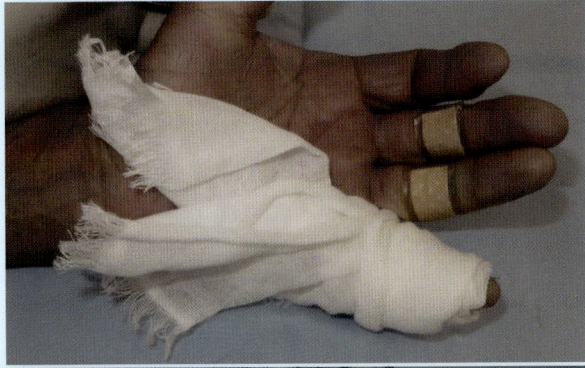

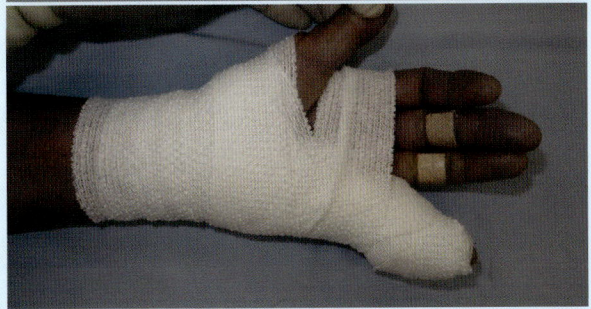

■ ガーゼを細くして（指ガーゼ）全周性に指に巻き付け，包帯で患部を軽く圧迫する。

Point

リハビリ担当者との共有

● 可能であれば後療法担当者にオペ室に来てもらい，閉創前に腱縫合部や残存腱鞘の様子を確認してもらう。術後に円滑なリハビリを進め，再断裂などの合併症を減らすために有用である。写真や動画を撮っておくことも情報共有の助けになる。

! 注意点

● 包帯は，圧迫がきつすぎると翌日に指の浮腫を生じリハビリの支障になる。循環を妨げない程度とする。

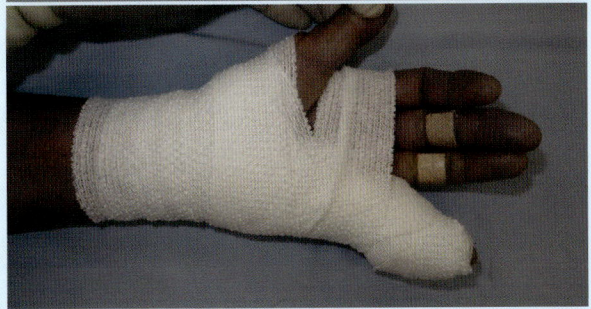

■ 術後は指の過伸展を防止するために背側シーネを作成する。手関節中間位～20°屈曲，MP関節40～60°屈曲程度の角度で4本すべての指を固定する。

Point

手術翌日の処置

● 翌日には患部を圧迫していたガーゼを交換する。速やかにリハビリに移行できるように患部のガーゼは最小限とし，汚れたらその都度交換する。リハビリ時に支障のない状態を維持することを心掛ける。

(2)遠位に縫合のための縫い代がない場合 ➡ pull-outかアンカー

■ 末節骨に腱断端を固定する。固定法にはいくつかあるが，pull-out wire法，もしくはアンカー固定がよく用いられる。

アンカーを用いた腱縫合法

1

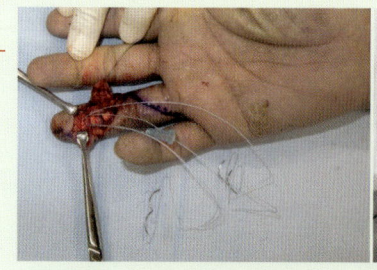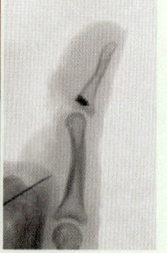

末節骨底部に2本の骨アンカーを打ち込む。イメージを使用すると適正位置に挿入できる。

2

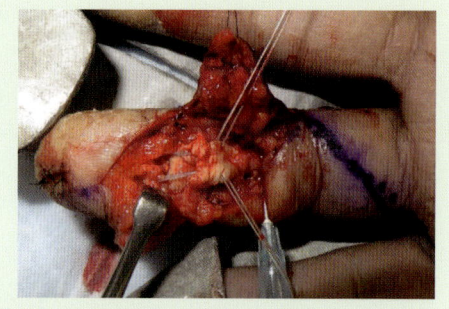

屈筋腱にアンカーの糸を通す。

3

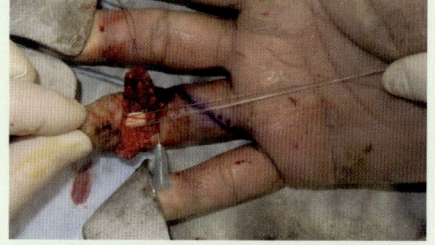

アンカー糸を軽度牽引しながらFDP腱を末節骨まで誘導し，その後に糸を結紮する。

4

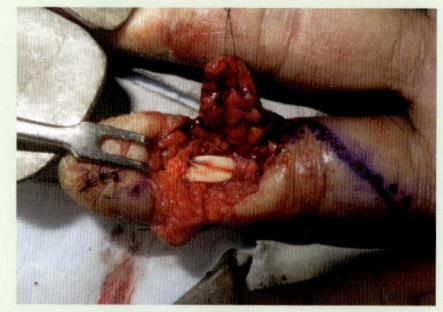

縫合後の状態。この後に，末節骨に残存している屈筋腱断端や周囲軟部組織との間に追加縫合を行い強度を高める。

Point

FDPの末節骨への固定方法

アンカーを用いた腱縫合法

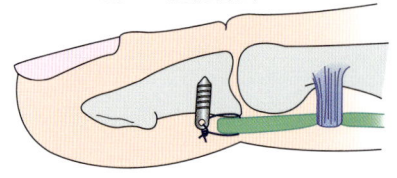

pull-out wire を用いた腱縫合法

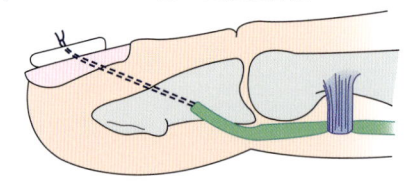

● FDP付着部の中心は末節骨底部より約3.5mm遠位とされる。

---

pull-out wire を用いた腱縫合法

1

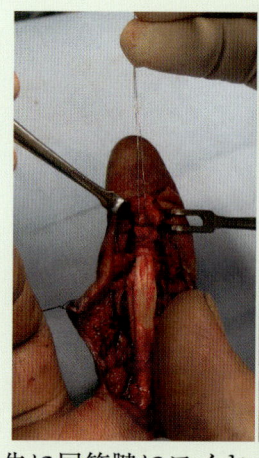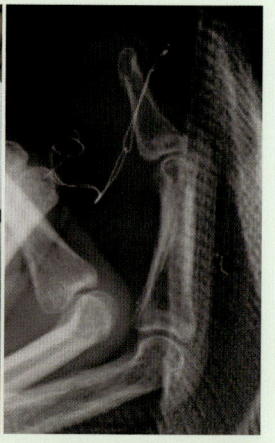

先に屈筋腱にワイヤーを通す。末節骨底部掌側（FDP付着部）から背側に骨孔を開け，背側皮下もしくは爪甲上でワイヤーを結紮する。ワイヤーは後日抜去する。

2

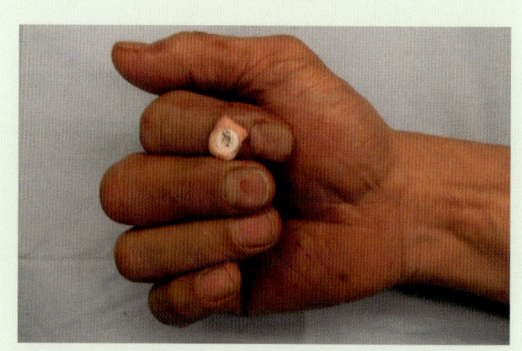

皮膚の上に直接ボタンを載せると皮膚潰瘍となるため，ボタンと皮膚の間にガーゼを挟む。もしくは爪甲の上にボタンがくるように骨孔を開ける。

実際の手術（2）屈筋腱損傷（Zone Ⅱ）に対する修復術

Zone ⅡではFDS・FDPの両屈筋腱が断裂しているため，両者を修復する。FDPの修復は必須で，FDSは状況に応じて対応する。

1 術前確認

Zone Ⅰの腱縫合に準ずる。

2 術者・助手の配置

Zone Ⅰの腱縫合に準ずる。

3 麻酔

Zone Ⅰの腱縫合に準ずる。

4 皮切デザイン

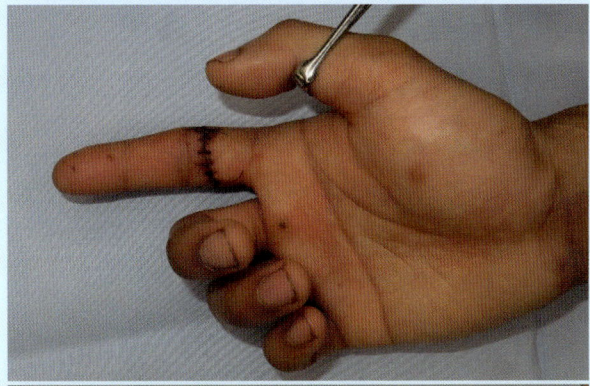

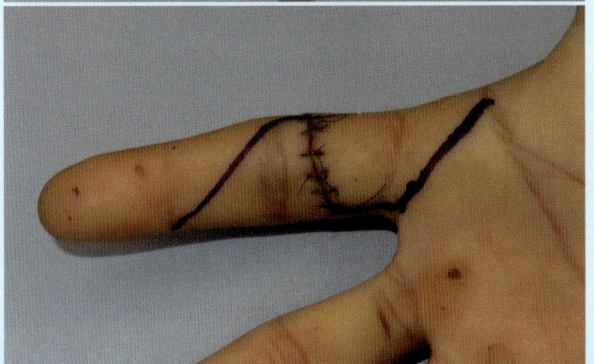

■ 右示指FDS・FDPの損傷。挫創は基節部に存在する。瘢痕を利用し，Zig-zag切開と側正中切開を組み合わせた切開を置く。

·Point·

腱鞘の切開について

● 屈筋腱修復では腱鞘の扱いが問題となる。腱鞘は，最初は構造のしっかりしたA2とA4腱鞘を残すように心がける。最近は閉創時に腱鞘を元の位置に戻さないとする意見が多く，flap状に切開する必要性はないが，後で再度修復する場合はflap状やstep-cut状に起こしておくと縫合しやすい。

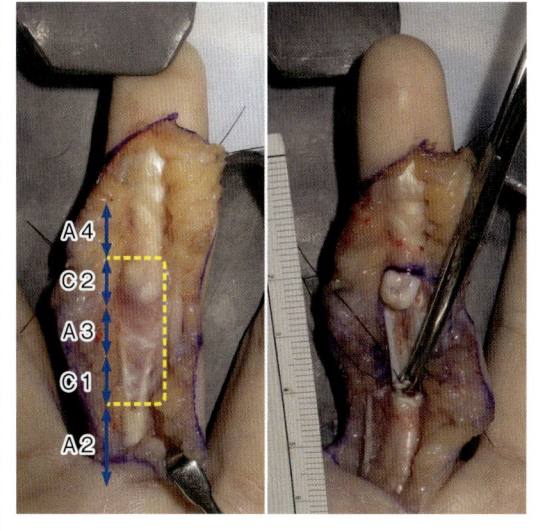

● 左図は腱鞘を残して展開した状態。A2とA4腱鞘は他の腱鞘より構造に厚みがある。FDP近位断端は引き込まれている。
● 右図はC1・A3・C2腱鞘をflap状に切開し（左図の破線部分），近位断端を引き出した状態。腱縫合を行う十分なワーキングスペースがある。

5　皮膚切開と屈筋腱断端の確認

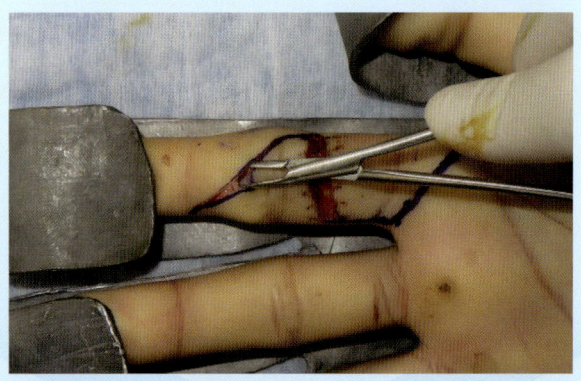

■中央部より屈筋腱腱鞘に至る。その後，遠位と近位に展開する。

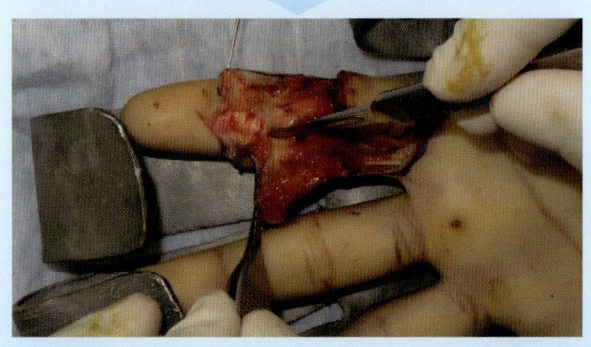

■メスを使用して腱鞘上を鋭的に剥離する。神経血管側は挙上した皮弁に含まれるようにする。

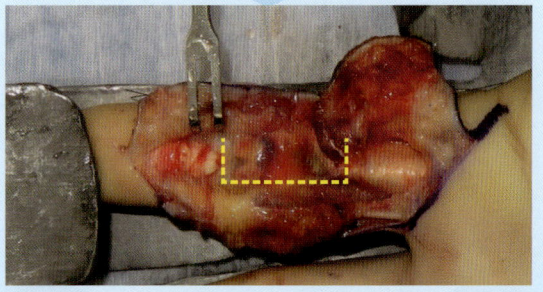

■腱鞘を残して展開した状態。遠位FDS断端が腱鞘から透見できる。破線に沿ってC1・A3・C2腱鞘をflap状に展開する。

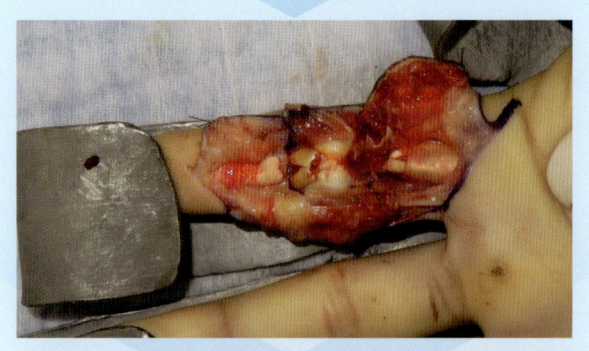

■腱鞘を切開するとFDSとFDPの遠位断端が確認できる。近位断端もA2内に留まっている。

6 浅指屈筋腱（FDS）の縫合

■ FDSは近位の太い部分ではcore縫合が推奨される。4strand以上の縫合が望ましい。Chiasma部（腱交叉部の遠位）では膜性に薄くなっているため，単結節や8の字縫合など伸筋腱に用いるような縫合法を適用する。

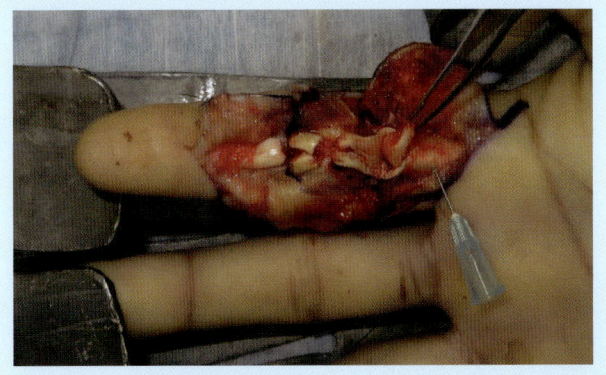

■ FDS近位断端を引き出し，23Gで留めて腱縫合の準備を整える。

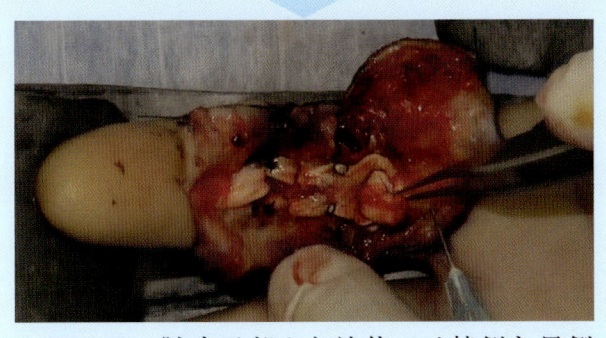

■ FDSは，腱交叉部より遠位では橈側と尺側の2本に分かれている。今回は両側ともに修復した。それぞれに4-0ナイロンループ針を利用した津下縫合（looped suture）を行う。

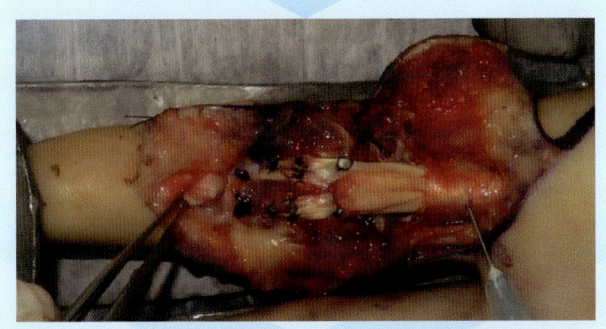

■ 最後に5-0ナイロンで連続補助縫合を行い，FDS修復が完了した。

!注意点

● FDS腱はできる限り修復するが，滑走障害が懸念される場合や，術後にリハビリの時間が十分に取れない場合などは半切除あるいは全切除することもある。半切除時は，橈側か尺側のhalf slipを切除する。近位側は引き出して，なるべく近位まで追って切離する。術後癒着の起きやすい腱交叉部〜A2腱鞘内の腱のボリュームが減ることで術後の癒着防止につながる。

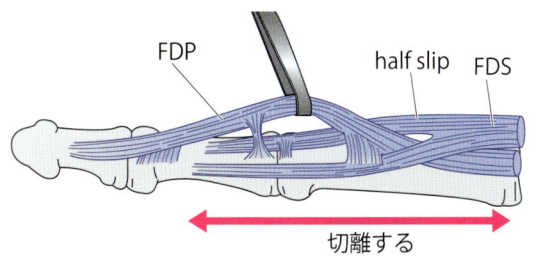

● FDP腱（矢印）を除いた腱交叉部の様子。

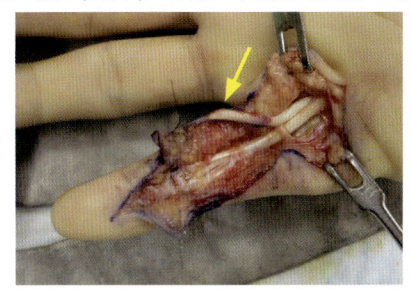

┌Point┐

モスキート鉗子を利用した腱縫合

腱縫合時に断端部を固定するために，23G針とモスキートを使用している。

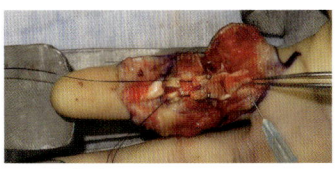

● 先にcore縫合糸を通しておく。

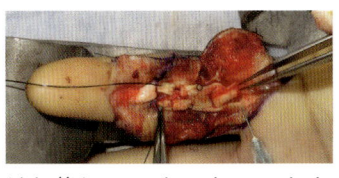

● 腱を寄せた後にモスキートでつかんで位置を固定する。

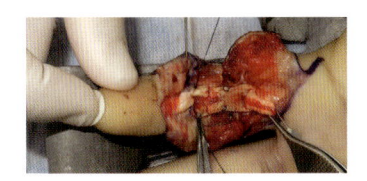

● その状態で対側糸の結紮を行い，その後モスキートを外して手前を結ぶ。

7 深指屈筋腱（FDP）の縫合

- 屈筋腱は主縫合（core縫合）と補助縫合を行う。
- まず，core縫合をループ針を使用して行う。腱縫合部がちょうどくっつく程度が理想で，寄せすぎると膨隆して滑走障害の原因になり，離れすぎても再断裂や屈曲角低下の原因となる。
- 最後に腱断端部に5-0もしくは6-0ナイロンで連続縫合をかけて，腱断端のギャップをなくし，滑走抵抗を減少させる。

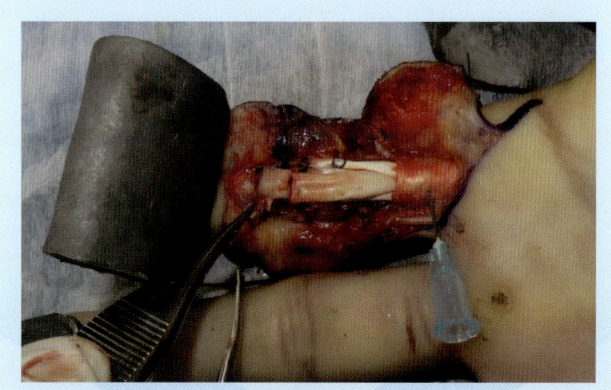

- FDPを引き出し，腱縫合の準備を行う。

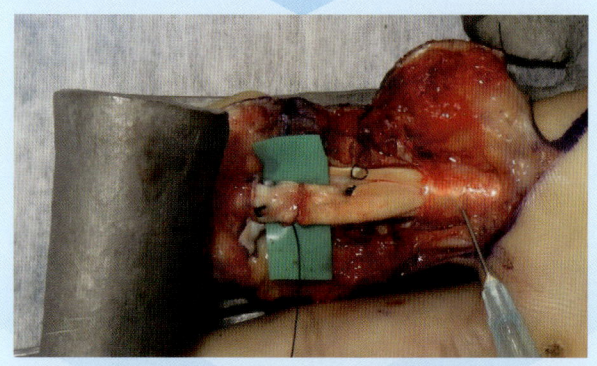

- FDS腱が邪魔にならず，視界に入らないようにバックグラウンドを引くとやりやすい。

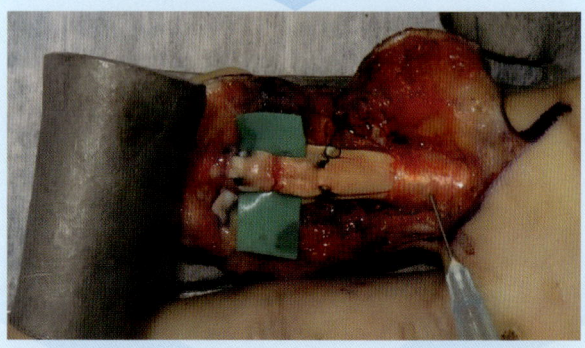

- FDP腱を，4-0ナイロンループ針を利用してmodified Lim & Tsai suture（6 strand）で縫合した。

Point

屈筋腱の誘導方法

- 近位に引き込まれた腱断端は，縫合部まで腱鞘のトンネルを通して誘導する必要がある。近位から容易に戻らない場合は，糸や軟鋼線を用いて誘導するとよい。

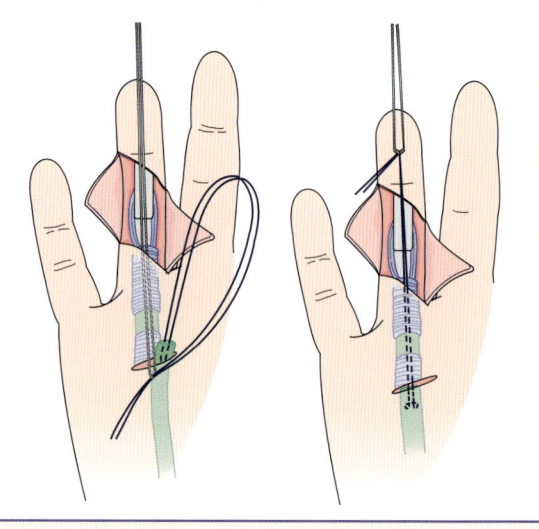

Point

腱滑走の確認

- 各関節を他動的に動かして確認する。

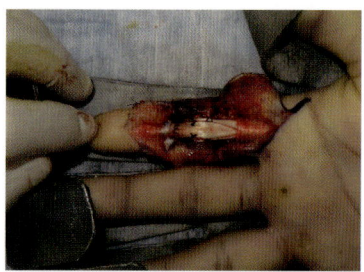

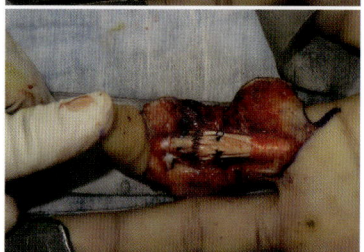

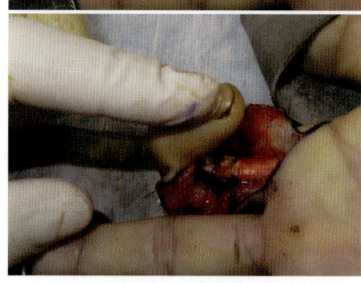

- そのほかに，鑷子を使用して近位側に屈筋腱を引っ張ったり，A1腱鞘部を切開してA1部から腱を引っ張る方法もある。
- リハビリの担当医と情報を共有できるとよい。

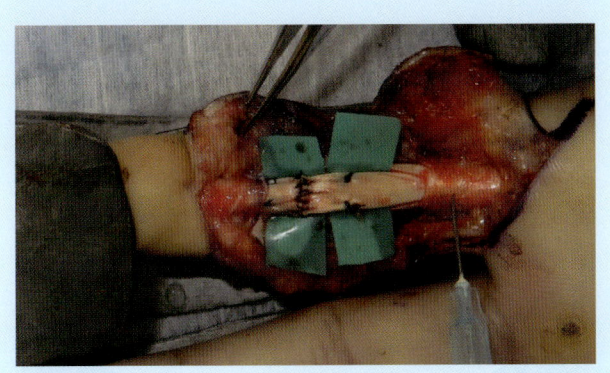

■ 5-0ナイロンで連続補助縫合を行い，FDP
修復が完了した。

8 滑走確認と腱鞘トリミング

■ 神経修復前に腱滑走の確認を他動的に行う。
途中で縫合糸が引っかかる場合は腱鞘の処理
を行う。

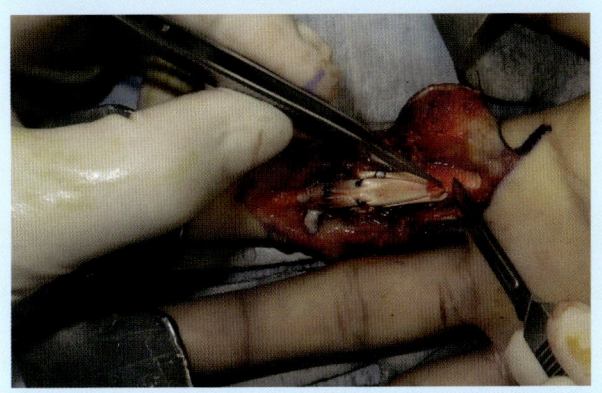

■ 屈曲時に結紮糸がA2腱鞘に干渉する懸念が
あったため，A2腱鞘の遠位1/2を追加切除し
た。

Point

● 下図は，flap状に挙上した腱鞘を戻した状
態だが，腱の浮き上がりがなければ基本的
に元に戻す必要はないので最後に切除して
いる。

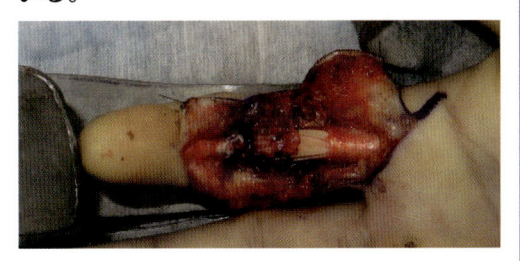

9 神経・血管の修復

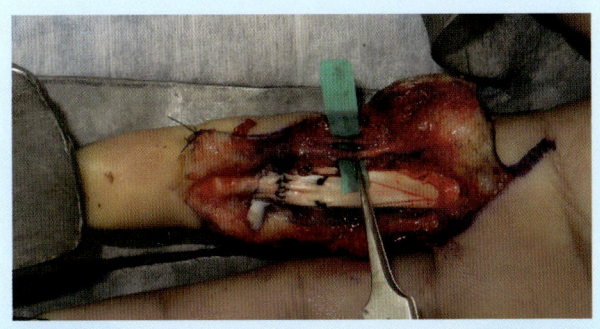

■ 腱縫合終了後に指神経と指動脈を確認して顕
微鏡下に修復する。神経の緊張が強い場合は
人工神経を使用してもよい。

Point

● 神経修復時に縫合部の緊張が強いと，術後
のリハビリで早期自動運動を行うことに懸
念が残る。その際は人工神経を使用するこ
とで緊張を緩和できる。

10 閉創とドレッシング

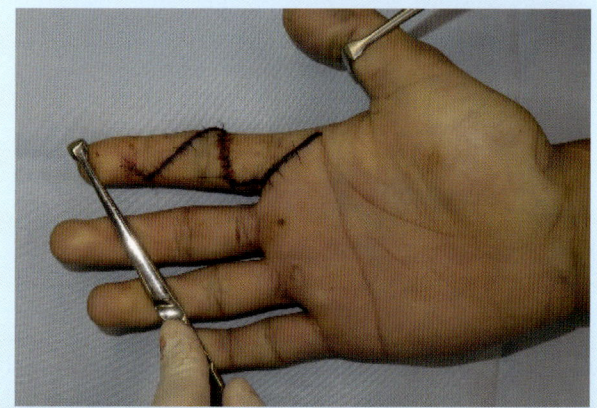

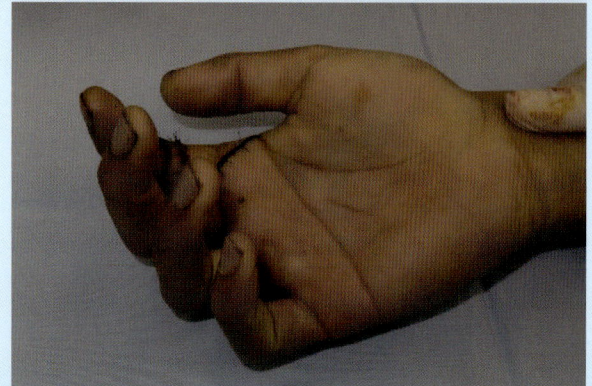

■ 早期自動運動のリハビリ時に出血しないように，やや密に縫合した（上図）。抜糸は術後2週で行う。指の姿位も確認しておく（下図）。

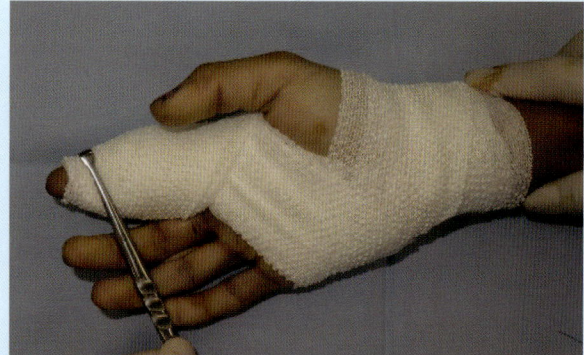

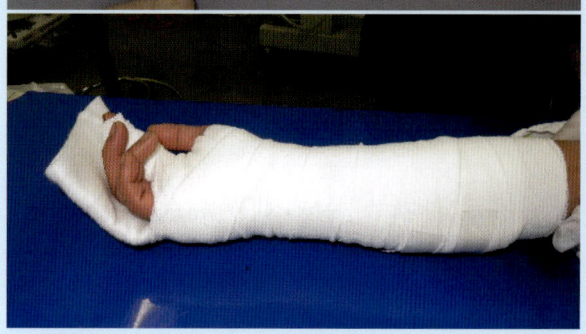

■ 背側シーネで示指～小指を固定する。手関節0〜20°屈曲位，MP関節40〜60°屈曲位としている。

Point

● 術後のリハビリでクライナート法を行う際は，指を牽引するためのフックや糸を麻酔が覚める前に爪に通しておく。

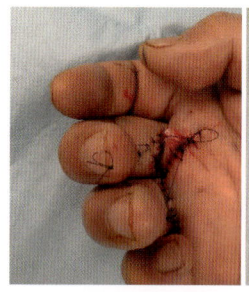

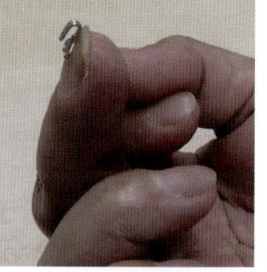

ナイロン糸を爪に通す　　　フックの装着

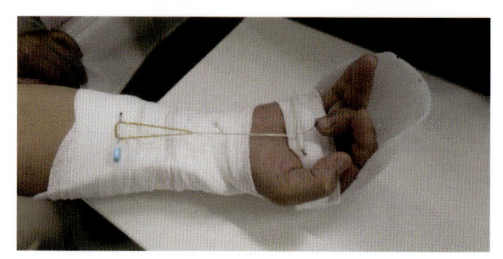

クライナート法による牽引

注意点

● 中指～小指の深指屈筋腱は共通の筋腹をもつため，シーネ固定は4本すべて行う。そうしないと他の指を引っかけた際などに再断裂するリスクがある。

実際の手術 （3）伸筋腱損傷（ZoneⅠ）に対する修復術

Zone Ⅰでは末節骨の伸筋腱停止部付近で断裂しており，DIP関節が伸びない槌指（腱性マレット指）を呈する。新鮮例では保存治療も可能だが，少し時間が経過した症例では手術が必要となる。

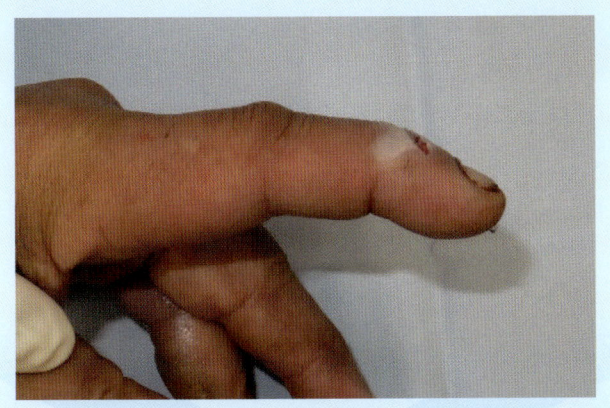

■ DIP関節背側に挫創があり，自動伸展ができない。

1 術前確認

■ X線で骨折がないことを確認する。骨折がある場合（骨性マレット指）は骨接合術が必要になる場合が多い。骨片が小さく骨接合が難しい場合は，腱性マレット指に準じた手術が必要となる。

2 患者・術者・助手・看護師の配置

■ 背側からの切開となるため，術者は患者の頭側に座るとやりやすい。術者の正面に第1助手が座る。

3 麻酔

■ 成人であれば局所麻酔（指ブロック）が基本である。
■ 指タニケットを使用して駆血する。

！注意点

● DIP関節が伸びない際は診察時に必ずX線を撮影し，骨折の有無を確認する。骨折の場合は骨接合術が必要になる。

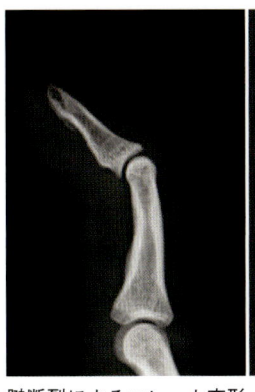 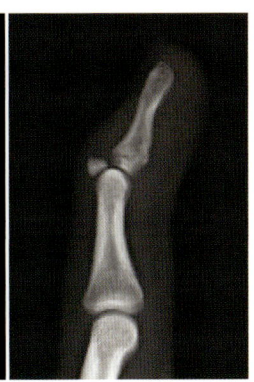

腱断裂によるマレット変形　骨折によるマレット変形
（腱性マレット）　　　　（骨性マレット）

―Point―

手袋を用いた指タニケット
● 手術用手袋を使用した指タニケットは固有指部の手術に有用である。
① 患者の手より少し小さめの手袋を用意する
② 手袋の指部分を切離し，先端を切離して筒状にする（下図）
③ 患指の指尖部を手袋で包む
④ 手袋を先端から近位に巻きあげることで脱血と駆血が行われる

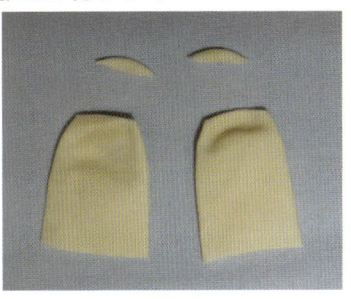

！注意点

● 指タニケットは，外すことを絶対に忘れない。色が付いた手袋を使用する，モスキートなどでつかんでおく，などの工夫をする。術後は指尖部の色をチェックする習慣を身につける。
● 1カ所を強く圧迫するのではなく，広めの幅で圧迫を加えて駆血することで術後の痺れなどを予防できる。
● 伸筋腱を近位で押さえつけることで滑走が低下するため，腱縫合時に断裂部の緊張が強い場合はいったん緩めるとよい。

4 皮切デザイン

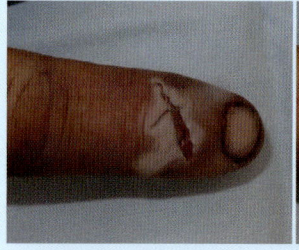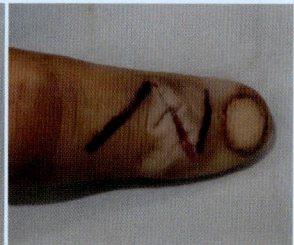

- 挫創部や瘢痕部を利用したデザインを心がける。関節部の横ジワ（指節間皮線）に直交すると術後瘢痕拘縮の原因となるため，Zigzag切開（Bruner切開）か側正中切開などを置く。伸筋腱停止部が十分に展開できる切開とする。

5 皮膚切開と伸筋腱断端の確認

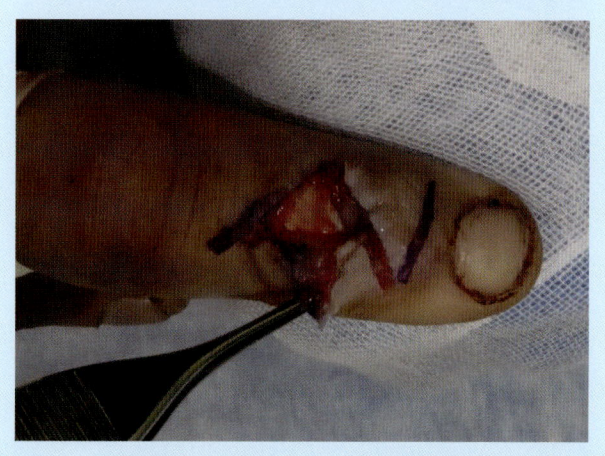

- メスで皮膚を切開し，皮下静脈を焼灼止血する。伸筋腱上で脂肪と皮下静脈を皮膚側に付けて皮弁を挙上する。起こした皮弁は糸で留めておく。

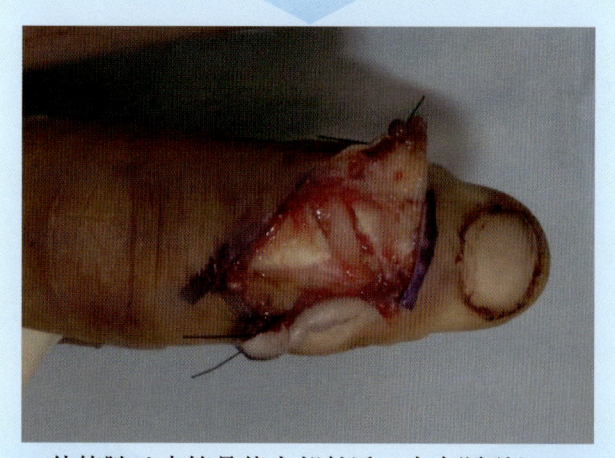

- 伸筋腱は末節骨停止部付近で完全断裂していた。

┌Point┐

伸筋腱の構造

- 伸筋腱の構造は複雑であるが，新鮮例では早期に元の位置に修復できれば術後成績は良好である。時間が経過した陳旧例は腱構造が変化するため，修復には経験を要する。

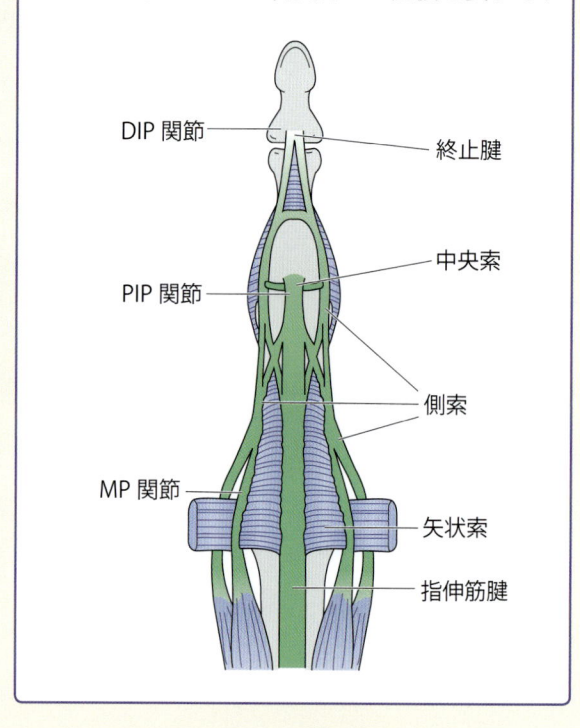

DIP 関節 ─ 終止腱
PIP 関節 ─ 中央索
─ 側索
MP 関節 ─ 矢状索
─ 指伸筋腱

6 腱縫合

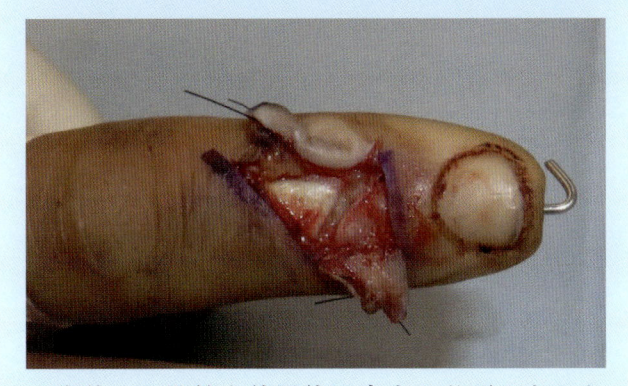

■ 術後DIP関節を伸展位固定する必要があるため，縫合前にキルシュナー・鋼線でDIP関節を伸展位固定する。指尖部よりキルシュナー・鋼線を挿入した。

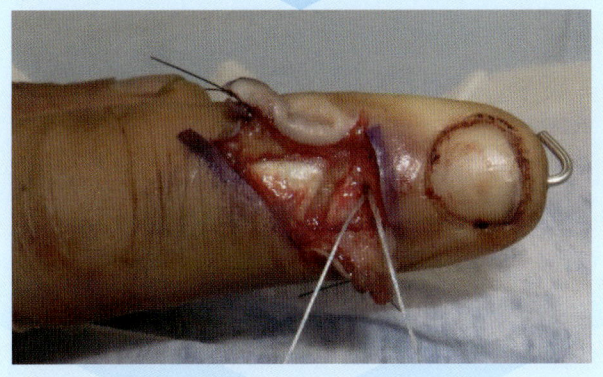

■ アンカーを末節骨に打ち込む。

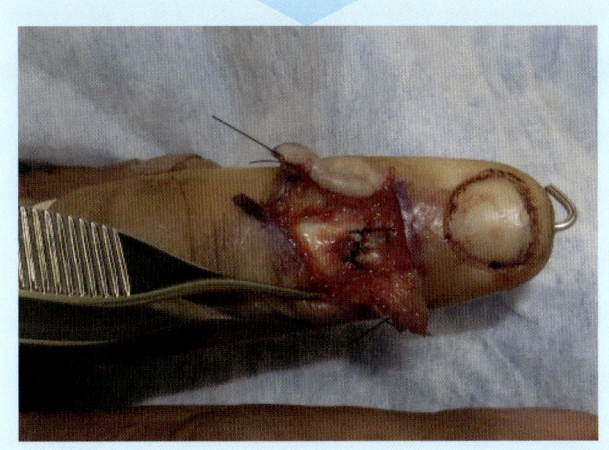

■ 最初にアンカー糸を用いて伸筋腱を縫合する。次に5-0や4-0ナイロン糸を用いて縫合を追加して強度を高める。

Point
● Zone I〜Ⅳの伸筋腱縫合後はシーネなどで術後3〜4週間伸展位固定することが多い。シーネを付けることが難しい場合は，術中にキルシュナー・鋼線で関節を仮固定する。

Point
● 指用の小さいアンカーは各メーカーより出ている。使用予定であれば術前に確認しておく。

注意点
● 関節内に入らないように注意する。慣れないうちは術中イメージで確認してもよい。

Point
● アンカーだけでは強度として十分でないため，ナイロン糸などで周囲に縫合を追加する。その際に末節骨に骨孔を開けてナイロン糸を通す方法もある。

7 閉 創

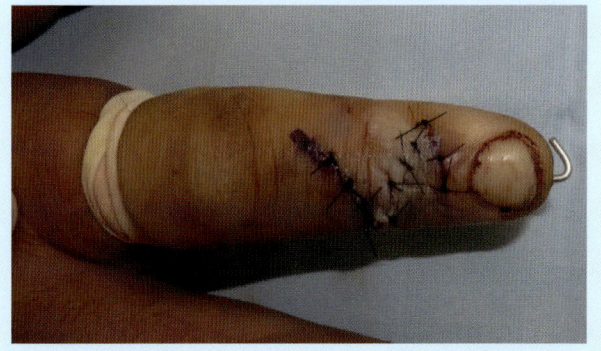

- invert しないように皮膚のみ縫合閉鎖する。

8 ドレッシングとシーネ固定

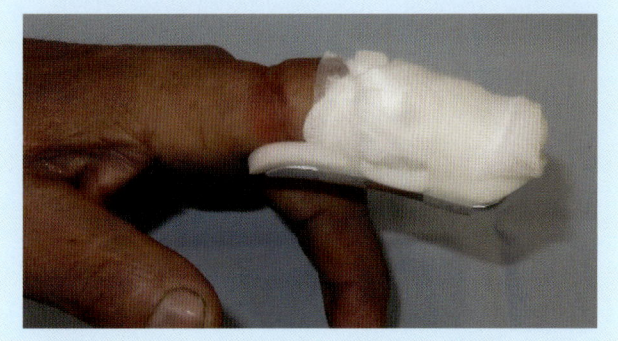

- 掌側よりシーネを当てて創部を保護する。次回処置時にガーゼを薄くする。

> **Point**
>
> **伸筋腱 zone I の後療法**
> - DIP 関節を仮固定しているキルシュナー・鋼線は3〜4週間は挿入しておく。
> - PIP 関節は術後早期より運動開始する。キルシュナー・鋼線抜去後に DIP 関節の可動域訓練を始めるが，DIP 関節が下垂してくることが多く，シーネや装具での夜間の伸展位固定は数カ月間は必須である。下垂が強い場合は日中も伸展位固定を継続する。

実際の手術 （4）伸筋腱損傷（Zone Ⅲ）に対する修復術

Zone Ⅲ損傷では中央索がPIP関節背側で断裂し，中央索が後退して両側の側索（lateral band）が掌側に偏位するためボタンホール変形を呈する。

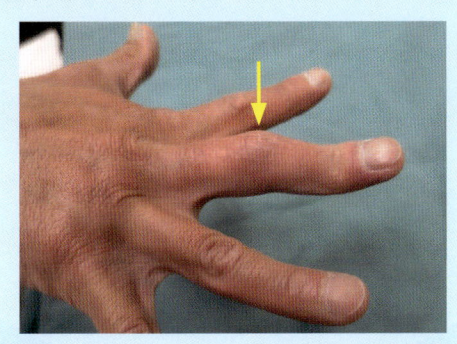

■ 挫創部（矢印）がPIP関節背側にある。ボタンホール変形(PIP関節屈曲,DIP関節過伸展)を呈している。

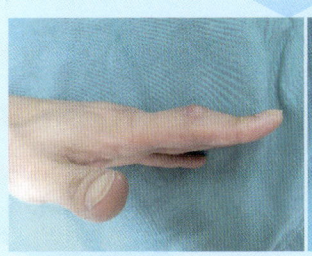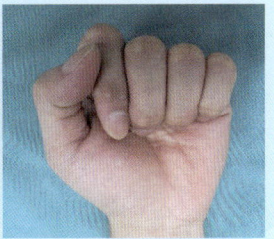

■ 症例によっては側索の掌側偏位によりDIP関節の自動屈曲ができなくなることがある。

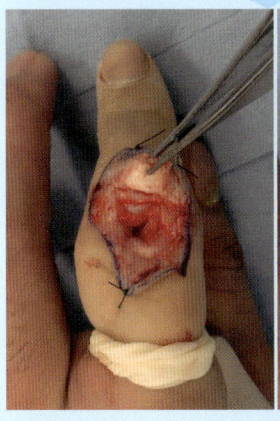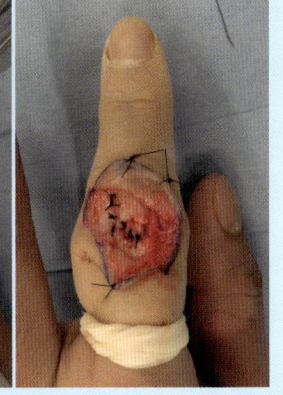

■ 手術ではzoneⅠと同様に腱断裂部を展開し，断裂した腱を修復する。新鮮例では断裂部を縫合するだけでよい（陳旧例ではボタンホール変形に対する処置が必要になる）。

■ 腱は薄いため，単結節縫合，連続縫合，マットレス縫合などを使用する。中央索が中節骨停止部で断裂している場合はアンカーを使用する。

■ 術後はPIP関節を3～4週間伸展位固定する。その間にDIP関節の可動域訓練はしっかり行う。

Point

● 伸筋腱損傷でもMRIなどの画像検査が診断の役に立つ。下図は伸筋腱zone Ⅲ損傷。

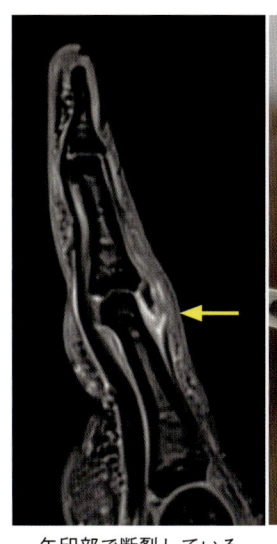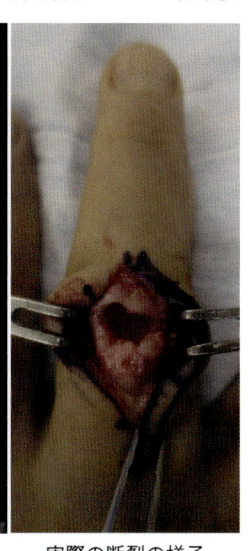

矢印部で断裂している　　実際の断裂の様子

Point

腱縫合後の確認

● 新鮮例では断裂部修復により指の可動域も正常に回復する。閉創前に自動運動で確認できる。

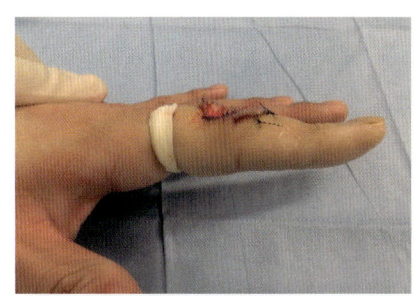

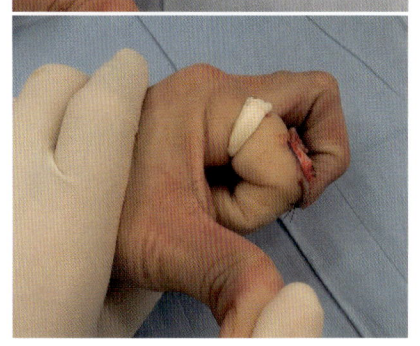

実際の手術 （5）伸筋腱損傷（Zone Ⅴ）に対する修復術

Zone Ⅴ損傷では総指伸筋腱，示指固有伸筋腱，小指固有伸筋腱などが中手指節関節（MP関節）背側で断裂している。

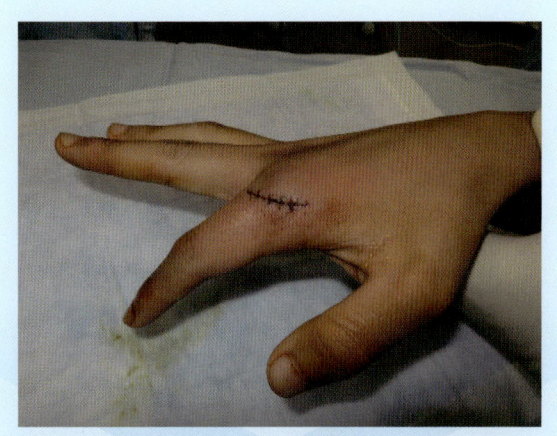

■ MP関節の自動伸展不足を伴うことが多い。

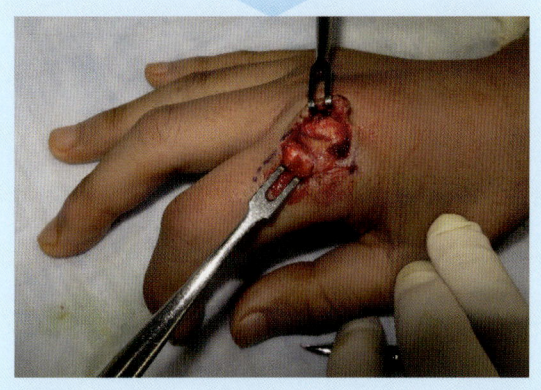

■ 創部を展開して断裂部を同定する。周囲組織（矢状索，腱間結合など）の損傷の有無も把握しておく。

■ 関節包が破れている場合は関節内損傷であるため，感染予防にしっかり関節内を洗浄後，関節包を吸収糸で縫合する。

■ 次に伸筋腱を修復する。矢状索は修復が望ましいが，腱間結合は必ずしも修復する必要はない。

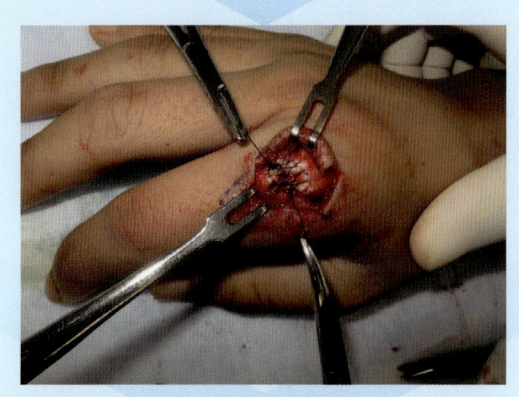

■ 洗浄後にナイロン糸で伸筋腱を修復した。

注意点

Bite injuryによるzone Ⅴ損傷

● 他人の歯が当たった際にMP関節背側に挫創ができ，伸筋腱断裂を起こすことがある。

● 挫創受傷時はMP関節屈曲位で受傷しているが，診察時はMP関節伸展位であるため真の損傷を見逃しやすい。以下の点に注意が必要である。
　①感染を起こしやすい
　②創部が関節内に及んでいることがある
　③皮膚挫創部と関節包断裂部にギャップがある

● 腱修復前に正確な損傷部の評価を要する。いったん感染すると難治性となるため，皮膚切開は十分な展開が必要である。

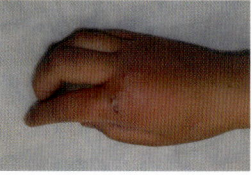

● 上図は他人を殴った際に受傷。すでにMP関節周囲に発赤を認め感染が疑われる。伸筋腱断裂と関節軟骨損傷を認め，デブリードマン・洗浄後に早期に修復した。

Point

伸筋腱近位部の縫合方法

● 伸筋腱zone Ⅴ・Ⅵでは腱の厚みがあるため，屈筋腱のようなループ針を使用したcore縫合も可能である。

Point

伸筋腱近位部損傷の後療法

● 伸筋腱zone Ⅴ・Ⅵにおける腱修復後の後療法はさまざまである。
　①3週間伸展位固定法
　②減張位早期自動運動（石黒法）
　③制限下早期自動運動（ICAM法）

● 縫合強度，患者の受診頻度や理解，リハビリスタッフの体制などにより使い分ける必要がある。

● 下図は減張位早期自動運動の様子。損傷指（示指）を隣指（中指）の上に重ねることで，腱縫合部の緊張を減らした状態で自動運動を行う。

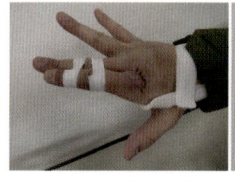 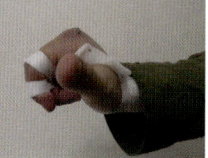

変化 腱移行術を念頭に置いておく。MP関節〜手関節レベルの損傷で近位に縫合部がない場合は，小指や環指では隣指に腱移行をして修復する方法でも術後の機能に大きな支障はない。特に高齢者などでは腱移行を考慮する。

1

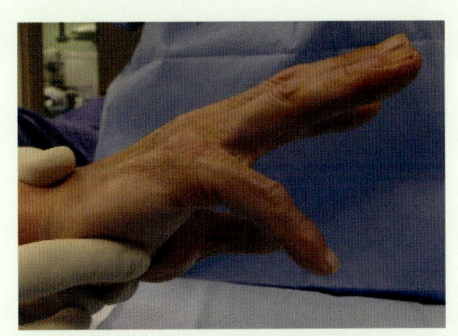

小指の腱が切れておりMP関節が伸びない

2

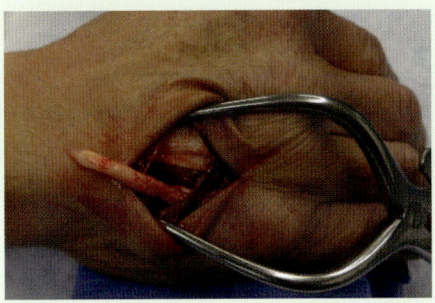

遠位の腱断端を確認できたが近位がわからない。

3

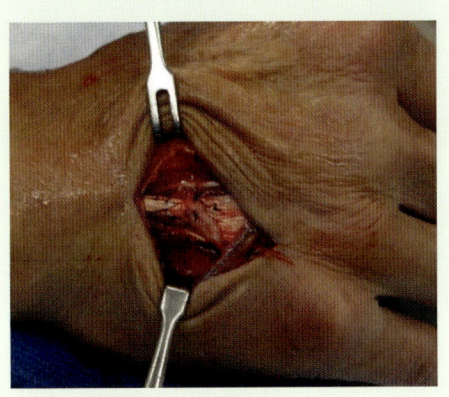

環指の伸筋腱に端側縫合を行った。

4

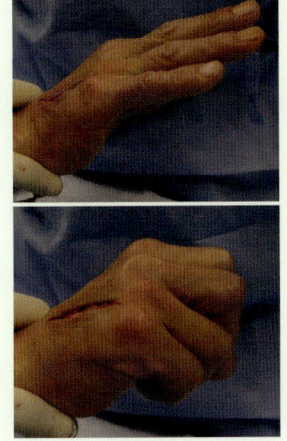

腱移行後，術中の可動域は良好である。

Point

- 伸筋腱の挫滅が強い場合も，まずはできるだけ現状修復に努める。
- 下図は，中手骨開放骨折＋伸筋腱損傷の症例である。伸筋腱は可及的に元に縫合しておけば，術後のリハビリ次第で良好な機能を獲得できる。

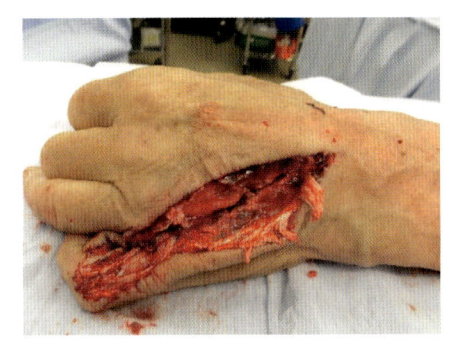

電気のこぎりで受傷。伸筋腱の挫滅が強い。

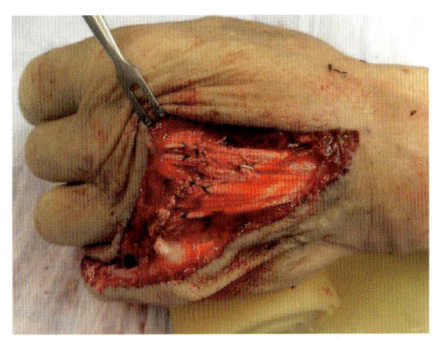

初回はできるだけ元の状態に近づくように骨固定後に伸筋腱を修復した。

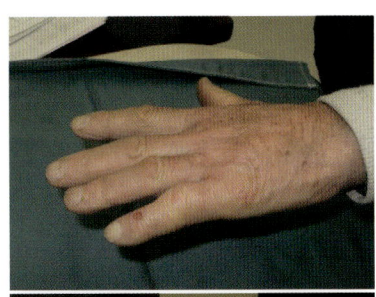

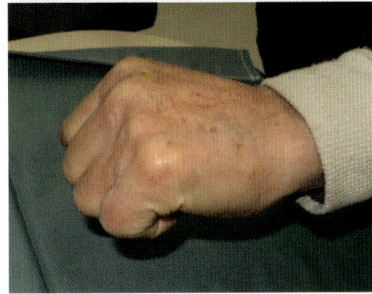

術後1年で可動域は良好である。

Supplements 屈筋腱縫合の pit & fall

　屈筋腱修復の術後成績を上げるには，腱縫合のできにかかっている。特にcore縫合は重要で，縫合強度やintrinsic healing（腱内血行による治癒）に大きく影響する。ポイントは以下である。

1 強固な縫合

　6 strand以上のcore縫合を選択する。腱断端部と結紮部は7〜12mm程度離れるようにし，縫合の結紮部位は非対称性になるようにする。

2 抵抗のない腱滑走

　縫合部の膨隆を回避し，最後に補助連続縫合で縫合部の凹凸を調整する。縫合前に術後の腱滑走を想定し，腱鞘の入り口近くにcore縫合の結紮部がこないように工夫する。

3 腱内血行を妨げない

　腱全体が締まるような縫合を避ける。Atraumaticな操作を心掛ける。

【例：Lim & Tsai suture】

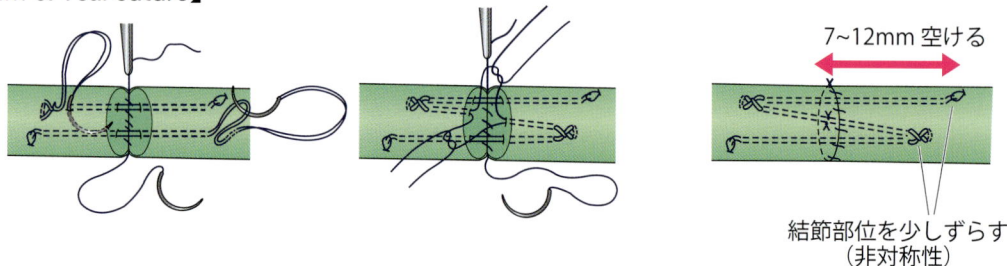

7~12mm 空ける

結節部位を少しずらす
（非対称性）

　頭でわかっていても，実際に縫合すると腱断裂部がくっついているが膨隆しないように縫合するのは難しい。断端部の緊張がズレる要因は以下の2つである。
①結紮糸を締結する際に断端部がよりすぎてしまう。
②腱断端にループ針を通す際に屈筋腱がダンゴ状にたわんでしまい断端が離れてしまう。
　①に関しては，ループ針を2針同時に使用し，モスキート鉗子を使用して腱断端を固定するとやりやすい。

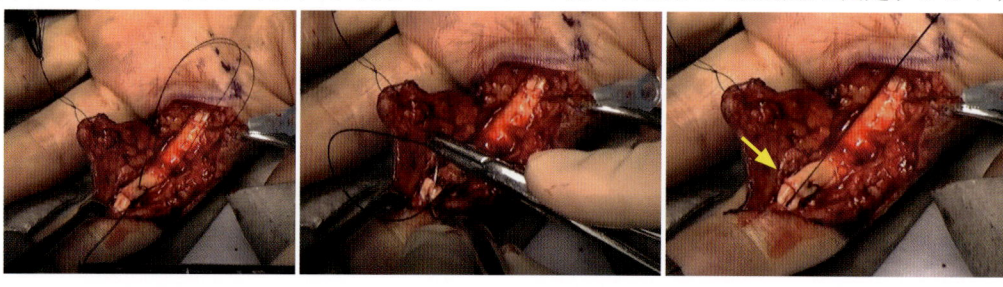

　最初にループ針を使用して近位断端に糸を通す（左図）。次に遠位断端へ（中図）。遠位断端で糸を腱外に誘導した後に腱縫合部の調整をする（右図）。屈筋腱がたわまずに断端部がくっつく程度（矢印）にする。

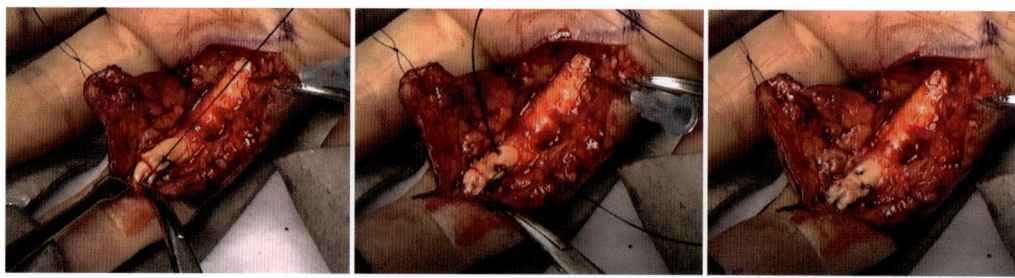

　モスキート鉗子で糸をつかんで位置を固定する（左図）。結紮は行わない。これにより以後の操作中に腱断端部が動くことはない。別のループ針を使用し，対側の縫合を進める（中図）。こちらは結紮を行う。最後に，留めていたモスキートを離して最初に通した糸の結紮を行う（右図）。
　②に関しては，適宜縫合時にたわんだ屈筋腱を調整する。
　そのほかに，core縫合の前に5-0ナイロンなどで単結節を行い腱の両端を正しい位置で寄せておく方法もある。

顔面神経麻痺に
対する再建手術

松田　健

28

顔面神経麻痺患者の下眼瞼外反・下垂の修正

新潟大学形成外科　松田　健

概　要

　顔面神経麻痺による最も重要な症状の1つが，眼輪筋麻痺による麻痺性兎眼である。

　閉瞼機能の低下は，乾燥感や異物感および痛みといった自覚症状と，角膜・結膜の上皮障害を引き起こす。さらに重症化すれば，角膜びらんや角膜潰瘍による角膜混濁により視力の低下を生じ得る。

　麻痺性兎眼の重症度については，「弱い閉瞼」での瞼裂高（軽度：0〜2mm未満，中等度：2〜4mm未満，高度：4mm以上）を目安としているが，これに加え兎眼症状や角膜びらんの有無，動眼神経麻痺や三叉神経麻痺の合併なども考慮に入れて判断する必要がある。

　閉瞼機能の低下を補うために上・下眼瞼に対して各種の再建術が行われるが，本項では下眼瞼の外反・下垂に対する修正術（静的再建術）について述べる。

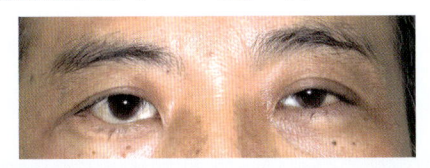 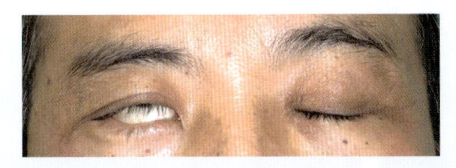

適応基準と除外基準

- 原則として陳旧性もしくは非回復性の麻痺性兎眼に対して適応がある。
- 「強い閉瞼」で完全閉瞼が得られるが，「弱い閉瞼」では十分な閉瞼が得られない，という程度であっても兎眼症状や角膜びらんがあれば手術を考慮してよい。
- 動眼神経麻痺によるベル現象の低下もしくは消失，三叉神経麻痺による角膜知覚低下を合併する場合には少しの閉瞼機能の低下により容易に角膜上皮の障害を来たすため，より厳重な注意を要する（比較的軽度の兎眼であっても適応となり得る）。
- 耳介軟骨を用いない方法は軽度〜中等度，耳介軟骨を用いる方法は中等度〜高度の症例に対して適用することを原則とする。
- 耳下腺悪性腫瘍切除後など，術後に顔面神経麻痺が生じることが確実である場合に，予防的に耳介軟骨を用いない方法で下眼瞼の吊り上げを行っておくことも有用である。
- ベル麻痺やHunt症候群による眼輪筋麻痺に伴う閉瞼機能低下に対しては，発症早期ではその後の眼輪筋機能回復の可能性があるため，眼軟膏や点眼薬などの非外科的治療を基本とする。安易な下眼瞼挙上は，その後に現れる病的共同運動や顔面拘縮による瞼裂狭小化を悪化させかねないので，発症後1年以上経過してもなお兎眼症状のある場合に手術を行う方針とする。

手術のポイント

- 下眼瞼の動きは上眼瞼のそれよりは小さいが，動いていないわけではない。特に下方視の際にlower eyelid retractors（以下，LER）により下眼瞼は尾側に牽引される。可能であればこの動きをある程度温存した方が，術後の「瞼は閉じやすくなったが手元が見えにくい」といった訴えを避けることができる。
- 瞼板の弛緩が高度である場合には瞼板の楔状切除を行うが，その適応や切除量の決定は慎重に行う（本項末尾の「Supplements」にその理由を記載）。
- 上記の理由により，耳介軟骨を用いる場合にはLERを瞼板から外し，その間に移植材料を挿入して延長することで下眼瞼を尾側に牽引する力を減じ，下眼瞼の位置の低下を防止するようにしている。移植材料としては，曲面が眼球の立体的形状に適合しやすく，近い術野から採取可能な耳甲介軟骨を好んで用いている。耳介軟骨は硬さがあるため，LERの延長だけでなく瞼板を「押し上げる」効果も期待できる。
- 耳介軟骨の大きさは一概に決められないが，眼窩下縁の骨膜のような動かない場所ではなく，動きがあり，軟らかいLERの断端を足場にして下眼瞼瞼板を「押し上げる」ことになるので，ある程度の高さが必要となる。実際には8〜10mm程度の高さの軟骨を移植していることが多い。幅は瞼板の全幅である必要はなく，10〜12mm程度の幅の軟骨を瞼裂中央部付近に移植している。
- 瞼板を「押し上げる」形になるので，耳介軟骨と瞼板がoverlapしないように注意する。Overlapすると瞼板を押し上げる効果が弱くなるうえに，皮膚側や結膜側への移植軟骨の突出が目立つ場合があるためである。

実際の手術（1）耳介軟骨を用いない方法

　眼窩外側骨膜弁（lateral orbital periosteal flap）を用いた下眼瞼の吊り上げ術の実際を示す〔症例写真・図は文献2) 3) より一部引用改変〕。

1 デザイン

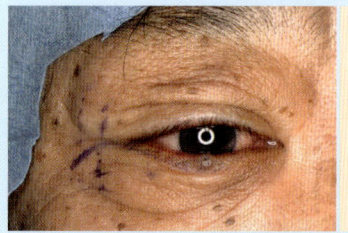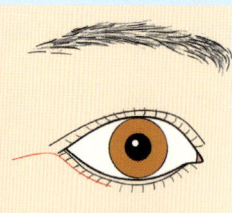

■ 瞼裂外側1/2の範囲の睫毛下切開を外側に1～1.5 cm延長した皮切をデザインする。

2 骨膜弁の挙上

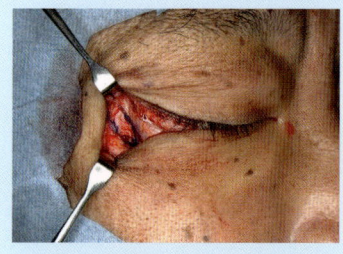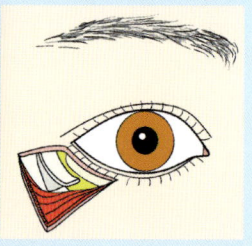

■ 外眼角靱帯付着部付近を茎とする幅7 mm程度の骨膜弁をデザインし，骨膜下で剥離を行い，骨膜弁を挙上する。

Point

- 眼窩隔膜上を剥離し，骨膜上の軟部組織を少量残す（骨膜弁の厚みと強度を確保する）ように留意しつつ，眼窩外側縁および下縁前面を剥離する。
- 骨膜弁の挙上は，少なくとも瞳孔中心より上方まで，通常は瞳孔上縁付近の高さまで進める。

■ 骨膜弁の基部がより内側へ，眼窩内に入り込む方向に向かうように骨膜を切開する。

Point

- 骨膜弁を挙上するほどその茎部は上方に移動して高位茎となり，縫着する下眼瞼瞼板がより上方へと引き上げられることになる。
- 骨膜弁基部が外側すぎると下眼瞼を外側へ牽引する力が強くなり，外眼角付近で下眼瞼が眼球から浮き上がりやすくなるため，基部付近においては骨膜切開をより内側へ，眼窩内へ入り込む方向に進めるとよい。

3 骨膜弁の縫着

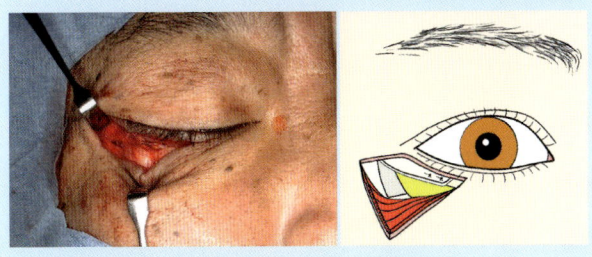

■ 骨膜弁を下眼瞼瞼板へ数針縫着する。

- 適切な位置まで骨膜弁の挙上を進め，下眼瞼瞼板へ数針縫着して下眼瞼瞼板を吊り上げる。
- 5-0の吸収糸を用いる場合が多い。
- できるだけ広範囲，瞼板の外側1/4〜1/3程度に骨膜弁を接触させるようにする。
- 縫着後，瞼板が適切に挙上されたことを確認する。
- 外側方向へ引っ張る力が強すぎると，瞼板が眼球から浮く場合があるので注意する。外側上方ではなく後上方へ引っ張られるようにする。

4 眼輪筋弁の固定

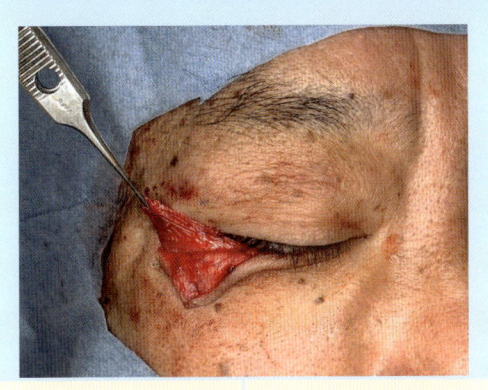

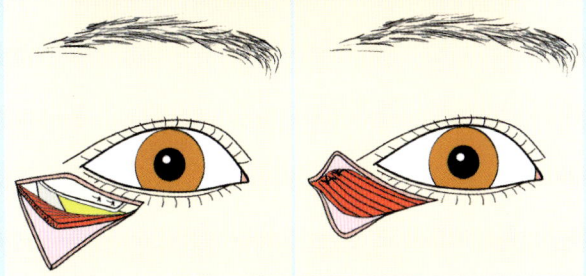

■ 皮膚切開の尾側の眼輪筋を剥離し，これを眼窩縁の骨膜へ縫合固定し，下眼瞼全体を上後方へ引き上げる。

- この操作で下眼瞼を全体的に上後方に引き上げ，下眼瞼の横方向の緊張を高めて下眼瞼の下垂を抑える。
- 眼輪筋と皮膚をある程度剥離しておくと，この部分の不自然な皮膚陥凹やシワの発生を抑えられる。
- 眼輪筋弁の縫着する部位は結果的に骨膜弁の基部付近となる（やや縫合し難い）。

5 余剰皮膚のトリミング・閉創

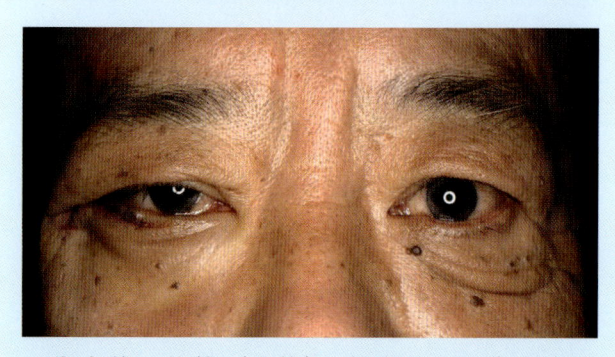

■ 術直後の状態（坐位）。外側部での余剰皮膚をトリミングし，閉創する。

Point

- 過度の皮膚切除（特に上下方向）は眼瞼外反の原因となるので，坐位でも確認のうえ，必要最小限の皮膚切除を行う。
- 吊り上げの程度は，後戻りを考慮してやや過矯正とするのが安全である。
- 眼輪筋弁の固定を行うと，左図のような外側部の皮膚のdimpleが生じやすいが，この程度であれば後戻りとともに数週間程度で軽快する。
- 耳下腺悪性腫瘍切除後など，術後に顔面神経麻痺が生じることが確実である場合には，予防的に本法で下眼瞼の吊り上げを行っておくと，術後必発の兎眼症状を軽減させることが可能である。
- 7-0ナイロンで連続縫合を行う。
- 丁寧な止血を行えばペンローズドレーンは原則不要であるが，抗血小板薬・抗凝固薬服用中の患者ではペンローズドレーンを挿入しておくとより安全である。

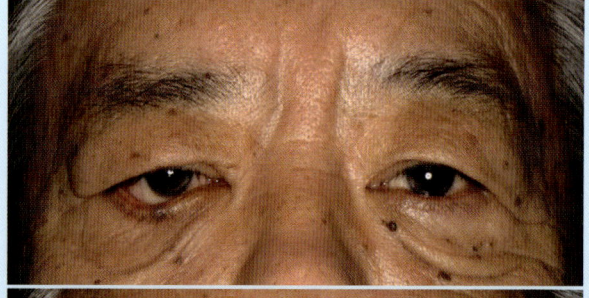

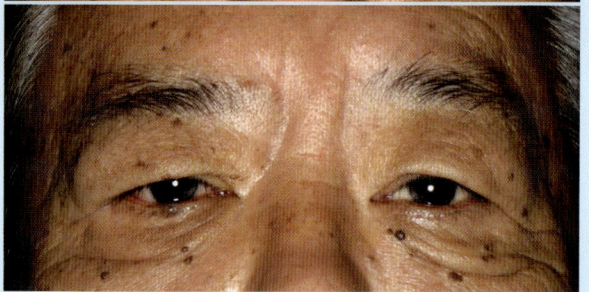

■ 術前（上図）と術後1年（下図）の状態（坐位）。本症例では耳介軟骨移植を用いずに良好な結果が得られた。

Point

- 耳介軟骨を用いない方法での矯正が不十分である場合には，耳介軟骨を用いる方法での修正術を考慮する。

実際の手術（2）耳介軟骨を用いる方法

1 デザイン

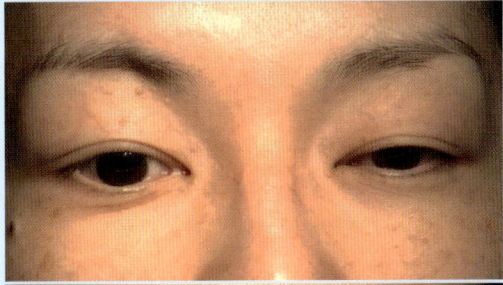

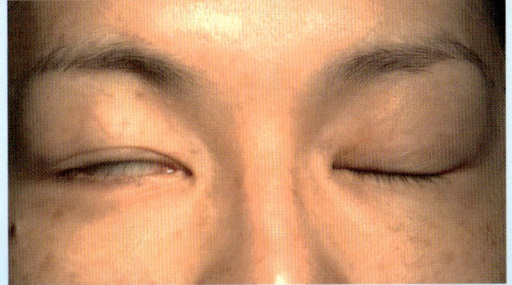

■ 術前の開瞼時（上図）と軽閉瞼時（下図）の状態

- **Point**
  - ● 兎眼の程度によっては下眼瞼の挙上だけでは不十分であり，上眼瞼への軟骨移植も検討する。
  - ● LERの延長スペーサーとして耳介軟骨を用いる場合は，移植軟骨の高さ＝下眼瞼が挙上される高さではなく，左図程度の兎眼であっても10mm程度の高さの軟骨が必要となる。
  - ● 下眼瞼全体の横方向への弛緩が存在していることが多いので，皮膚のトリミングや瞼板の楔状切除が必要な場合が多い。
  - ● 皮膚のトリミングを行うことも想定して，外眼角より外側にも切開を延長しておく。

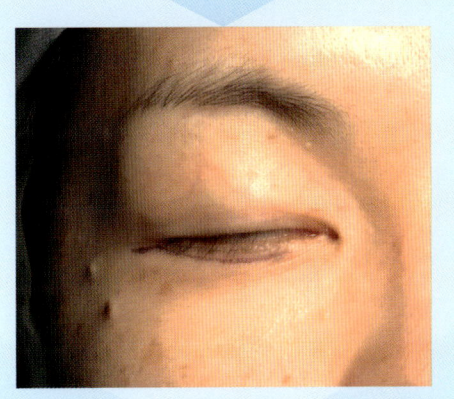

■ 睫毛下切開をデザインする。通常は瞼裂の最内側にまで切り込む必要はない。

2 局所麻酔

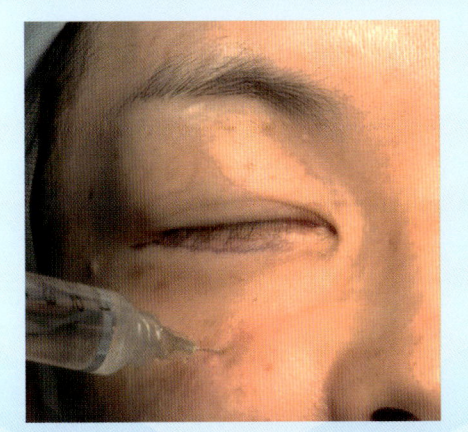

■ 局所麻酔は，1％キシロカイン®Eを用いる。最初に5mLの注射器と27G針を用いて，眼窩下神経ブロックを行う。

- **Point**
  - ● 眼窩下神経ブロックを最初に行うと，それ以降の局所麻酔注入に伴う痛みを抑えられる。また，手術部位への局所麻酔注入量を少なくすることができる。

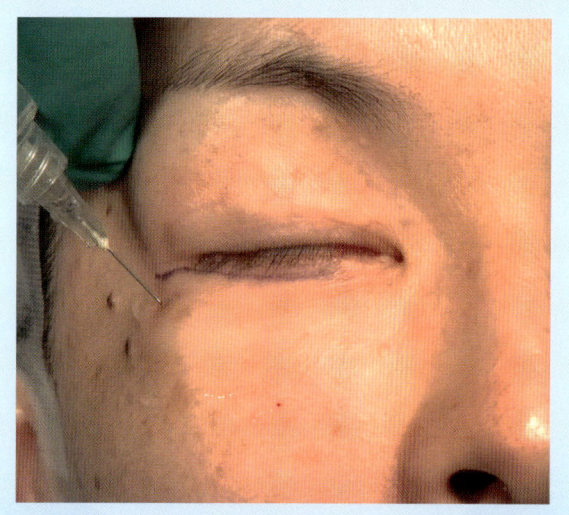

■ 外側部は眼窩下神経ブロックでは除痛が得られにくいので，ブロックに引き続き局所麻酔を行う。

Point

- ●外側部は眼窩下神経ブロックのみでは十分な除痛が得られないので，ブロックに引き続き局所麻酔を注射しておく。
- ●しばらくしてブロックが効いてくれば，睫毛下切開部の局所麻酔もほぼ無痛で行える。これは除痛のためというよりは，エピネフリンによる局所の出血減少のためである。
- ●局所麻酔注射後5〜10分程度は待ってから執刀を開始する。
- ●点眼麻酔は不要である。

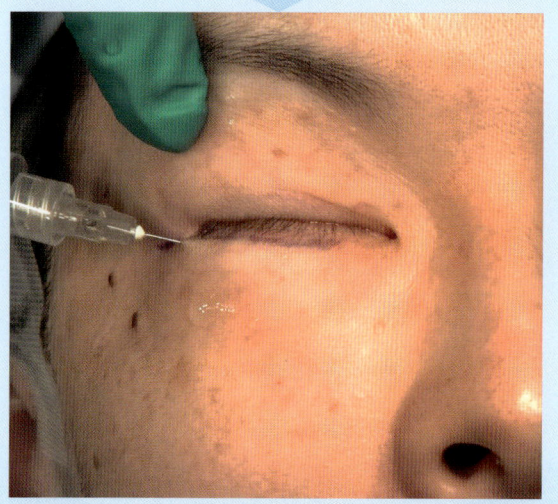

■ ブロックが効いてくれば睫毛下切開部分はほぼ無痛となり，局所麻酔の注射が容易となる。

3 皮膚切開

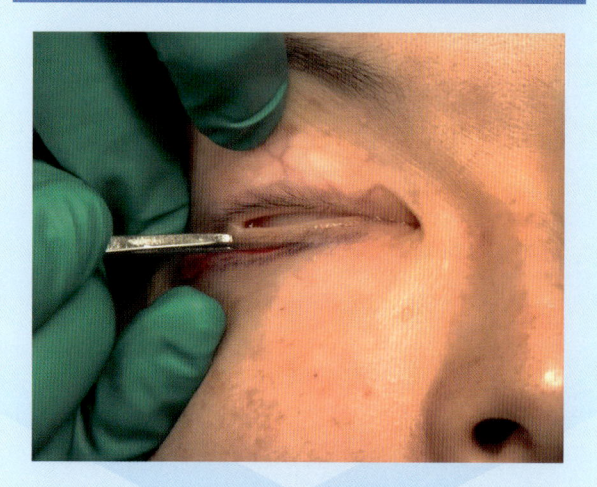

■ 外眼角部より外側の切開を行った後，No.11メスにて「はね上げる」ように皮膚切開を行う。

Point

- ●睫毛下切開では，軟らかい下眼瞼の，自由縁に近い部分の薄い皮膚をデザイン通りに正確に切開する必要があるが，これは手技的に決して容易なことではない。
- ●皮膚切開は最外側部をNo.15メスにて切開した後，外側から内側に向かってNo.11メスをはね上げるようにして切開を行うとよい。

4 瞼板の同定

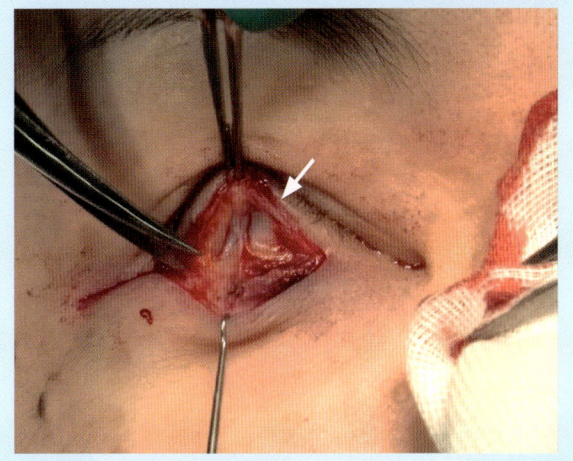

■ 睫毛下切開より眼輪筋に至り，その深部の瞼板とその下縁（矢印）とを同定する。

Point

● 睫毛下切開からその深部の眼輪筋を切開して下眼瞼瞼板を同定し，瞼板の表面を尾側に剥離を進めてその下縁を同定する。
● 瞼板表面から眼輪筋やその周囲の組織を「剥ぎ取る」ようなイメージで行うとよい。

⚠ 注意点

● ある程度緊張がある方が剥離が容易となるので，瞼板に5-0程度の牽引糸をかけて，助手に頭側に軽く牽引させるのもよい。

5 LERの剥離

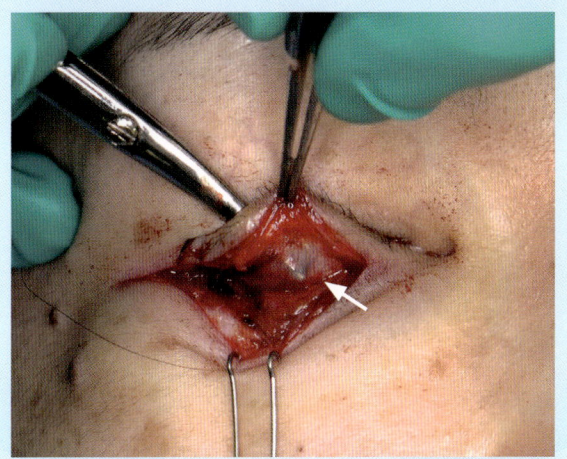

■ 「結膜1枚のみ残す層」で剥離を進める。結膜を通して剪刀が透見される（矢印）。

Point

● 瞼板下縁を同定した後，結膜の直上の層で剥離を進めると，瞼板よりLERがすべて外れた状態となる。
● 「結膜1枚のみ残して瞼板をその他から剥離する」イメージで剥離を進める。
● LERの断端と瞼板下縁とのスペースを作成する。ここに無理なく軟骨を留置できるように高さは15mm程度，幅は瞼板全幅に相当する範囲の剥離を行う。

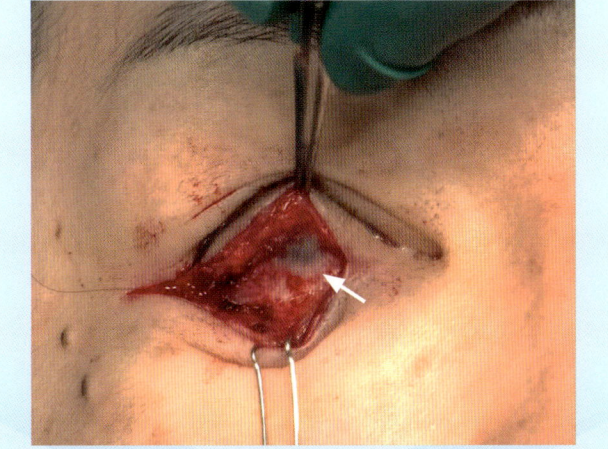

■ 剥離終了時。結膜を通して眼球が透見される（矢印）。

6 耳介軟骨採取～トリミング

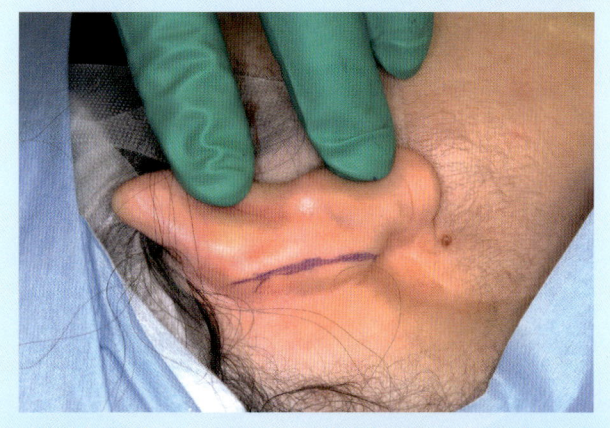

■ 耳介を前方に倒すと耳介側頭溝は耳介寄りに移動するため，それを考慮してデザインを行う。

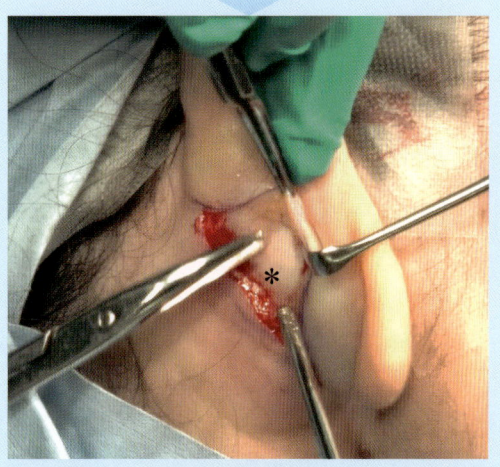

■ 局所麻酔による液性剥離が適切であれば，軟骨膜上での剥離は容易である（＊：軟骨膜上で剥離された耳介軟骨）。

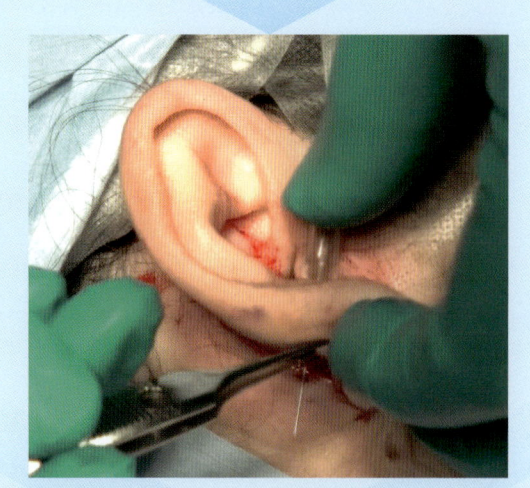

■ 軟骨採取のマーキングを行うため，耳介前面より27G針を刺入する。

Point

- 耳介軟骨は同側から採取する方が容易であることが多いが，利用しにくい手術瘢痕が存在する場合や，耳介の一部が切除されていたり，放射線の照射野に含まれていたりする場合には対側から採取するのが無難である。
- 耳介後面の切開より採取する。
- 耳介を前方に倒した状態では耳介側頭溝はやや耳介寄りにシフトするので，耳介側頭溝より少し耳介側に皮膚切開線をデザインする。

Point

- 軟骨の後面ならびに前面に1%キシロカイン®Eにて局所麻酔を行い，ある程度の液性剥離を行う。
- 特に軟骨前面では皮膚と軟骨の距離が近いので，十分な量の局所麻酔を注射することで剥離が容易となり，皮膚の穿孔も起こしにくい。

注意点

- 最も剥離しやすい層，すなわち軟骨膜上で剥離を行う。移植軟骨を瞼板に縫合固定する際にも軟骨膜（特に耳介後面）がある方がより容易である。

Point

- 耳甲介の範囲を超えての軟骨採取は術後の耳介変形の原因となるため，必要以上に大きな軟骨を採取しないように刺青による必要十分な採取範囲のマーキングを行う。
- 耳介前面より刺入された27G針の先端をスキンマーカーでこすってから抜去すると，容易に刺青が行える。

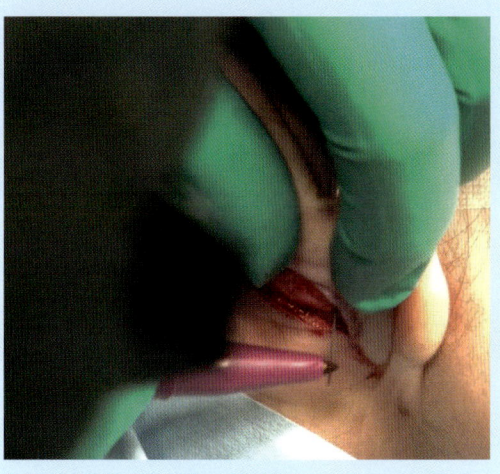

■ 刺入された27G針の先端をスキンマーカーで
こすってから抜去すると，耳介軟骨への刺青
のマーキングが容易である。

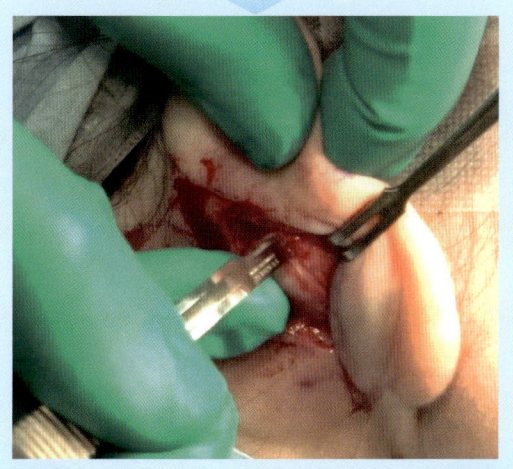

■ マーキングに沿い，耳介前面皮膚を損傷しな
いように注意して耳介軟骨のみを切開する。

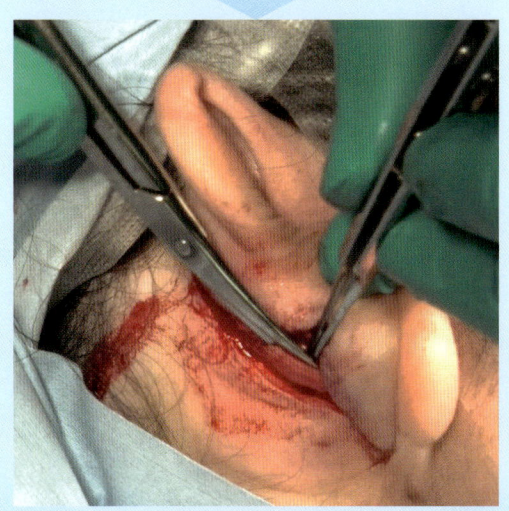

■ 剪刀を用いて耳介軟骨と耳介前面皮膚の間を
鈍的に剥離する。

Point

● 耳介前面皮膚の損傷・穿孔を避けるため
  に，軟骨前面の剥離は極力鈍的に剪刀で行
  うのが安全である。
● 局所麻酔注入での液性剥離が適切に行われ
  ていれば比較的容易に剥離できる。
● 眼球の形状（凸）に適合するように，耳介
  前面側（凹）を後方（眼球側）に配置する
  ことをイメージして採取する。

注意点

● 耳甲介前面の皮膚は薄く，軟骨とも密着し
  ているので皮膚穿孔を起こさないように注
  意する。
● 最初は耳介前面に指をあてて厚みを感じつ
  つ，少しずつ軟骨を切開していくと安全で
  ある。
● 剪刀での剥離時にも，耳介前面から皮膚穿
  孔を起こしていないかを時々確認する。

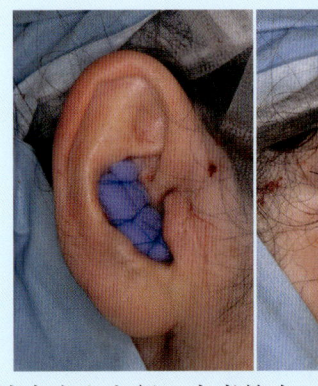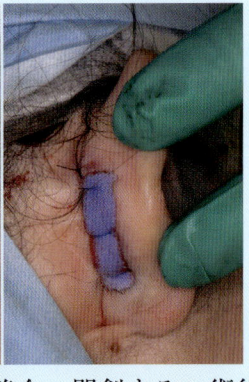

■ 適宜止血を行い皮膚縫合・閉創する。術後血腫予防のためボルスター固定を行う。

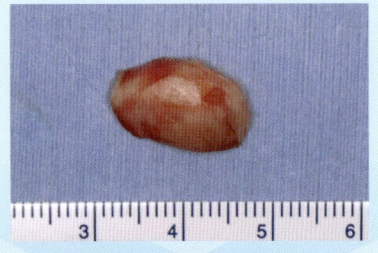

■ 採取された軟骨

7 軟骨の移植・固定

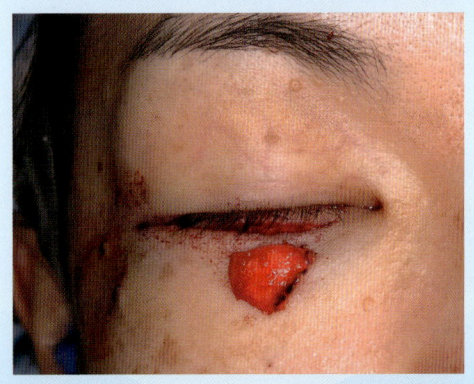

■ 適宜トリミングを行い，移植軟骨の大きさを決定する。

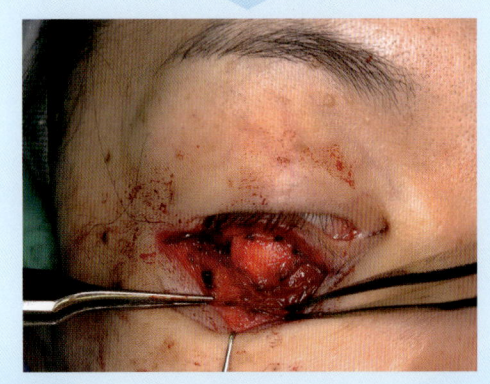

■ 瞼板下縁とLERの間に作成したスペースに耳介軟骨を縫合固定する。

―Point―

● 耳介軟骨は必要と思われる大きさよりやや大きめに採取し，移植予定部位および採取片の形状をよく観察して適切と思われる部分を切り出す。

！注意点

● 上・下眼瞼同時移植の場合にはやや大きめの移植片を採取し，分割して用いる。耳輪脚基部付近は軟骨が厚くかつ凸凹が多いので，適宜メスなどで軟骨を削り形状を調節する。
● 移植片の凸面（耳介後面）の軟骨膜を温存しておくと，後の縫合固定がより容易である。

―Point―

● 瞼板下縁とLERの間に作成したスペースに合わせ，適切な下眼瞼挙上効果が得られ，かつ収まりのよい形態になるように移植軟骨の大きさを調節する。
● 眼球の凸面に適合し，かつ皮膚面・結膜面への突出ができないように適宜軟骨を削ったり，切れ目を入れたりして曲率や形状を整える。
● 適切な大きさは症例によりさまざまであるが，幅10～12mm，高さ8～10mm程度の下方を頂点とした三角形もしくはそれに近い台形としていることが多い。

―Point―

● 移植軟骨と瞼板がoverlapすると，LERの延長効果および下眼瞼を押し上げる効果が減弱するばかりか，皮膚面もしくは結膜面への軟骨突出を来たすことになるので，軟骨と瞼板が同一平面になるように配置・固定する。
● 軟骨そのものは薄く脆いために，縫合糸を端にかけると裂けることが多く，付着している軟骨膜と瞼板下縁もしくは瞼板前組織を5-0もしくは6-0の吸収糸で3～4カ所縫合すると安定しやすい。
● 移植軟骨の尾側端は，LER断端に1～2カ所縫合固定しておく。

8 眼輪筋弁の固定

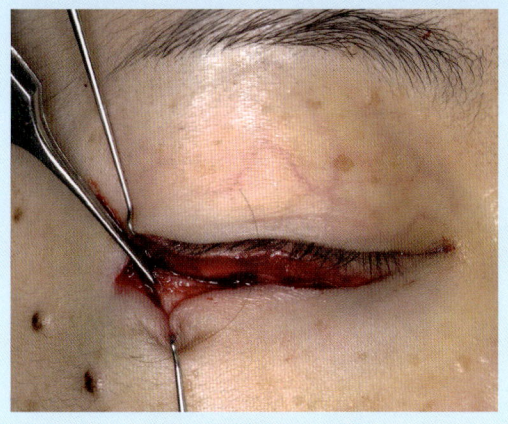

■ 皮膚切開の尾側の眼輪筋を剥離し，これを眼窩縁の骨膜へ縫合固定し，下眼瞼全体を上後方へ引き上げる。

Point

● この操作で下眼瞼を全体的に上後方に引き上げ，下眼瞼の横方向の緊張を高めて下眼瞼の下垂を抑える。

● 眼輪筋と皮膚をある程度剥離しておくと，この部分の不自然な皮膚陥凹やシワの発生を抑えられる。

● 眼輪筋は，眼窩縁が眼窩外側壁に移行するあたりの骨膜（青丸）を目標に縫着する。縫着部が外側すぎる（赤丸）と，外側部で下眼瞼と眼球の密着が得られにくい。上側方ではなく，やや上後方に引っ張られるようにすることを意識する。

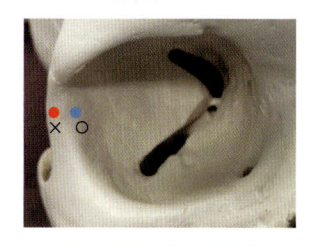

注意点

● すでに下眼瞼縁は移植軟骨により挙上されているが，横方向の緊張が弱いと下眼瞼が前方に倒れ，眼球から下眼瞼が離れて浮いてしまいやすくなる。術前から外反の強い症例など，そのような傾向が強い場合は移植した軟骨＋下眼瞼を後方に押さえるための筋膜移植を追加する。

● 完全麻痺の長期経過例など瞼板そのものの横方向への弛緩が高度な症例では，楔状切除で瞼板の横方向への短縮を行う必要がある。

9 皮膚のトリミング・縫合

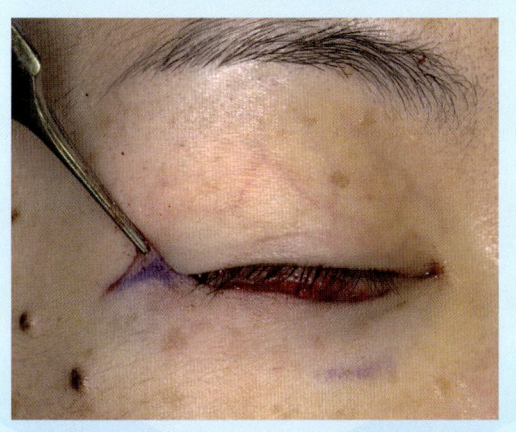

■ 外側上方への吊り上げにより皮膚のたるみが生じることが多いので，適宜トリミングを行い，皮膚縫合を行う。

Point

● 過度の皮膚切除（特に上下方向）は眼瞼外反の原因となるので，坐位でも確認のうえ，必要最小限の皮膚切除を行う。

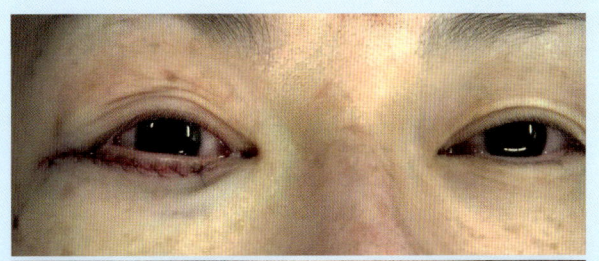

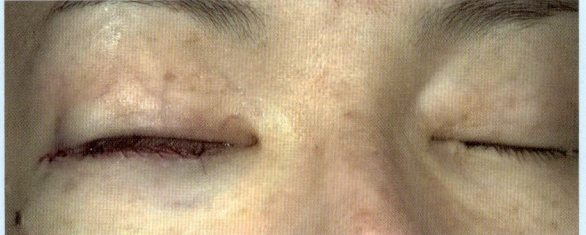

■皮膚縫合終了直後（上図：開瞼時，下図：軽閉瞼時）。下眼瞼が挙上され，軽閉瞼でも完全閉瞼が可能となった。

Point
- 7-0ナイロンで連続縫合を行う。
- 丁寧な止血を行えばペンローズドレーンは原則不要であるが，抗血小板薬・抗凝固薬服用中の患者ではペンローズドレーンを挿入しておくとより安全である。

10 ドレッシング，シーネ固定など

■眼軟膏を外用し，上・下眼瞼全体に生理食塩水に浸したガーゼをあてて，wet to dry ドレッシングを行う。

11 術後の注意点

■手術終了後，一晩は十分に冷却して，術後血腫ができないように注意する。
■術後翌日からは下眼瞼はopen wound として，適宜抗菌薬入り点眼薬や眼軟膏を用いる。
■軟骨採取部のボルスターの除去と，眼瞼・耳後部の抜糸は術後1週に行う。

Supplements　下眼瞼の瞼板の緩みに対する楔状切除について

● 経過の長い高齢の完全麻痺患者などでは下眼瞼瞼板の横方向の弛緩が高度であることも多く，そのような症例においては，Kuhut-Szymanowski法〔Smith変法（KS法）〕に代表される瞼板の楔状切除を行い，瞼板の横方向の長さの短縮＋下眼瞼の吊り上げを行う方法[1] によって横方向の緊張を増し，下眼瞼の下垂・外反の矯正を行うことが有用である。

● 瞼板の横方向の長さを短縮することは，下眼瞼の横方向の緊張を増して下眼瞼を眼球に密着させることに対して有利に働くが，眼球の赤道面より低位にある下眼瞼の横方向の過度の短縮は，接触している球体である眼球との接触面積を減らそうとする力を生じさせ得る。

　この力により下眼瞼は眼球に対してより下方に押し下げられ（図−c：黒矢印），同時に眼球は下眼瞼に対してより上方に押し上げられる（図−c：赤矢印）ことになるため，瞼板の弛緩がない，もしくは軽度の症例に対して過度の楔状切除を行うことは下眼瞼の南極方向への移動，すなわち下眼瞼の下垂の原因となり得る。

● これを考慮すると，経過の短い若年患者など，瞼板の弛緩が軽度である場合には可能な限り横方向の長さ（周径）を保ったまま，下眼瞼の挙上と吊り上げを行うことが有用と考えられる。軟骨移植によるLERの作用減弱＋下眼瞼の押し上げ効果（図−d：紫矢印）と，眼輪筋弁や骨膜弁による後上方への吊り上げ（図−d：緑矢印）は，いずれも眼球に対して下眼瞼をより高い位置で接触させることに有利に作用する。

● 瞼板の弛緩が高度である場合には楔状切除は有用であり，適用を検討すべきと考えられるが，瞼板の弛緩がない，もしくは軽度の場合には楔状切除を安易に行うべきではなく，その適応は慎重に決定すべきである。

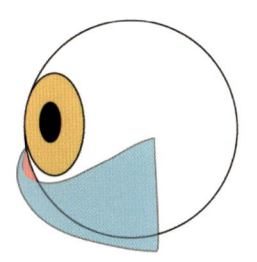

（a）下眼瞼の横方向の弛緩により下眼瞼下垂・外反を来たした状態

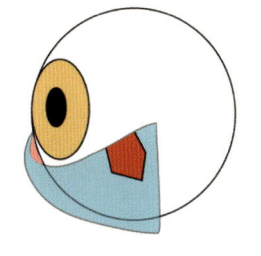

（b）瞼板の楔状切除のデザイン

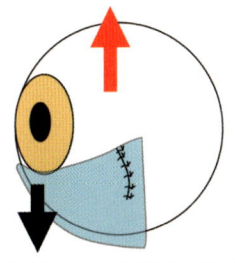

（c）瞼板の楔状切除により下眼瞼は眼球に密着するが，赤道面より下方で下眼瞼瞼板の長さを過度に短縮すると，下眼瞼はより下方に（黒矢印），眼球はより上方に（赤矢印）押されることになる。

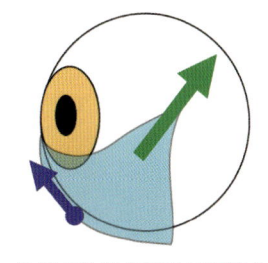

（d）より高い位置で瞼板を眼球に密着させるためには，下眼瞼瞼板の長さ（周径）を保ったまま下眼瞼そのものを押し上げる（紫矢印）ことや，後上方に引き上げる（緑矢印）ことが重要である。

図　瞼板楔状切除術と本法における下眼瞼・眼球へ作用し得る力
〔文献2)3)より一部引用改変〕

1) Smith B, et al: A compendium of principles and technique. Oculoplastic Surgery, pp92-94, C. V. Mosby, St Louis, 1970
2) 松田健：麻痺性兎眼に対するlateral orbital periosteal flap法．形成外科57：481-488, 2014
3) 松田健：Lateral orbital periosteal flapを用いた麻痺性兎眼の治療．Facial N Res Jpn 31：133-135, 2011

Supplements 顔面神経麻痺における内眼角部の修正

● 数多ある麻痺性兎眼に対する形成術は，あくまでも閉瞼機能を再建することが主な目的であるが，麻痺性兎眼が改善することによる整容的改善効果も大きい。麻痺性兎眼の下眼瞼に手術操作を行う場合，多くは外眼角部もしくは下眼瞼中央部に対してであり，当然これら手技の効果は内眼角部には及びにくいが，顔面神経麻痺の再建術として内眼角部を積極的に形成する頻度は高くはないと思われる（図）。内眼角の形成術による麻痺性兎眼に対する効果は限定的であるが，麻痺性兎眼患者にしばしば認められる涙丘の過度の露出および内眼角部の左右差が改善されることによる整容的効果は決して小さくない。他の再建術と同時施行もしくは追加のtouch up surgeryとして多くの症例への適用を検討してもよいと思われる。

● 美容外科領域で広く行われる目頭切開術とは逆方向の，蒙古襞を作成する手術に近い術式であるが，下眼瞼からの皮弁を上眼瞼に移行させるZ形成術を行うことで，少しでも下眼瞼を挙上かつ内眼角部を狭める効果を得ている。患側の内眼角のみ耳側に移動することになるので，皮弁は5mm程度までの大きさとしている。

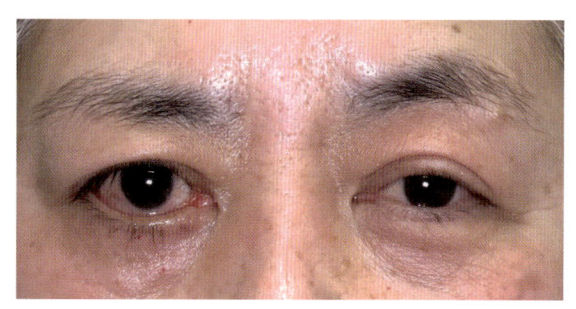

（a）初回術後3年（初診時所見）

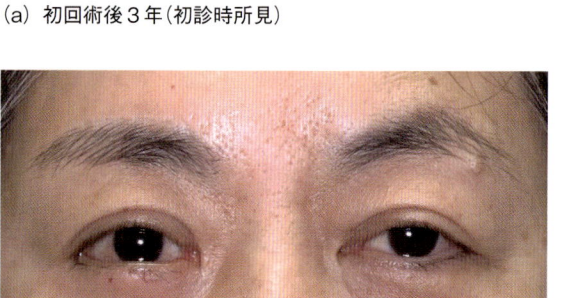

（b）遊離広背筋移植術による動的再建術＋アンカーによる眉毛挙上術＋上下眼瞼に対する耳介軟骨移植術後2年の所見
　　下眼瞼の下垂・外反はかなり矯正されたが，涙丘の過度の露出および内眼角部の左右差の修正を希望した。

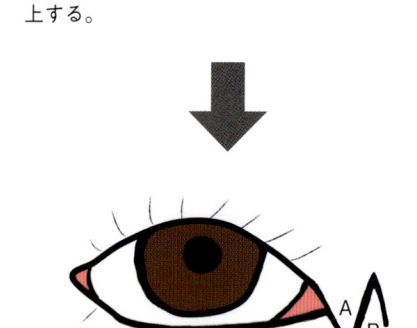

（d）内眼角部のZ形成のデザイン
　　眼瞼全層ではなく，A・Bいずれも皮膚のみを挙上する。

（e）皮弁縫合後の状態
　　上眼瞼（A皮弁）は下方に，下眼瞼（B皮弁）は上方に向けて縫合される。A皮弁の裏面は一部raw surfaceのままとなるが，速やかに上皮化するので問題とはならない。

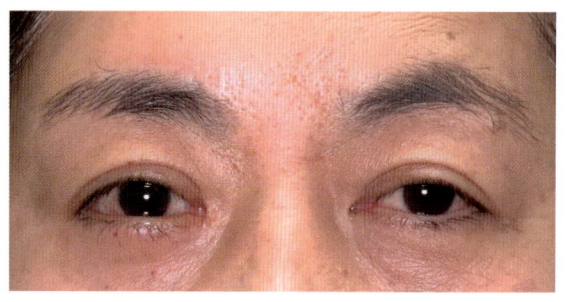

（c）内眼角部のZ形成による形成術施行後1年の所見
　　内眼角部の形態・左右差は改善している。

図　40代女性，聴神経腫瘍切除後の顔面神経完全麻痺

眼瞼の手術

宮脇　剛司
垣淵　正男

29

眼瞼下垂症に対する眉下皮膚切除術

東京慈恵会医科大学形成外科　宮脇　剛司

概　要

　眼瞼下垂症に対しては，眼瞼挙筋やミュラー筋などの開瞼機能を操作する手術と，眼窩隔膜や弛緩した皮膚の切除などの開瞼抵抗となる構造に対する手術がある。

　皮膚弛緩性の眼瞼下垂に対しては手術創が目立たないように，余剰皮膚を重瞼線付近か，眉毛の尾側のいずれかで切除を行う。

　皮膚切除量が多い症例では眉下で皮膚切除を行うと，厚い皮膚同士が縫合されるために段差が生じにくく，眉毛に創が隠れるという利点がある。また生来の瞼の形状を再現しやすく，ダウンタイムが短い。一方，睫毛側で皮膚切除を行うと，重瞼線の幅を変化させるなど印象を大きく変化させられる反面，ダウンタイムが長く，切除量が大きい場合には睫毛側の薄い皮膚と眼瞼中央の厚い皮膚が縫合される結果，厚ぼったく重い二重が形成され，整容的に難点がある場合がある。

適応基準と除外基準

- 手術適応は極めて広く，大きな皮膚切除が望まれる症例，すでに睫毛側で皮膚切除が行われている症例，瞼の印象を大きく変えたくない症例などであり，中高年だけでなく若年者にも適応がある。
- 眉毛下の手術では，術後に前頭筋の弛緩から眉毛下垂を来たすこともあるが，眉毛皮下を頭側に剥離して前頭骨骨膜に縫合し眉毛を吊り上げることも可能である。
- 本術式では眼瞼挙筋やミュラー筋の操作はできないため，開瞼量の調節を必要とする症例では，まず睫毛側でこれらの再建手術と少量の皮膚切除を行い，日を改めて眉毛下皮膚切除によって余剰皮膚の調整を行うとよい。しかし，挙筋機能の低下例においても眉下皮膚切除のみで視野の改善は期待できるため，手術適応は広いといえる。

手術のポイント

- デザインが本手術のポイントである。患者を坐位とし，眉毛下縁に沿って内側では眉毛を1列程度削ぐように，外側では眉毛を含めて左右対称に綺麗な曲線を描くようにデザインする。左右対称にアートメイクされている症例では，アートメイクの下縁に沿わせて頭側切開線をデザインする。ただし，アートメイクに不満足な部分があれば，アートメイクの一部を皮膚切除デザインに含めてもよい。
- 閉瞼させ前頭筋が十分に弛緩した状態で，非利き手の母指で眉毛を固定し，頭側切開線にデザインペンのペン先を置く。第1眼位での開瞼を指示し，そこから眉毛を頭側にゆっくりと引き上げて理想的な開瞼が得られる位置まで持ち上げる。この間，利き手で持ったペン先を動かすことなく皮膚に接触させておくことで同部位での皮膚切除量が縦線として決定される。この動作を5～8mm間隔で繰り返し行い，最後に並行に並んだ縦線の尾側端を緩やかな曲線に連続させて尾側切開線とする。
- 眉毛高の左右差がある場合は，眉毛の低い側の皮膚を1～2mm程度広めにデザインする。
- 本手術の基本操作は皮膚切除と縫合であるため，手術手技としての難易度は高くない。
- 眉毛下縁に沿った皮膚には複雑なアンギュレーションがあることを意識する。
- 余剰皮膚の状態や範囲には個人差が大きく，皮膚切開線のデザインは一律ではない。皮膚切除幅は10mm前後までは問題ないが，切除幅が広がるにつれて術後に瞼に斜めの引き連れを生じやすい。これは多くの場合一時的であり，数カ月で消失する。
- すべての眼瞼下垂手術に通じることであるが，過剰の皮膚切除は閉瞼障害や角膜障害の原因となる。尾側切開予定線と睫毛までの距離が極端に短くなった場合はデザインを再考する。万が一過剰に皮膚切除した場合は，広めの瘢痕となることを前提に真皮縫合や眼輪筋の縫合を外し皮膚縫合のみとするが，それでも閉瞼困難な場合には戻し植皮を行うことになる。
- 眼輪筋の肥大した症例では眼輪筋を合併切除する。眼輪筋の切断端を縫合し，眼輪筋とともに眼瞼皮膚を頭側に引き上げる。

実際の手術

1 評　価

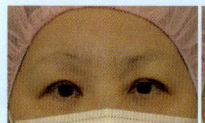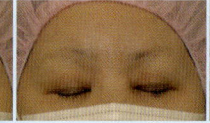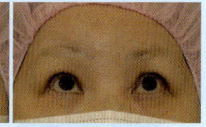

- 第1眼位，閉瞼，上方視で眉毛高の左右差を確認する。本例は開瞼時に右の眉毛が高い。

Point

- 第1眼位，閉瞼，上方視の確認や，Hering兆候の有無などを評価し，腱膜性下垂のない皮膚弛緩性下垂であることを確認する。

2 デザイン

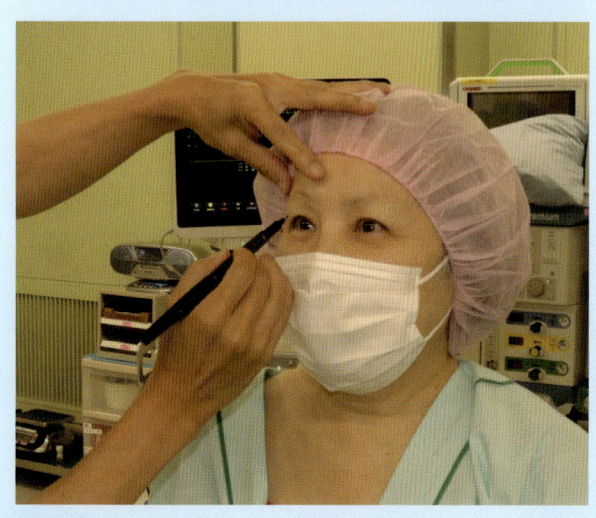

- 皮膚切開のデザインは坐位で行う。
- 本例は60歳代で，他院で重瞼線付近の余剰皮膚切除後である。

Point

- 術者がデザインしやすいようにベッドの高さを調整する。
- 目線がずれるとデザインがしにくくなるため，壁の目印を見るよう指示し，患者の眼位を安定させる。

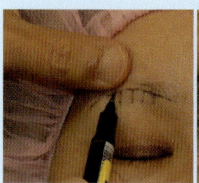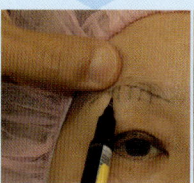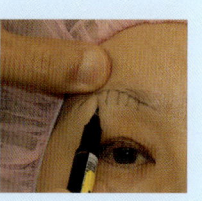

- 閉瞼，開瞼，眉毛をさらに引き上げた状態を示す。この操作中はペン先を固定し，皮膚から離さずにいると切除幅として縦線が描かれる。

Point

- 閉瞼させ，前頭筋が十分に弛緩した状態で頭側切開線にペン先を置く。
- 開瞼させ，理想的な開瞼が得られるまで眉毛を頭側に引き上げる。その際，ペン先を動かすことなく皮膚に接触させておくと皮膚切除量が縦線となる。この動作を5～8mm間隔で繰り返す。

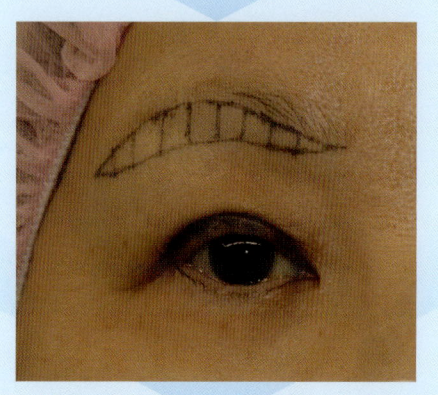

- 縦線の尾側端を緩やかな曲線でつなげる。

Point

- 並行に並んだ縦線の尾側端を緩やかに曲線で連続させて尾側の切開線とする。
- 縫合の際に皮膚の歪みやドッグイヤーを生じる可能性があるため，頭側切開線と尾側切開線の長さを可能な範囲で近づける。

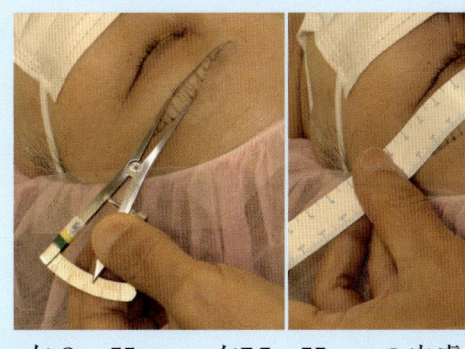

■ 左8×55mm，右7.5×55mmの皮膚切除を予定した。

- 皮膚の切除サイズを計測・記録する。横方向の長さは，数mmの左右差は支障とはならない。切除幅が11mmを超えると縫合後に縦ジワが発生するリスクが高まるとされるが，多くの症例では縦ジワは短期的に消失する。このため著者は，縦ジワを危惧することなく，皮膚切除が不足しないよう心がけている。
- 過剰切除による閉瞼障害は絶対に回避すべきであり，そのためには睫毛から縫合線までの距離が20mm以上残るように心がけている。この数値は一般論であり，実際には15mmを下回る症例もあるため症例ごとに判断する必要があるが，皮膚の仮縫合において兎眼となってはならない。

③ デザインのバリエーション

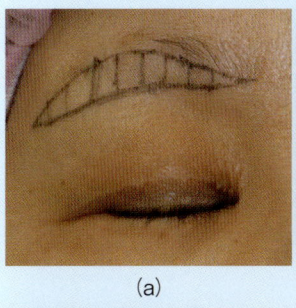
(a)

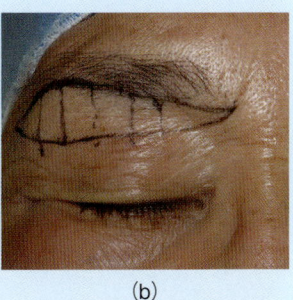
(b)

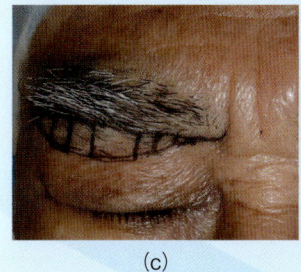
(c)

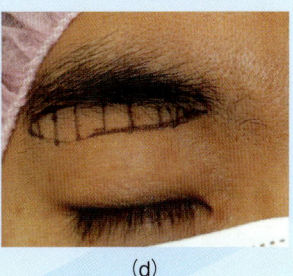
(d)

- 眉毛の形態は顔の印象を大きく変えるため，頭側の切開線を決めるにあたっては，患者の眉毛の形についてのイメージや希望などを簡単に確認しておく。
- （a）眉毛が薄い症例では，最大限温存を希望する患者もいるので，術後にアートメイクで整えるという考えもある。
- （b）切開の内側端を眉間のシワに収束させると目立ちにくくなる。
- （c）濃い眉毛の場合は，手術痕を隠せるように尾側の眉毛を一部含めて切開する。この症例でも眉間のシワがデザイン上の内側端のポイントとなるが，余剰皮膚が大きい場合は鼻根部の横ジワに向けて延長する。
- （d）若年者の場合は切除範囲を少なくする（30代の男性症例）。

④ 局所麻酔

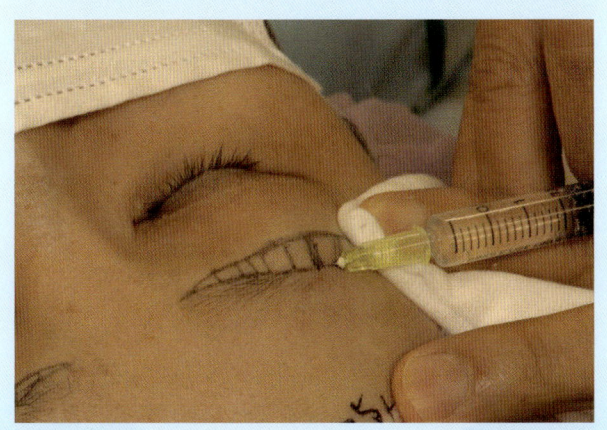

■ 2.5mLの注射器と30G針を用い，麻酔薬（1％キシロカイン®E）を片側で2.5mL程度使用する。

- 局所麻酔薬注入に伴う疼痛緩和のため，注入速度を緩徐にする。細い針を用いると，針刺入時の疼痛緩和だけでなく注入速度を緩徐にできる。
- 麻酔薬は切開線の外周に広がるように浸潤させる。執刀までに10分程度時間をおくと出血が少ない。
- 局所麻酔注射部位はガーゼで圧迫して皮下出血を低減する。

5 皮膚切開

■ 局所麻酔注射後10分以上待ち，皮膚が白くなるのを確認してから手術を開始する。

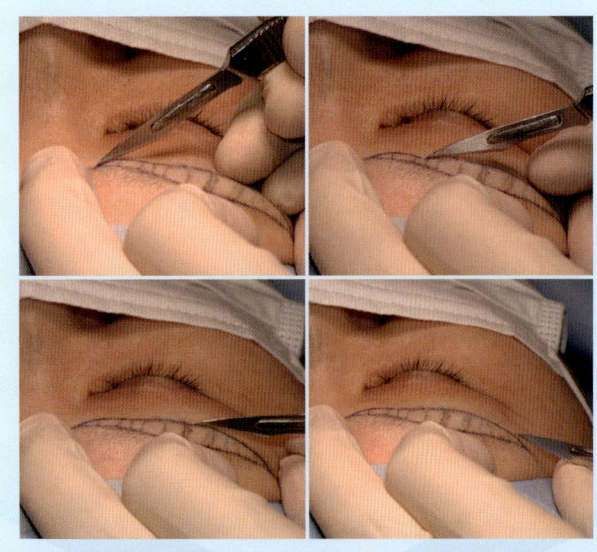

■ 眉毛下縁（頭側）の切開は，一番尾側の眉毛を1列切除側に入れるくらいを目安とする。

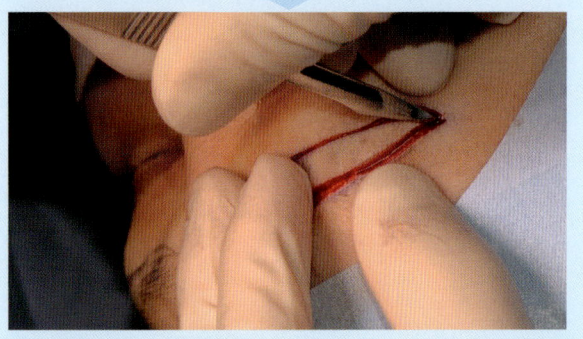

■ 両端部分の切除が浅くなると，縫合後に盛り上がるので，メスを反転して，しっかり切除ラインを入れる。

6 皮膚の切除

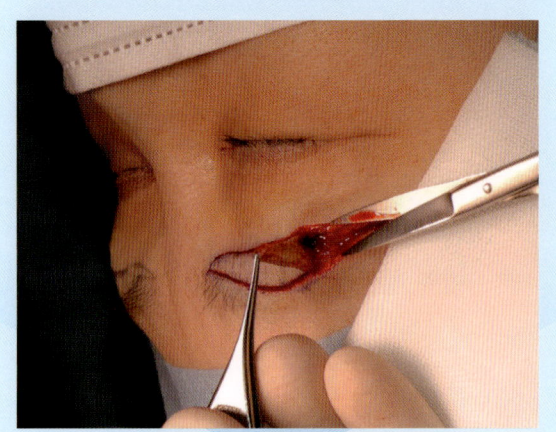

■ 皮膚を形成剪刀曲で切除する。

Point
- 非利き手の母指と中指で皮膚切開デザインの長軸方向に緊張をかけ，さらに示指で短軸方向に緊張をかけて切開する。
- 眉毛下の皮膚は内側と外側で眼窩縁の骨格上を横切る。それ以外の区間は眼窩角膜上を横切るため，メスにかける圧力はこれらの構造を意識することが重要である。圧力を加えたまま隔膜上から骨に移行する部位を切開すると，骨上では予想以上に切開が深くなる。
- 眉毛下の皮膚には微妙なアンギュレーションがあるため，切開の際はメスと皮膚のなす角度に留意する。

Point
- 切開線の辺の部分は，メスを寝かせて深く入りすぎないようにしながら，両端部分はメスを立てて，真皮の切り残しがないようにする。

Point
- 皮膚の切除は，皮膚直下で形成剪刀曲を表面側に凸にして行う。
- 鑷子で皮膚先端を牽引して緊張をかけると切開面が安定する。

! 注意点
- 剪刀を"深側に向けて凸"で切除すると，切除する皮膚の中央部分が深くえぐれる危険性がある。

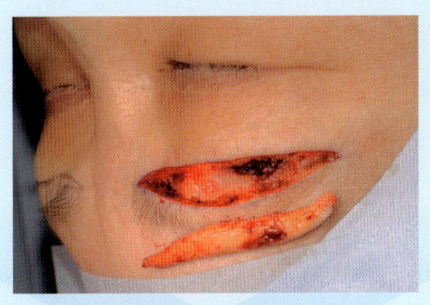

■ 確実に止血する。

┌─ Point ─┐
- 皮膚を切除しつつ，出血点があればその都度止血するが，切除する皮膚側の止血は基本的に必要ないため，皮膚の牽引力で出血を緩和する程度でよい。

7 皮膚の仮止め

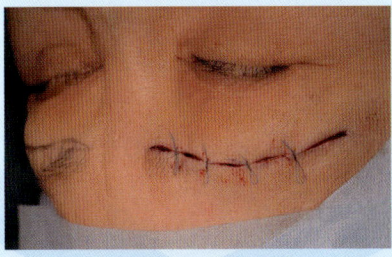

■ 仮縫合により皮膚切除量が適切か確認する。

┌─ Point ─┐
- 切除量が不足と判断した場合には皮膚切除を追加する。
- 眼輪筋を切除して吊り上げることで，眼瞼の厚さや重さを緩和することができる。

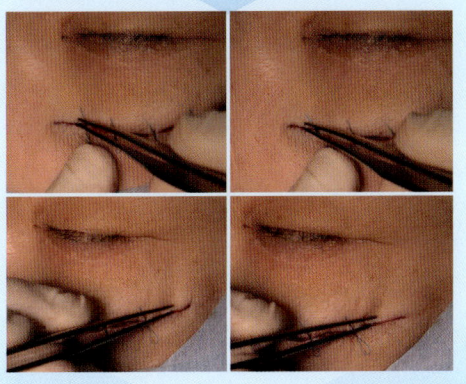

■ 内側・外側にドッグイヤーを生じさせないように縫合する。

┌─ Point ─┐
- 頭側と尾側の皮膚切開線の長さは異なることが多いので，縫合の際は皮膚をずらして縫合する必要がある。また，皮膚切除幅が大きくなるにつれてこの要素は大きくなるので，基本的には外側に向かってずらして効果的に縫合を行う。しかし，内側でも2mm程度のずらし縫合が許容される。
- 図に示すように，ドッグイヤーの生じない範囲で尾側皮膚を内側に移動して縫合を開始することもある。
- 外側端はドッグイヤーが生じないよう正確に縫合する。

8 真皮縫合

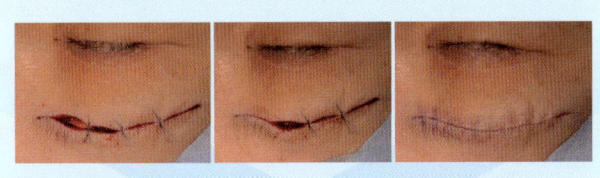

■ 内側から外側に向かって真皮縫合を進める。

┌─ Point ─┐
- 可能な限り縫合糸が毛根にかからないように縫合する。
- 外側にドッグイヤーが生じた場合は最小限の修正を行う。

9 皮膚縫合

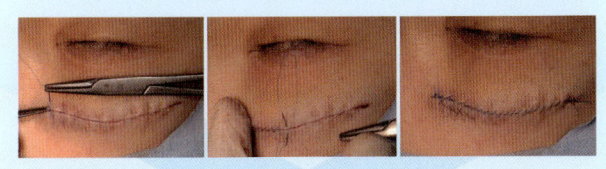

■ 真皮縫合と同様に，内側から外側に向かって皮膚を縫合する。

┌─ Point ─┐
- 連続縫合で創縁を合わせるように緩めに縫合する。ここでは6-0プロリーン®（ジョンソン・エンド・ジョンソン社）を使用している。

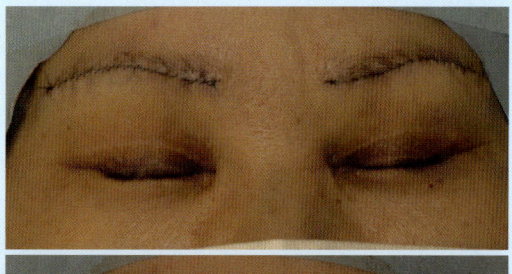

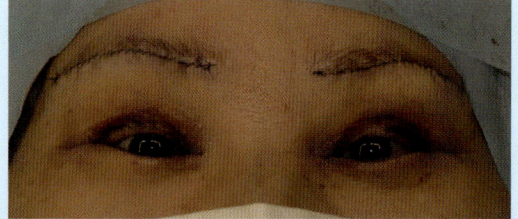

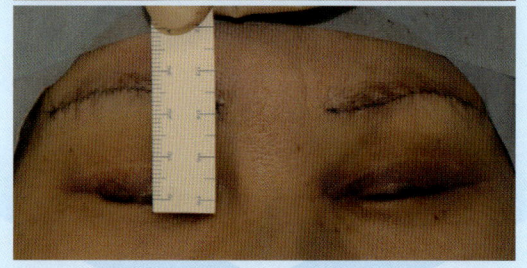

■ 縫合終了前に計測を行う。

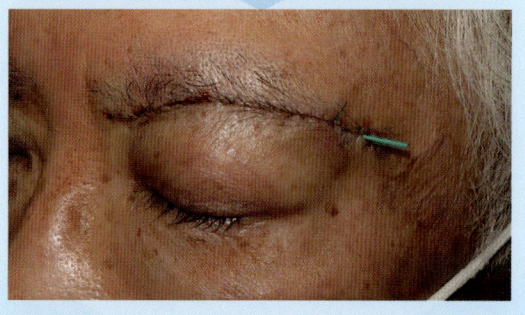

■ 出血リスクのある場合は迷わずドレーンを挿入する。

10 術後の注意点

■ ステロイド軟膏あるいは抗生剤軟膏を塗布し，術後3日間継続する。ドレーンを挿入した場合以外はドレッシングは行っていない。

■ 創部周囲をガーゼやタオルに包んだ保冷剤で冷却する。冷却は手術翌日まで継続する。

■ 坐位とし，靴紐を結ぶような前屈みの姿勢は避ける。

■ 会話は顔面の血流を促進して出血につながる可能性があるため，3日程度は会話を控えるように指導している。

■ 術後1週で抜糸し，以降は起床時に（可能なら午前中にもう一度）顔全体のホットパックにより腫脹の改善を図る。運動は術後10日目から許可している。

> **! 注意点**
> ● 縫合終了時に，開・閉瞼時に瞼縁・重瞼線から縫合線までの距離に左右差のないことを最終確認する。

> **! 注意点**
> ● 眼瞼下垂症手術では術後血腫がダウンタイムに大きく影響するため，出血が予測される場合は躊躇せずドレーンを留置する。

Supplements

1 手術終了時の斜めジワについて

皮膚の切除量が大きい場合や上眼瞼が薄い症例では，術後に不自然な斜めのシワができることがある。術前に患者に伝えておく必要があるが，ほとんどは術後経過とともに消失する。

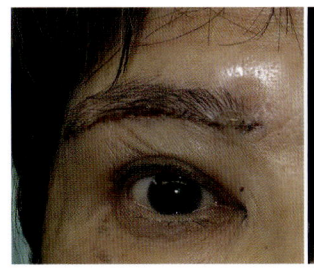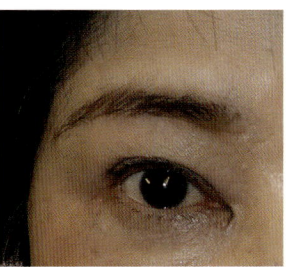

2 眼瞼の色調について

右図の症例の右側は赤みが残り，左側は色素沈着を来たしている。術後皮下血腫の程度や，屋外活動の多い症例によっては色素沈着が生じることがある。また，薄い皮膚を進展することから眼輪筋が透見して赤く見える場合がある。いずれも出血に伴うもので周囲皮膚とのコントラストが目立つが，今のところ対処法はない。

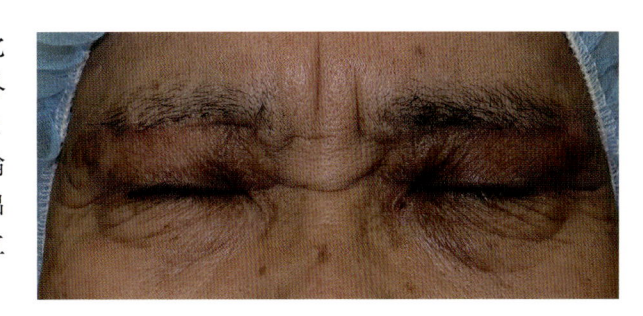

3 重瞼線について

眉毛下皮膚切除によって重瞼線が出現する症例がある。また，右図のように片側のみに生じる場合もある。重瞼線の出現についてはコントロールできないこと，重瞼を希望する場合には，後日埋没法などで左右差を解消できることなどを術前に伝えておくとよい。

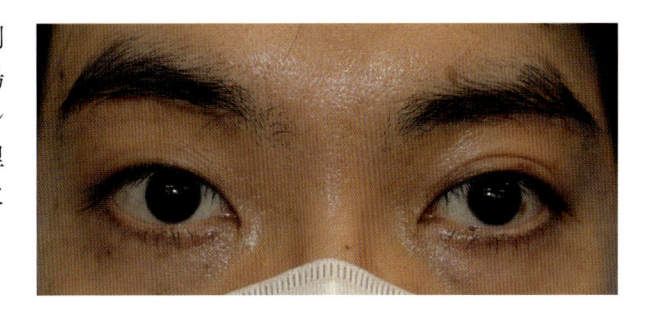

4 腱膜性眼瞼下垂の併発例について

高齢者では腱膜性眼瞼下垂を併発してることもあるが，眉毛下皮膚切除のみでも視野の改善が得られることが多い。特に大きな皮膚切除を要する症例では，まず眉毛下皮膚切除を行い，自覚症状や視野の改善の程度をもとに腱膜性下垂の手術を追加するかを検討してもよい。

5 眼輪筋切除について

上眼瞼が厚い症例では，皮膚切除だけでなく眼輪筋を切除し，睫毛側眼輪筋を頭側に吊り上げることで開瞼抵抗を減少できる。眼窩隔膜を切開して眼窩脂肪を切除することも可能である。

一方，上眼瞼が薄くかつ陥凹している症例では，できるだけ眼輪筋を温存して筋肉のタッキングで対処する。

6 眉毛の高さに関して

術後には必ず眉毛が下降するが，その程度には個人差があり予測は困難なこともある。術前にテープや血管クリップを装着して擬似的に術後の状態を再現することも有用な情報となる。また，左右差が生じる可能性もあるため術前に説明が必要である。

眼瞼下垂手術全般にいえることだが，閉瞼できることが眼瞼手術の最低条件なので，過剰な皮膚切除にならないようデザインする。万が一皮膚を過剰に切除してしまった場合には，眼輪筋のタッキングを行ってはならない。

30

眼瞼下垂症手術 ― 瞼縁での皮膚切除術，挙筋腱膜前転（固定）術，ミュラー筋タッキング，挙筋短縮術 ―

兵庫医科大学形成外科　垣淵　正男

概　要

　眼瞼下垂症手術には，「上眼瞼皮膚弛緩症に対する標準的な瞼縁での皮膚切除術」，「眉毛下皮膚切除術」，「挙筋機能の保たれた挙筋腱膜すべり症に対する挙筋腱膜前転（固定）術およびミュラー筋タッキング」，「挙筋機能低下に対する挙筋短縮術および前頭筋吊り上げ術」などがある。

　本項では，瞼縁での皮膚切除術，挙筋腱膜前転（固定）術，ミュラー筋タッキング，挙筋短縮術を取り上げる。

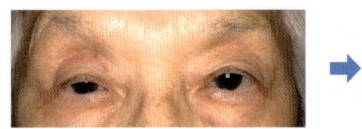 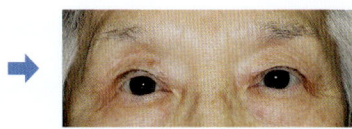

適応基準と除外基準

- ■上眼瞼皮膚切除術：挙筋機能が良好であっても上眼瞼皮膚弛緩のために瞳孔領が遮られている症例，および挙筋機能低下に対する手術後に同様の状態になると予測される症例が絶対的な適応となる。患者の整容上の希望による場合は相対的な適応となり，術後の容貌に大きな変化を望まない患者には皮膚切除量を控えめにしたり，あえて重瞼を作成しなかったり，重瞼幅を狭くして奥二重としたりするなどの配慮が必要となる。
- ■挙筋腱膜前転（固定）術：挙筋機能自体は保たれている多くの後天性眼瞼下垂が適応となるが，後天性であっても挙筋機能が低下している症例や，先天性眼瞼下垂の成人例で挙筋機能の低下がわかりにくい場合があるため注意を要する。いずれにしても局所麻酔下で腱膜固定後に坐位で確認するのが無難である。
- ■ミュラー筋タッキング：適応は挙筋腱膜前転術とほぼ同様であり，術後の後戻りの傾向はやや強くなるが，手術侵襲は小さい。定型的に行って低矯正となった場合は，術式を変更して挙筋短縮術などに移行することになる。
- ■挙筋短縮術：挙筋腱膜の弛緩やすべりではなく挙筋機能そのものが低下している症例が適応となるが，筋膜移植などによる前頭筋吊り上げ術とも適応が重なり，両方の術式を併用する考え方もあるため，その適応は症例の状態や術者の判断による。

　先天性眼瞼下垂のうち，瞳孔が常時隠れていて乳児期に手術を要するまれな症例では，幼少時の前頭筋吊り上げ術を回避して，この手術が行われることがある。

手術のポイント

- ■上眼瞼皮膚切開や切除のデザインは，左右対称かつ適切な術後形態となるよう慎重に行う。
- ■術中の挙筋機能の評価では，まず挙筋腱膜の眼窩隔膜への折り返し部であるホワイトライン付近の挙筋腱膜を瞼板の上縁付近に固定して，坐位で瞼裂高や左右差を確認する。
- ■挙筋短縮術では，挙筋腱膜のみを切除または前転する方法と，ミュラー筋や眼瞼結膜も切除する方法を使い分ける。
- ■ミュラー筋タッキングも，実際はホワイトラインを瞼板上縁に近づける方法である。
- ■瞼板前面における皮膚，眼輪筋，挙筋腱膜の処理の仕方によって，重瞼や睫毛の形態が決まる。
- ■術後の予定外重瞼線を回避するために，皮膚切開部より頭側の軟部組織への侵襲は最小限にする。

実 際 の 手 術

1 皮膚切開および皮膚切除のデザイン

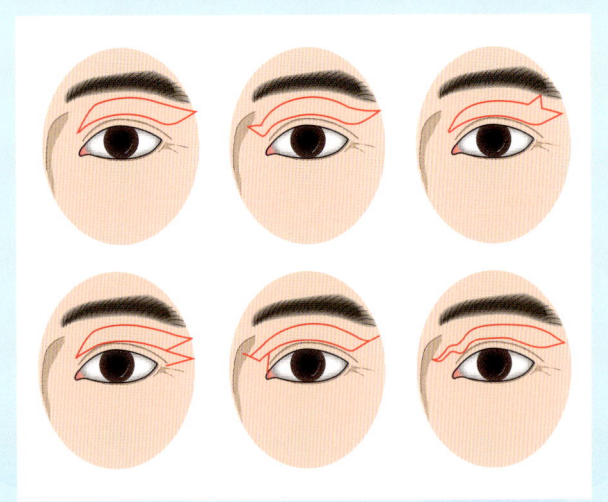

■ 種々のデザインが報告されているが，最も標準的なものを採用している。

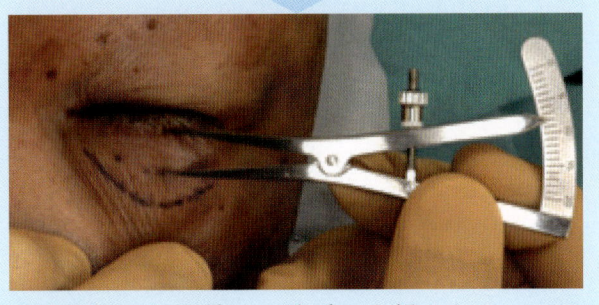

■ 瞼縁側の切開線は，睫毛の上縁から 7～8 mm の高さで，内側は 1 mm 程度狭くして，左右差をできるだけなくすために，カストロカリパーを用いてデザインをする。

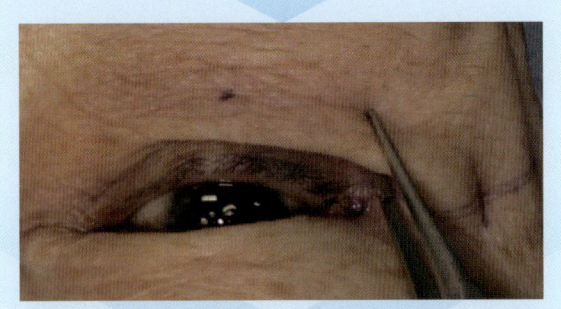

■ 皮膚の余剰量は鑷子でつまんで計測する。

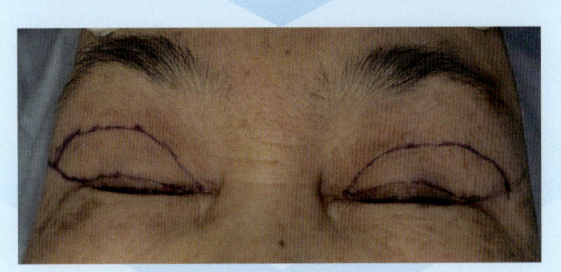

■ 通常は外眼角部の切除幅が最大になる。

2　麻　酔

- 局所麻酔は耳側から行う方が最初の疼痛が少ない。
- 麻酔薬の量は少ないほどよく，片眼で1～2mLが適当である。

3　皮膚切開

- デザインの際と同様に，皮膚に緊張がかかりやすいように外眼角部にガーゼを当てて牽引し，必要に応じて下眼瞼も圧迫して耳側から切開する。

Point
- 皮膚切除を行う場合は瞼縁側の切開を優先する。
- 外眼角部は血液が流れてくるため素早く切る。

4　眼輪筋の切開

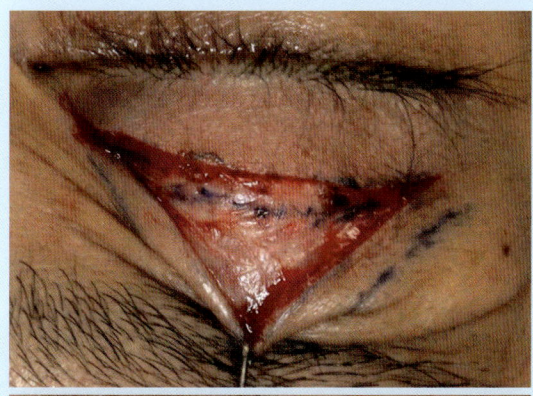

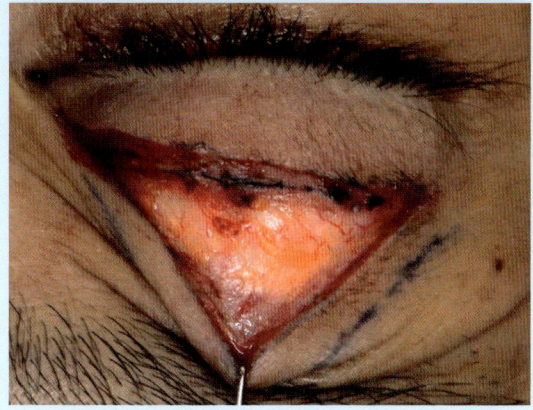

- 瞼縁側から1～2mm程度の眼輪筋を残して切開する。

Point
- 内眼角部は出血の下流になるので鼻側から切ることもある。
- 皮膚切開の深さによっては眼輪筋の筋膜様の結合組織が残る場合があるので，それを切ると創部が展開されて眼輪筋が露出する。

Point
- 皮膚切除を行う場合は，瞼縁側の眼輪筋は幅2mm程度残すが，皮膚切開のみの場合は術後の予定外重瞼線を回避するため，1mm程度とする。

！注意点
- 皮膚の断端に残る眼輪筋が少ないと重瞼線が作成しにくくなることがある。

5 眼輪筋の切除

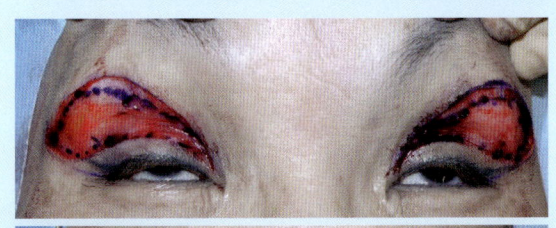
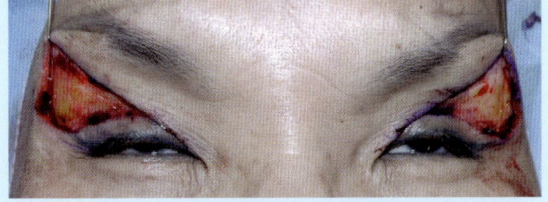

■ 皮膚切除に続いて眼輪筋も切除する。
〔垣淵正男：先天性眼瞼下垂症．専門医取得
に必要な形成外科手技37（上），寺師浩人編，
pp81-89，克誠堂出版，2023より引用〕

Point

● 予定外重瞼線の原因となり得る過剰な切除
を避けるため，眼輪筋はまず瞼縁側を切開
し，筋肉が弛緩した状態で頭側の余剰部分
を切除する。

⚠ 注意点

● 皮膚切除に伴う眼輪筋の切除は，外眼角部
では十分に行ってもよいが，瞼裂の部分の
頭側では術後の予定外重瞼線を回避するた
め，控えめにする。

6 瞼板の露出

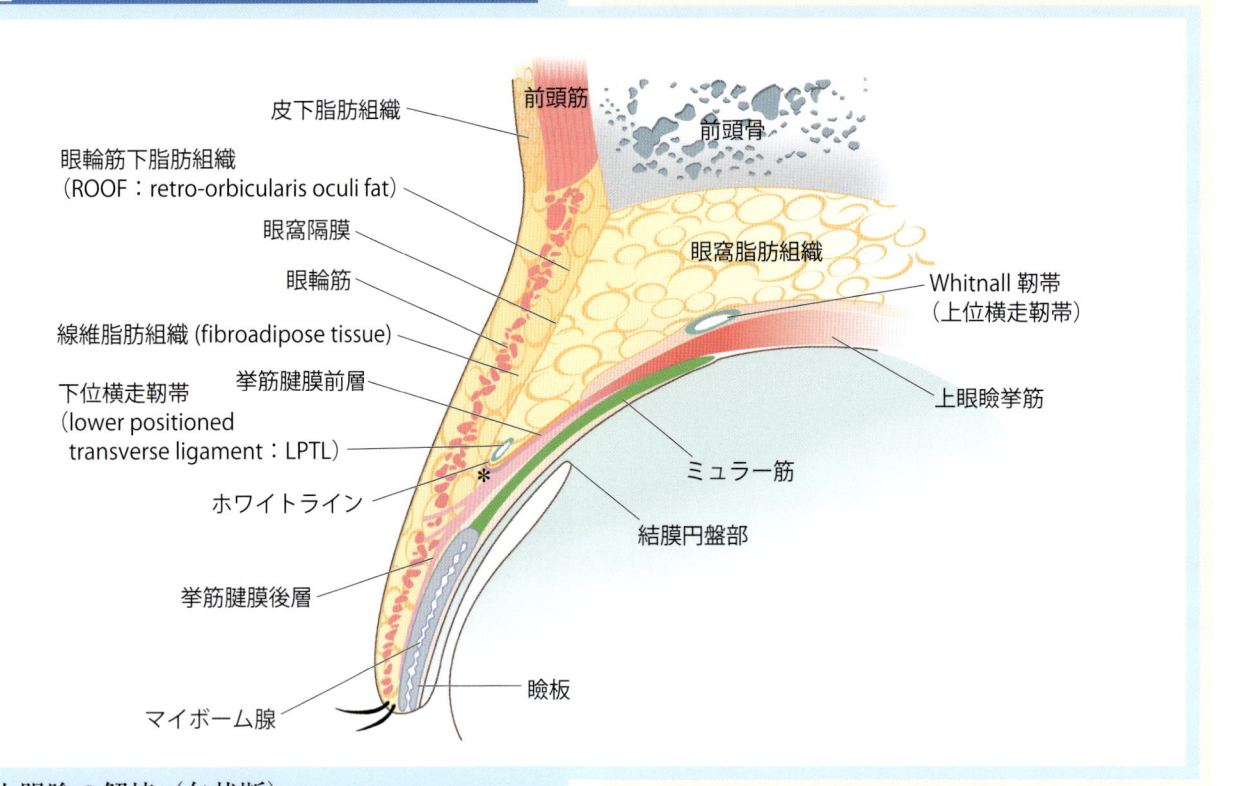

■ 上眼瞼の解剖（矢状断）
〔垣淵正男：先天性眼瞼下垂症．専門医取得
に必要な形成外科手技37（上），寺師浩人編，
pp81-89，克誠堂出版，2023より引用〕

Point

● 腱膜性眼瞼下垂の患者では，瞼板上縁と眼
窩隔膜の下縁（ホワイトライン）の間隔が
広がっており，本来は挙筋腱膜の下に隠れ
ているミュラー筋が露出されるが，眼輪筋
とミュラー筋の間に，菲薄化した挙筋腱膜
とその前面の線維性結合織が介在する。
● 挙筋腱膜は瞼板の前面にも付着している。

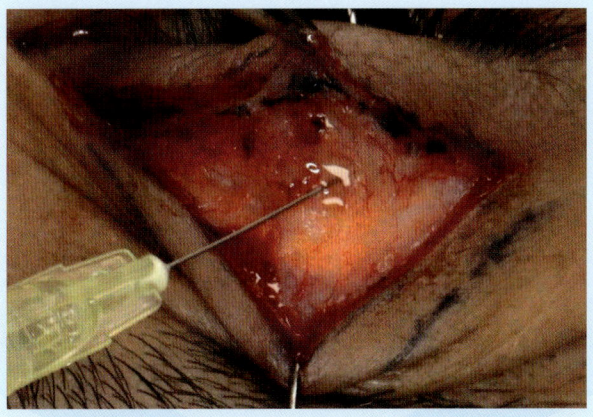

■ 眼窩隔膜と瞼板上縁の間（前頁解培図中の＊）を局所麻酔薬で液性剥離する。

> **Point**
> ● ホワイトラインやミュラー筋が透見できれば理想的である。

> **⚠ 注意点**
> ● この際に，瞼板上縁の動脈弓やミュラー筋に針が触れて出血しないように注意する。

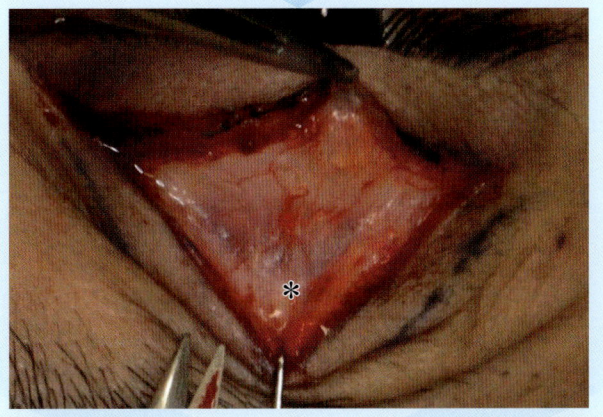

■ 開瞼によりホワイトラインが引き込まれて陥凹する箇所（＊）を目安にする。

> **Point**
> ● ミュラー筋とその挙筋腱膜の間で剥離を進める。

> **変化** 全身麻酔の場合は，上眼瞼を圧迫するなどして眼窩脂肪および眼窩隔膜のおおよその位置を確認する。

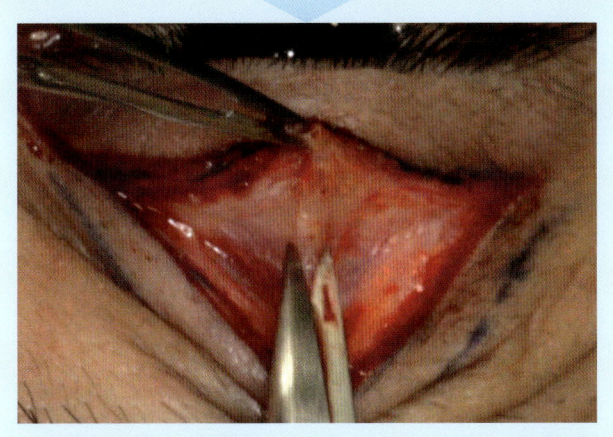

■ 瞼板前面の組織量が適度になるように剥離を進める。

> **Point**
> ● ミュラー筋と，瞼板上縁の蛇行した動脈が瞼板上縁に至る際の指標になるので，それらが透見できると剥離が容易になる。

> **⚠ 注意点**
> ● ミュラー筋，および瞼板の辺縁の動脈から出血するとオリエンテーションがつかなくなるので，慎重に剥離を進める。

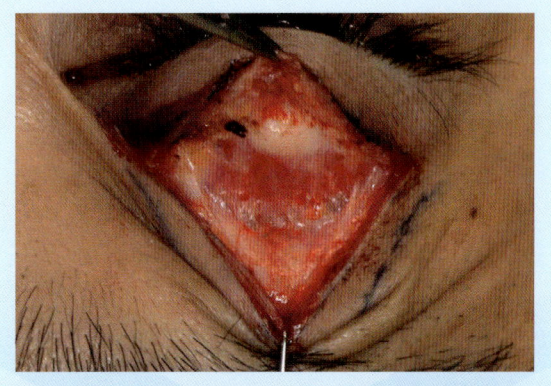

■ ホワイトラインとミュラー筋の尾側部分を同定した後に，瞼板の上縁を露出する。

7 ミュラー筋タッキング（皮膚切開によるもの）

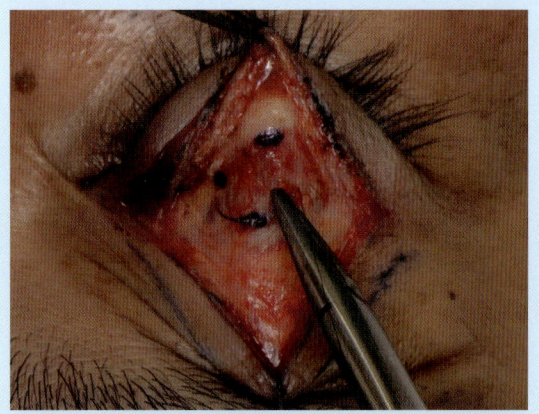

変化 ミュラー筋の代わりにホワイトライン付近の眼窩隔膜を縫合しても効果はほぼ同じであり，後戻りも少ないと考えられる。

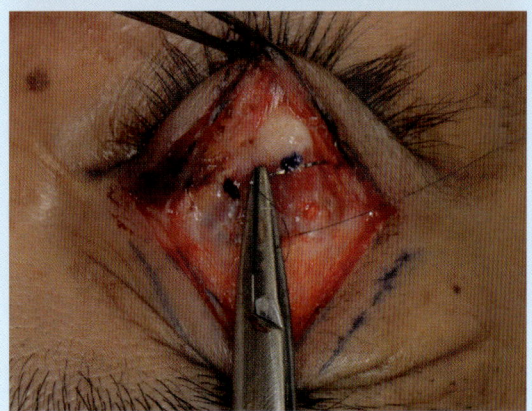

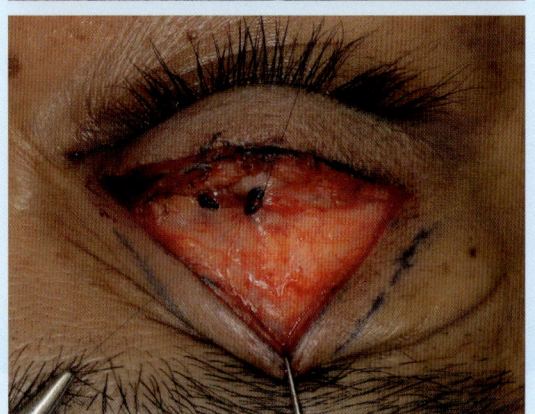

変化
●矯正不足の場合はホワイトラインより頭側の挙筋腱膜とミュラー筋の間の剥離を進めて，再度タッキングを行う。
●それでも不十分であれば，挙筋短縮術に移行する。

■ ホワイトライン尾側と瞼板上縁付近のミュラー筋を縫合してタッキングする。

8 挙筋腱膜前転（固定）術

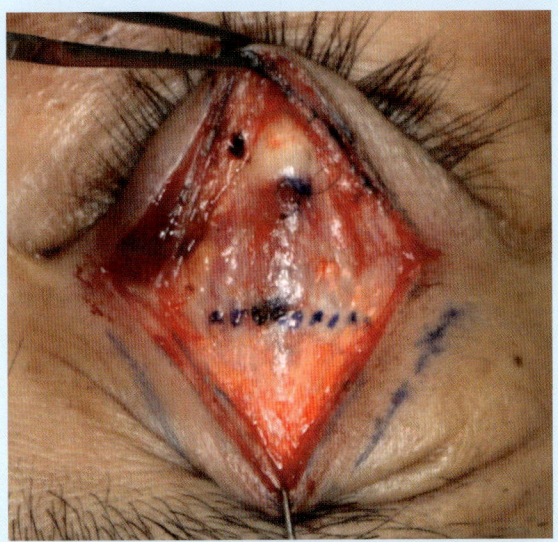

──Point──
- 眼窩隔膜を切開する高さで挙筋腱膜の長さが決まるので，若干頭側寄りで切開する。
- 瞼板への固定部位より外側の眼窩隔膜から切開するのが安全である。

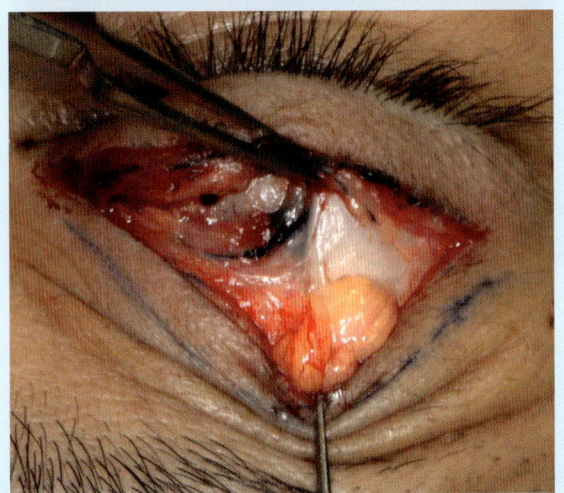

──Point──
- 眼窩隔膜は複数の層からなるため，眼窩脂肪を包む最後の膜まで切開して黄色の軟らかい眼窩脂肪を露出すると，白色で平滑な挙筋腱膜が同定できる。

■ ホワイトラインのやや頭側で眼窩隔膜の外側部分を切開して，眼窩脂肪と挙筋腱膜を露出する。

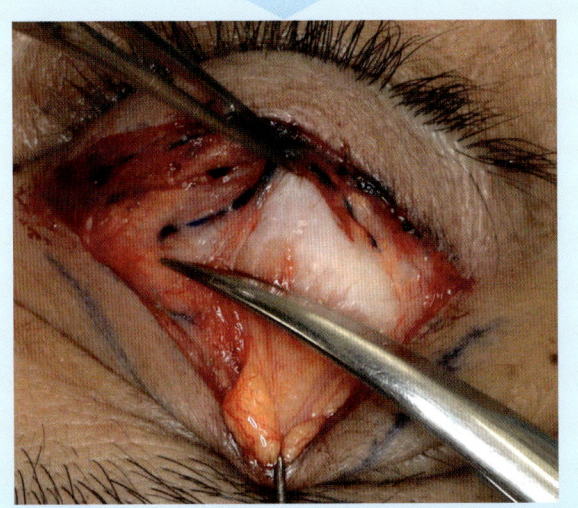

──Point──
- 下横走靭帯を切断または切除すると，眼窩脂肪が脱出して術野を展開しやすい。
- 内側部も腱膜が短くならないように，やや頭側を切開する。

!注意点
- 眼窩隔膜の内側は外側よりも脆弱な複数の層からなるため，注意して最内側の層まで切開する。
- ホワイトラインの内側と外側に動脈が存在するので，それらを避けるか同定して焼灼する。

■ 続いて内側（鼻側）に向けて眼窩隔膜を切開する。

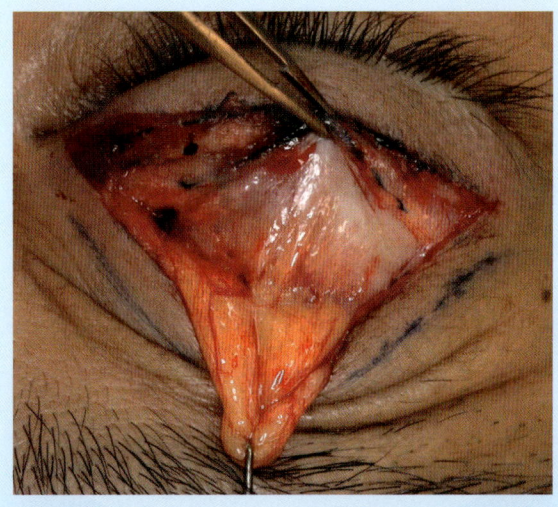

■ 眼窩脂肪をスキンフックで牽引して，挙筋腱膜全幅を露出する。

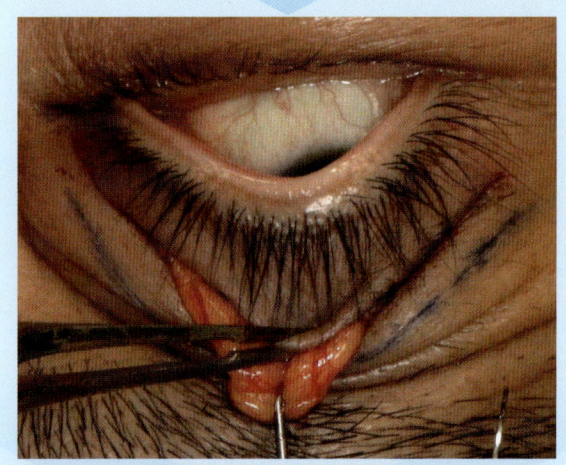

■ 開瞼時の瞼裂の形態を確認する。

Point
- 瞼裂の中央を目安に適当な固定位置を確認する。

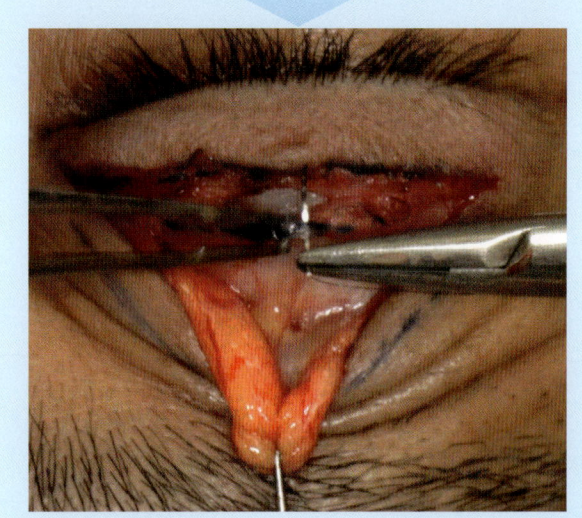

■ 腱膜を牽引する。

Point
- 左右のずれがないように腱膜の断端を瞼板の上縁付近に縫合する。

⚠️ **注意点**
- 高齢者などの瞼板が軟らかい症例では，縫合固定の位置や前転量のアンバランスによって容易に瞼縁の輪郭が変形する。

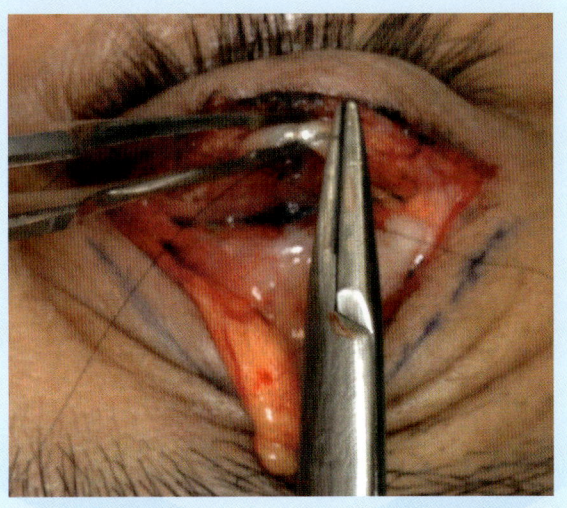

■ まず，瞼裂の中央付近の瞼板に挙筋腱膜を固定する。

> **Point**
> - 瞼板の上縁に瞼板に平行に縫合針を通すが，その部分は眼球側を凹面として弯曲しているので，少し尾側で行う。

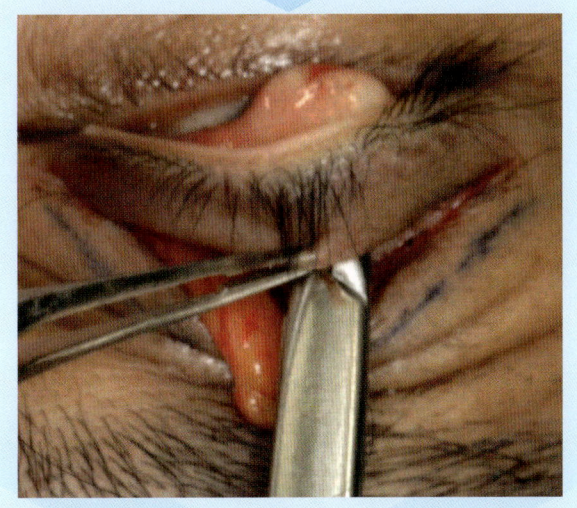

■ 瞼板を翻転して，瞼板にかけた針が結膜側に露出していないことを確認する。

> **Point**
> - 結膜側に露出した縫合針が確認できなくても，出血があれば結膜を貫いたと判断できる。

> **⚠ 注意点**
> - 瞼板の翻転時に縫合針がミュラー筋に触れると強い疼痛を訴えることがあるので気をつける。

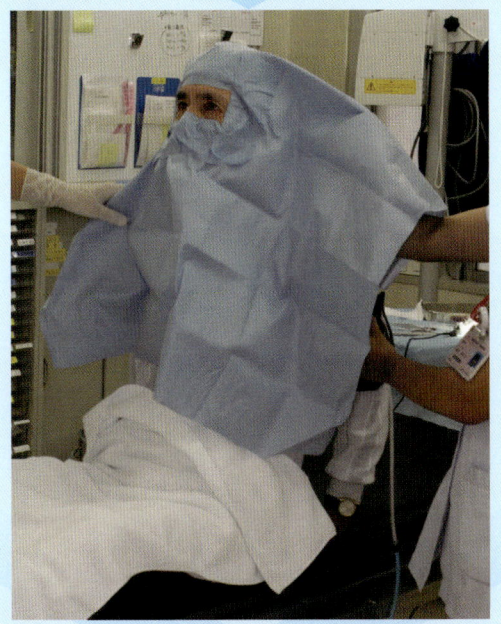

■ 患者を坐位にして瞼裂高や，瞼裂・重瞼の形態を確認する。

> **Point**
> - 正面視だけでなく，上方視・下方視における形態や矯正量も確認する。

> **⚠ 注意点**
> - 術中には，冷やした生理食塩水に浸したガーゼなどで術野を冷やすこともあるが，重症筋無力症の患者では挙筋機能が回復して術中の計測を誤るため注意する。

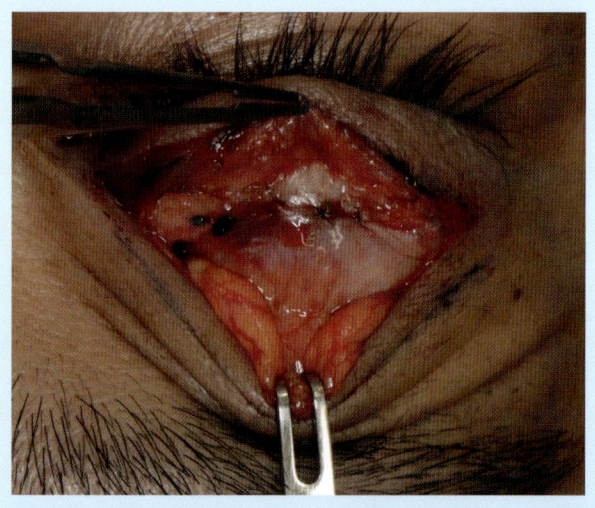

■ 次に内側（鼻側）および外側（耳側）にも縫合を追加して，再度坐位で確認する。
■ 左右対称で形態も良好であれば，瞼板前組織の処理に移る。

9 挙筋腱膜の追加切除

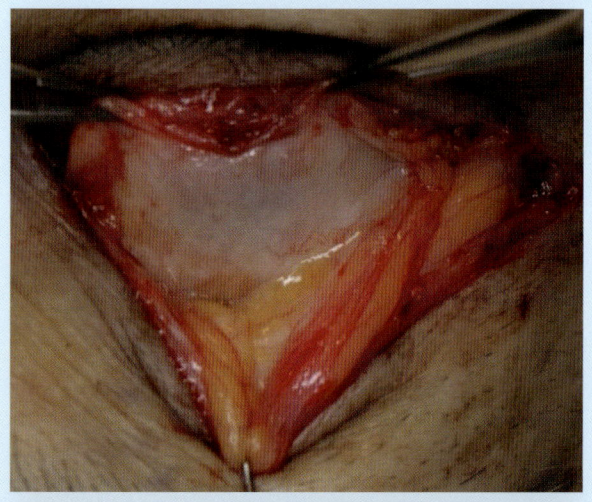

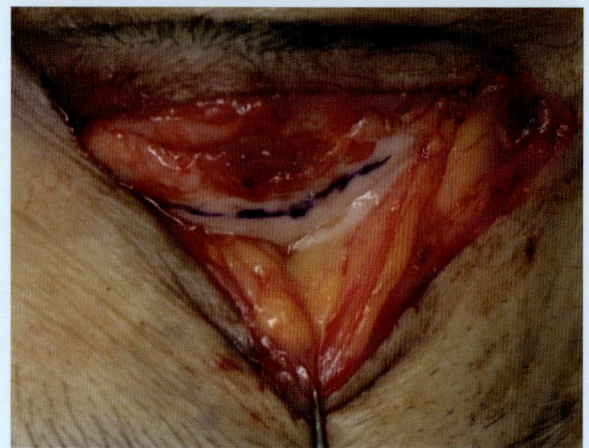

■ 挙筋腱膜の断端に追加切除部をデザインする。

Point
● 涙点より内側には瞼板が存在せず内眼角に固定されていないため，内側の腱膜の前転量や瞼板への固定位置は，瞼裂の形態への影響が大きいので，慎重に決定する。

⚠注意点
● 内眼角部の瞼板は幅が狭く，前面に脂肪や線維性結合織も付着しているため同定しにくいので，鑷子でしっかりと把持したり，縫合針を引っ掛けて引き出したりして瞼板上縁を直視下において，腱膜を固定する。

Point
● 腱膜固定後に低矯正の場合は，まず挙筋腱膜のみを短縮する。

⚠注意点
● 腱膜の尾側の脆弱な部分が切除されるため，切除量以上に矯正されるので注意する。

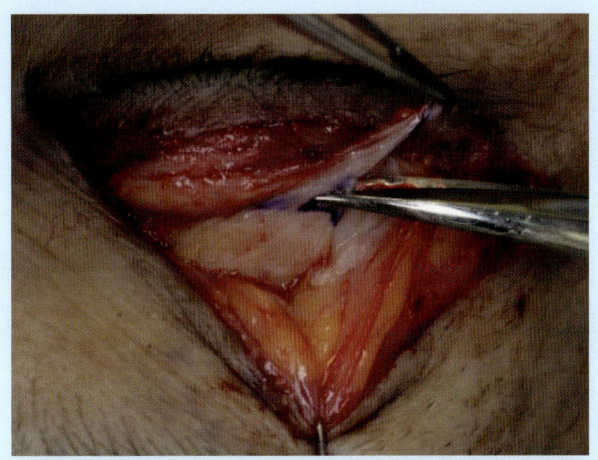

Point

- 過矯正にならないように，まずは控えめに
腱膜を切除する。

⚠ **注意点**

- ミュラー筋は温存して腱膜のみを切除する。

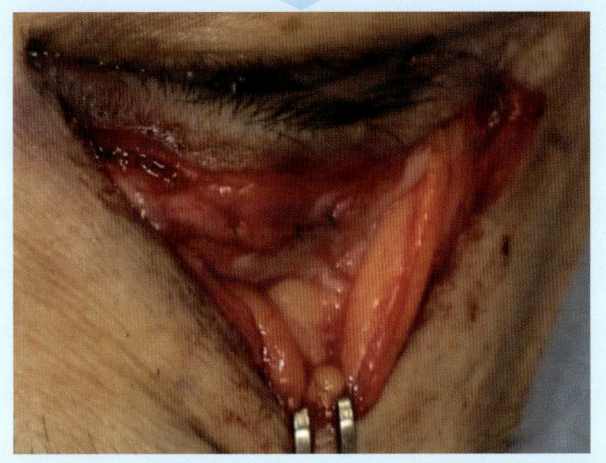

■ 下にミュラー筋があるので，腱膜のみを切除
するとミュラー筋が残っている。

Point

- 切除された腱膜下のミュラー筋からの出血
を認めることが多いので，止血を行う。

Point

- 瞼板の同じ位置に再度縫合するので，愛護
的に行う。

■ 再度，挙筋腱膜を瞼板上縁に縫合固定する。

10 挙筋短縮術

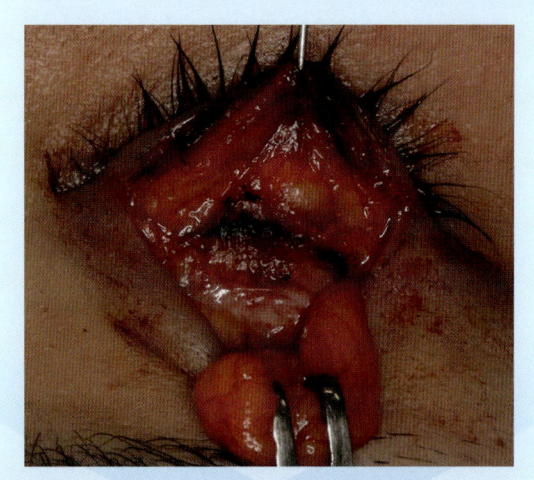

■ 瞼板の上縁でミュラー筋を切開する。

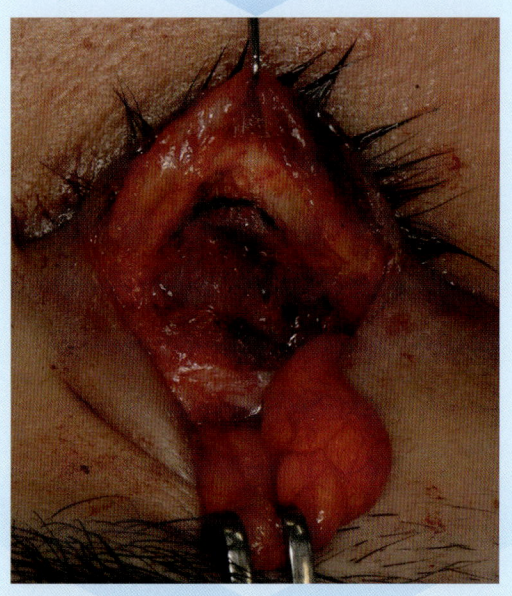

■ 眼瞼結膜を露出する。

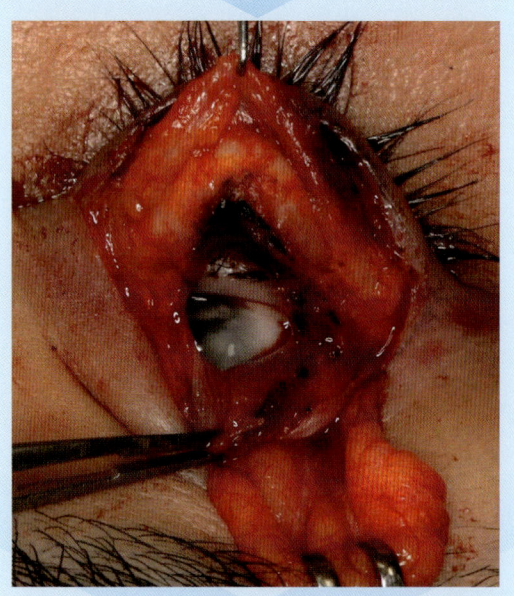

■ 瞼板から2〜3mm離れたところで眼瞼結膜を横切開し，余剰と思われる量を切除する。

Point
- 瞼板上縁付近の眼瞼結膜まで切開しないように，こまめに止血しながら慎重にミュラー筋を切開する。

Point
- ミュラー筋と眼瞼結膜の間を丁寧に剥離する。

! 注意点
- 結膜からの出血を止血する際は，その直下の角膜の熱傷を避けるために，結膜を持ち上げたり，結膜の位置を尾側にずらしたりする。

Point
- 結膜の切除量はミュラー筋よりも少なくてよい。

! 注意点
- 結膜の縫合部位が瞼板上縁に近すぎると，術後の異物感や角膜障害の原因になり得る。

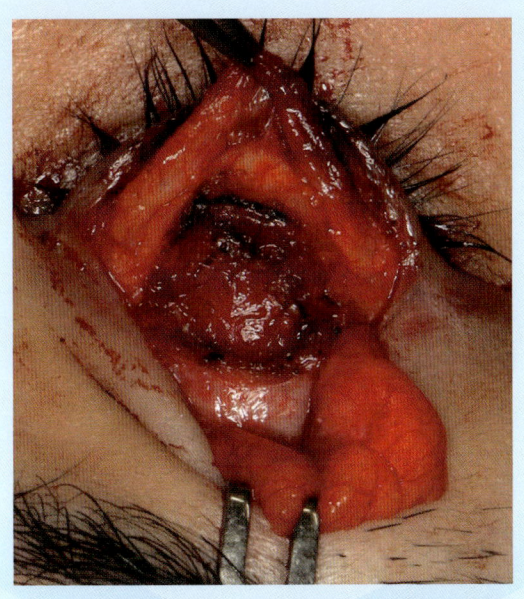

■ ミュラー筋を頭側の腱膜断端付近まで切除して，結膜を縫合する。

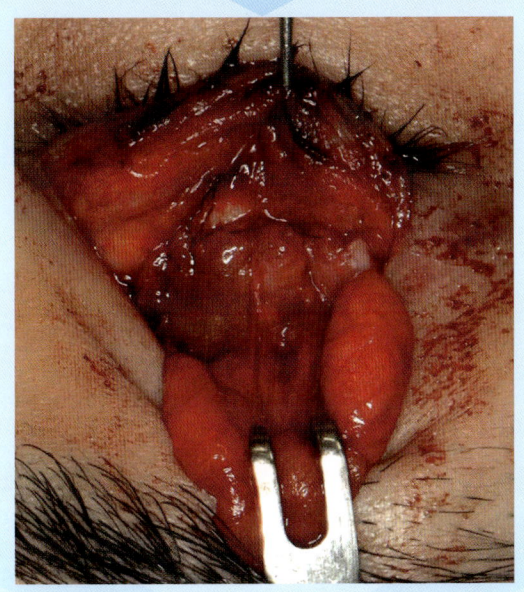

■ 挙筋腱膜とミュラー筋を瞼板上縁に縫合し，坐位で確認する。

11 瞼板前面の挙筋腱膜の処理

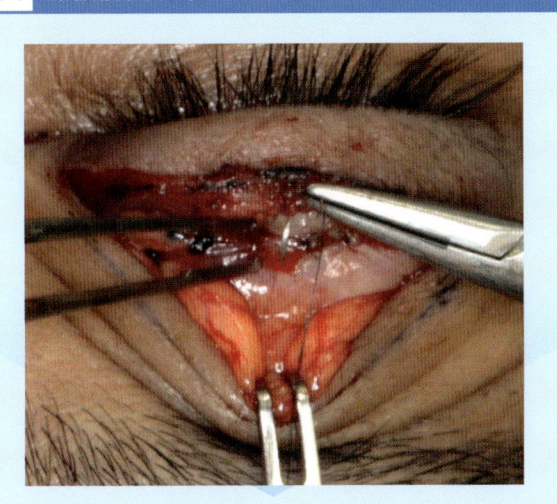

> **注意点**
> ● ミュラー筋の止血の際にも角膜の保護に留意する。

> **変化** 挙筋短縮後も低矯正であれば，さらにミュラー筋と挙筋腱膜を切除するか，瞼板前面に前転して固定する。

> **Point**
> ● この部分の処理で重瞼と睫毛の形態が決まる。
> ● 瞼板上縁を露出する際にも留意しているが，瞼板前面の軟部組織量が多すぎる場合は適宜減量する。

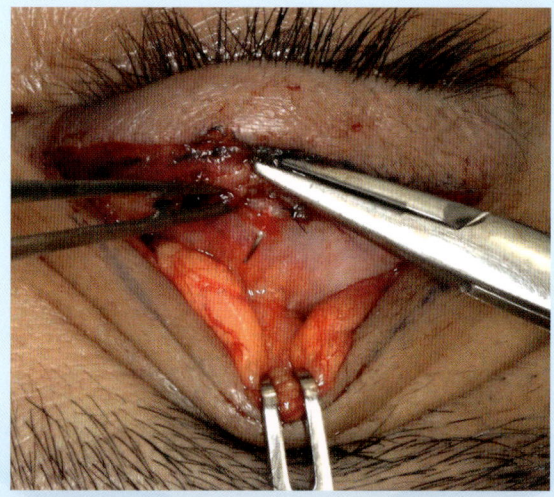

Point

- まず，瞼板前面の挙筋腱膜の尾側断端のみを縫合する。

注意点

- 縫合部位が眼輪筋に近いと，睫毛が過度に外反したり，睫毛の頭側にシワができたりする。

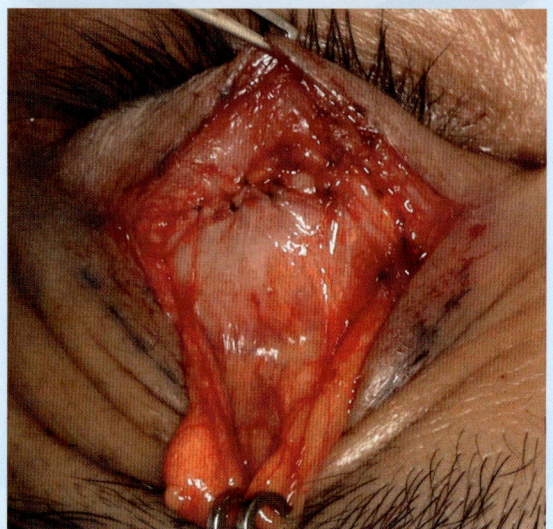

■ 瞼板前面の前転した挙筋腱膜を縫合する。

Point

- この操作は腱膜固定の補強にもなる。

注意点

- 頭側の挙筋腱膜縫合時に，その下のミュラー筋から出血させないように気をつける。

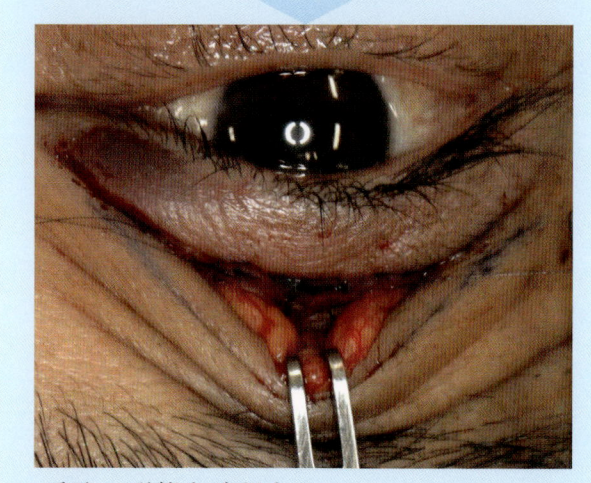

■ 重瞼の形態を確認する。

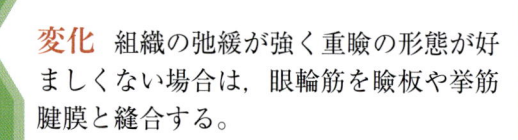

変化 組織の弛緩が強く重瞼の形態が好ましくない場合は，眼輪筋を瞼板や挙筋腱膜と縫合する。

12 眼窩脂肪の減量

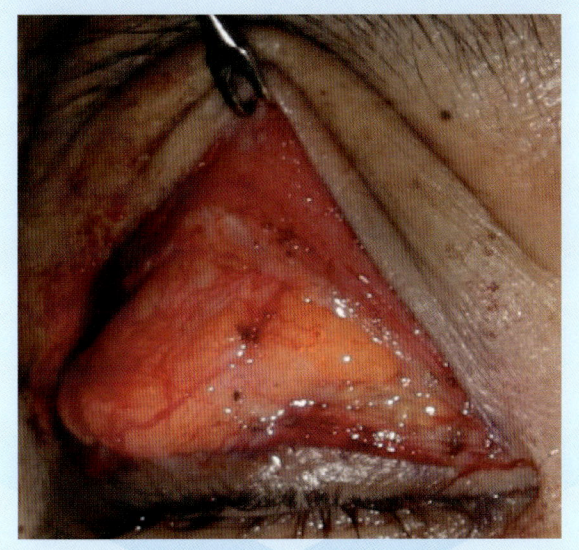

■ 眼窩隔膜の切開部から脱出する脂肪

Point
- 眼窩脂肪の減量は必須ではない。
- 外側のコンパートメントの眼窩脂肪は同定しやすく，減量も容易である。

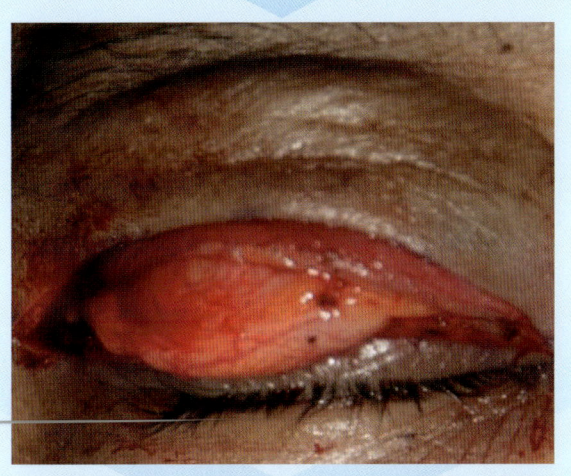

■ 閉創時に近い状態における眼窩脂肪の余剰

Point
- 眼窩脂肪の切除量は，閉瞼時だけでなく開瞼時の状態も確認して決定する。

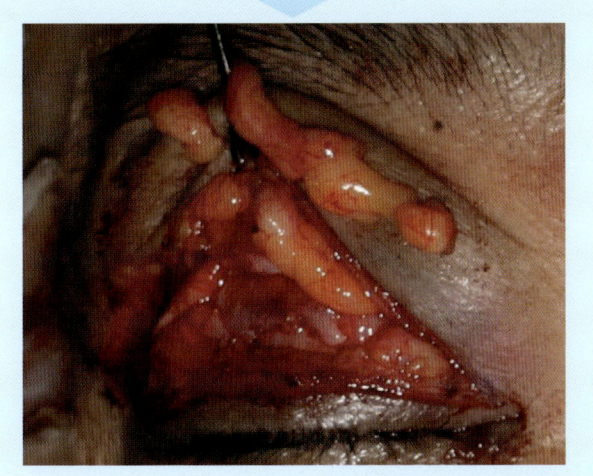

■ 明らかに余剰と思われる眼窩脂肪のみを切除する。

Point
- 脂肪切除時にも疼痛を訴えることが多いので，眼窩脂肪内にも局所麻酔を追加する。

⚠ 注意点
- 眼窩脂肪の過剰な切除は予定外重瞼線の原因となるため，注意する。

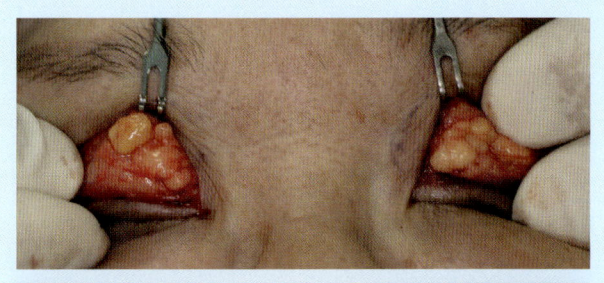

> **Point**
> ●上眼瞼内側の眼窩脂肪は，眼窩隔膜の最内側を切開し，上眼瞼を圧迫して圧出すると同定しやすい。

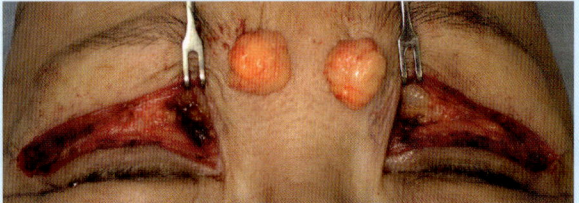

> **Point**
> ●脂肪の性状は，外側のものよりも線維性の隔膜が密で，少し硬くまとまっている。

■ 上眼瞼内側のコンパートメントの脂肪減量

13 皮膚の追加切除

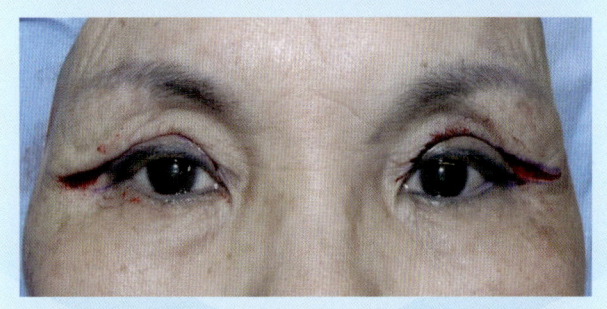

> **Point**
> ●余剰皮膚量の決定は，瞼裂高が左右対称に矯正されていることが前提となる。

> **⚠ 注意点**
> ●局所麻酔による眼輪筋やミュラー筋への影響，皮膚の腫脹などは回避し難い。

■ 坐位で開瞼させて皮膚の余剰部位を確認する。

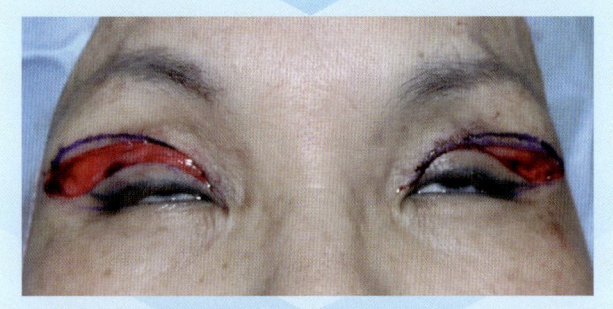

> **Point**
> ●術後の愁訴の多い外側皮膚の余剰を解消する。

> **⚠ 注意点**
> ●内側の重瞼幅が広くなりすぎないように注意する。

■ 追加皮膚切除のデザイン

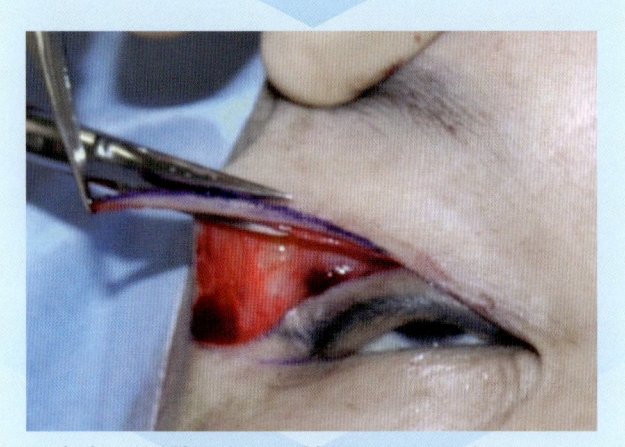

■ 皮膚に緊張をかけて外側から切除する。

14 眼輪筋下皮下脂肪（ROOF）の減量

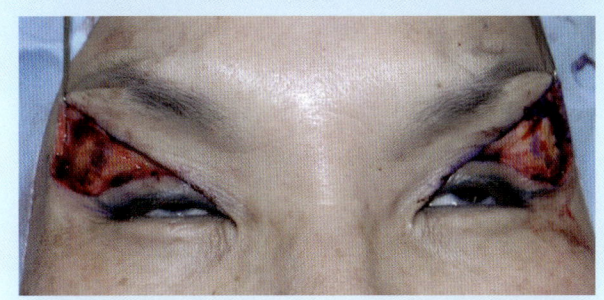

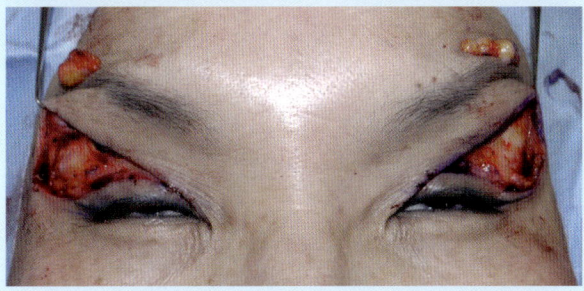

■ 眉毛下部外側の膨隆が目立つ場合は眼輪筋下
の脂肪を減量する。

Point

● 眼窩脂肪による上眼瞼の膨隆とは別の部位
に対するものである。

注意点

● 眉毛内側付近では，滑車上神経や眼窩上神
経の損傷に気をつける。

Supplements

1 挙筋腱膜の内角および外角の切開について

- 挙筋腱膜の内角および外角の切開は，①開瞼抵抗を減じる，②腱膜を引き出しやすくする，③腱膜の内側部が脆弱である場合に外側の丈夫な部分を内側に移動する，④開瞼時の動きの大きい外側部を瞼裂の中央付近に固定する，ために行われる（図1）。
- 内側部は脆弱であることが多いため，内角の切開には検討を要する。
- 外角の切開は，涙腺に近く疼痛を訴えることが多いので，局所麻酔を腱膜下に浸潤してから行う。
- 涙腺周囲は出血もしやすいため注意を要し，出血点はすぐに止血する（図2）。
- 外角を切開すると，内側に偏位した挙筋腱膜の外側部は長くなるため，適当に切除して調節する（図3）。

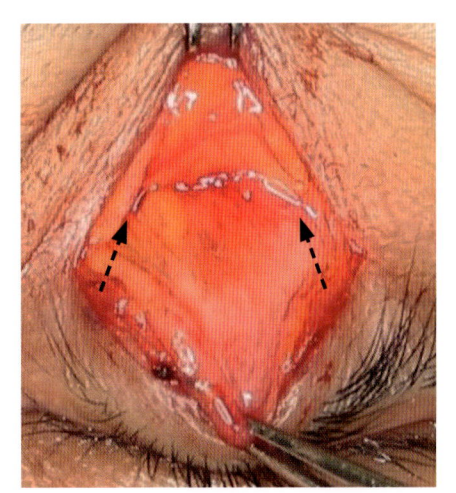

図1　挙筋腱膜の内外角切開

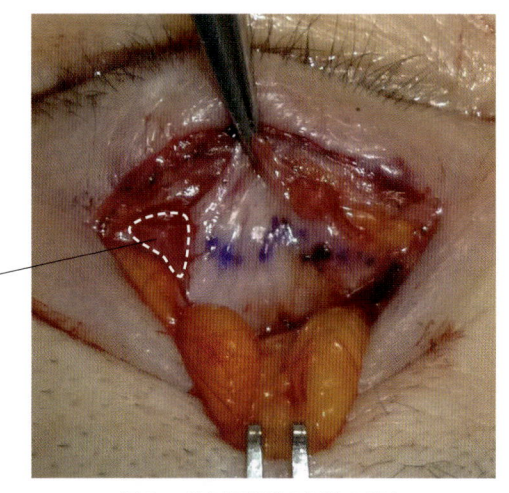

涙腺

図2　外角切開後の涙腺の露出

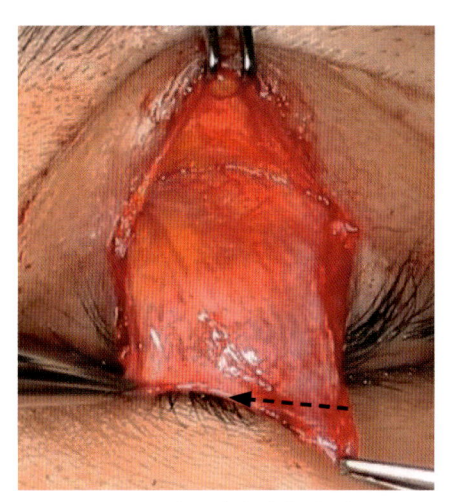

図3　外側の余剰腱膜の切除

2 内外角切開の是非について

- 眼瞼，特に上眼瞼は角膜上の涙液層を適切に保持したり異物を除去したりする角膜保護の役割が重要である。したがって，瞼板の変形，瞼縁の外反，グレイライン付近の脂線開口部への侵襲を避けることはもちろんであるが，挙筋腱膜の内外角，特に外眼角まで腱膜が連続して固定されている外角を切開することによって，上眼瞼の曲率を眼球に合わせて密着させる機構が破壊されることに対する批判もある。
- 瞼板の位置や動きに変化がなければ大きな問題にはならないと考えられるが，眼瞼下垂症手術後に角膜の曲率が変化して視力が変動する症例があることなどを鑑みると，外角切開によって油層と液層の2層の涙液層や角膜自体に影響する可能性があることは頭の片隅に置いておく必要がある。

顔面における局所皮弁
による再建術

元村　尚嗣

本多　孝之

下眼瞼基底細胞癌切除後の
malar flapによる再建術

大阪公立大学形成外科　元村　尚嗣

概　要

　下眼瞼は基底細胞癌の好発部位である。腫瘍の局在やタイプによって，下眼瞼の欠損は前葉のみか，あるいは全層となる。前葉であれば多くの欠損はmalar flap単独で再建可能であり，全層欠損であれば口蓋粘骨膜弁などによる後葉再建およびmalar flapによる前葉再建を行うことが多い。

　本項では，最も標準的な基底細胞癌切除後前葉欠損に対するmalar flapによる再建術を取り上げる。

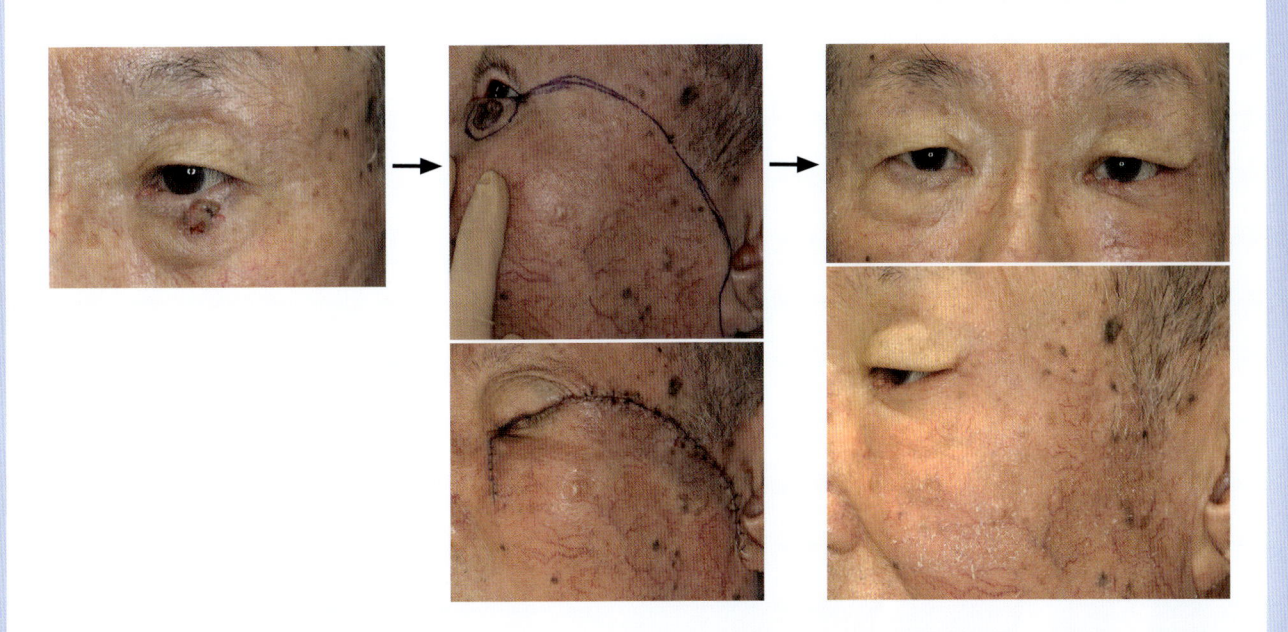

適応基準と除外基準

- 多くの下眼瞼基底細胞癌では，最低でも眼輪筋は切除される。したがって，欠損が眼輪筋を含めた前葉のみか全層に及ぶかによって再建方法を分けて考える。
- 全層欠損では，眼瞼横径の1/4以下では単純縫合が可能である。Canthotomyやlateral cantholysisを併用すれば1/3欠損でも単純縫合が可能である。それ以上の欠損では，malar flapによる前葉再建と口蓋粘骨膜弁や，鼻中隔粘膜軟骨弁による後葉再建の適応となる。
- 前葉再建におけるmalar flapは，欠損高（垂直方向）が大きい場合に最も良い適応となる。欠損高が小さい場合のmalar flapは無駄が多く，下方からのVY advancement flapなどの方がよい。

手術のポイント

- デザインのポイントとしては，外眼角部側方で上方凸にデザインした後，そこから外方をもみあげにかかることなく下方に低く延長することである。ドナーの緊張が強い場合は，頸部まで剥離を進めバックカットやBurrowの三角をデザインする。
- 下眼瞼の再建では動きよりも支持性が重要であり，水平方向の緊張を維持することを心がける。

実際の手術

1 患者・術者・助手・看護師の配置

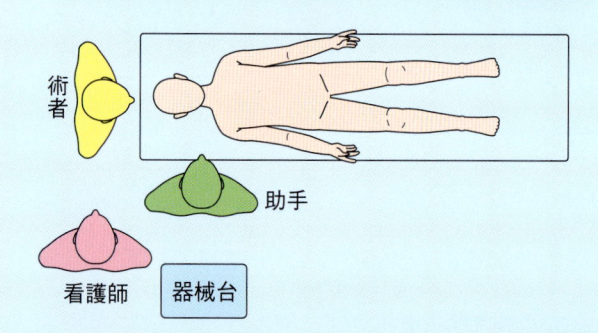

術者

助手

看護師 器械台

- 顔面皮膚悪性腫瘍とその再建では，術者は頭側に入ることが多い。左右のバランスを確認できることと，術野を広く見渡せることや，操作の際に手がクロスしないなどの利点がある。

2 デザイン

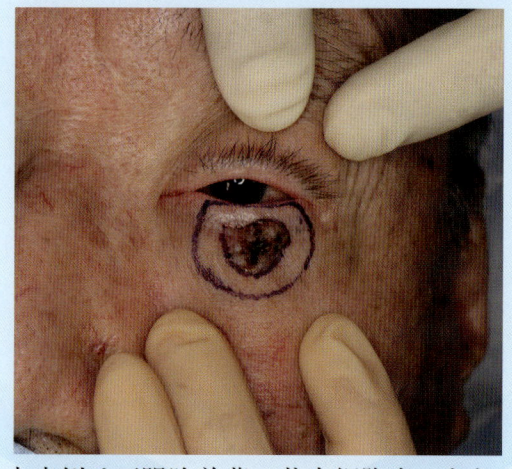

- 本症例は下眼瞼前葉の基底細胞癌であり，腫瘍から5mm離して前葉切除とした。

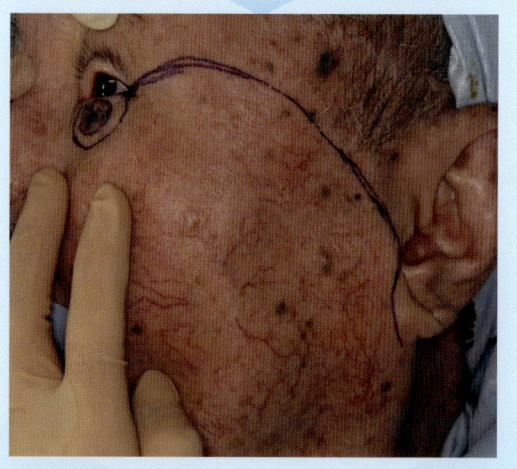

- 外側切除予定線から上方へ向かって弧を描き，もみあげにかからないように耳垂方向に切開を伸ばす。

3 牽引糸

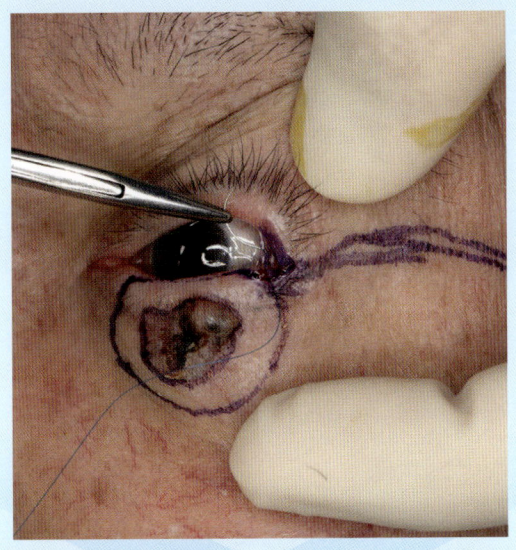

■ 腫瘍切除予定線外側に牽引糸をかける。

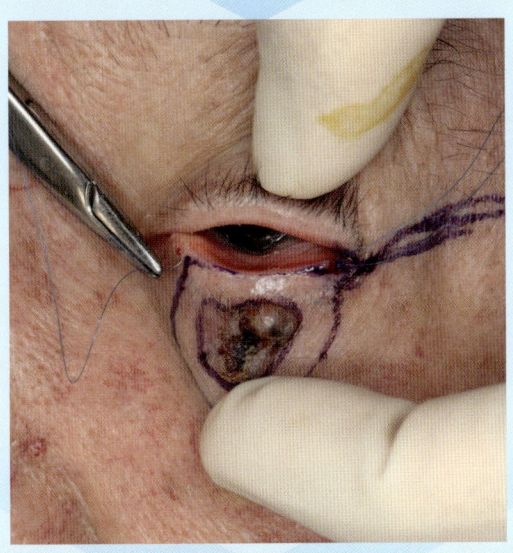

■ 腫瘍切除予定線内側に牽引糸をかける。

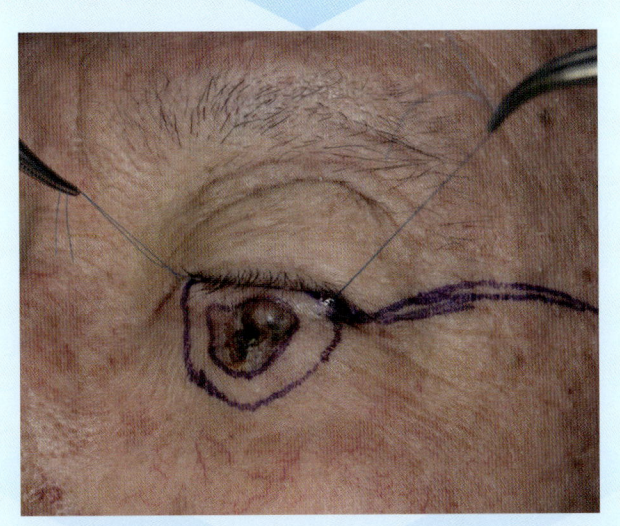

■ 内外側の牽引糸を引っ張って下眼瞼に適度な
緊張を加えると，手術操作が容易となる。

Point

- 悪性腫瘍切除とその再建において最も重要なことは，腫瘍切除を確実に行うことである。そのため，牽引糸を用いて眼瞼に適度な緊張をかけた状態で確実な切除縁切開を施行することが重要である。
- 牽引糸をかけるポイントとしては，グレイラインから瞼板を含めて前方に出すことである。術中，この牽引糸を使用する際に眼球の損傷を防ぐためである。

⚠ 注意点

- 瞼縁を乱暴に扱うと，裂けたり損傷しやすいため，丸針を用いた方がよい。著者は6-0プロリーン®（ジョンソン・エンド・ジョンソン社）を好んで用いている。

4　局所麻酔

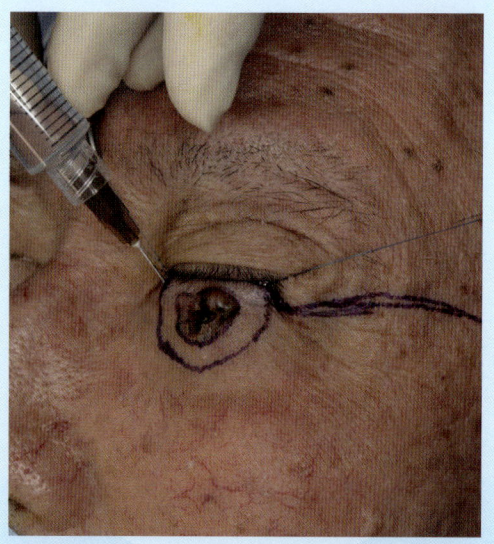

- 下眼瞼皮膚は薄く，張りがないため，牽引糸を引っ張って緊張をかけた状態で皮内注射を行う。

- ■ 1％E入りキシロカイン®の皮内注射を行う。同部位では26〜30Gの細い針を使用する。

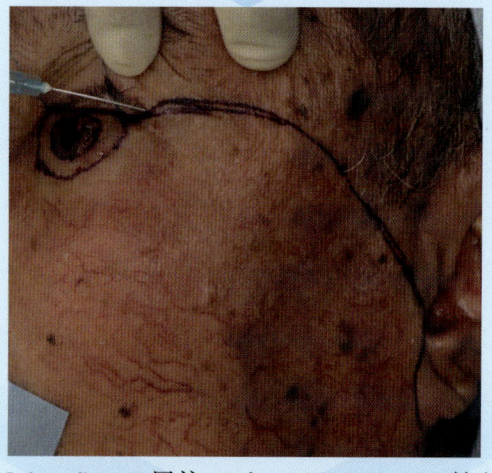

Point
- 顔面は血流豊富なため，針刺入箇所は少なくした方がよい。

- ▪ Malar flapの局注では，23Gカテラン針などを用いてSMAS上のhydrodissectionを行う。

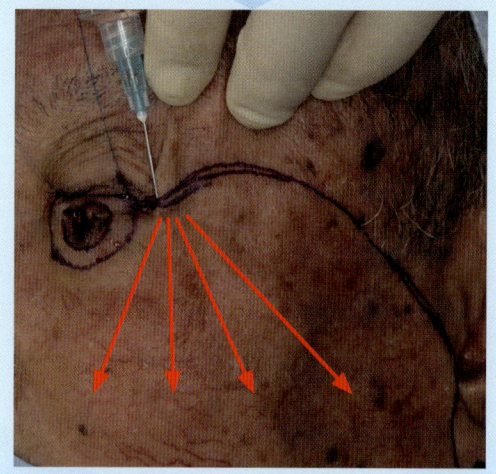

- ▪ 1カ所の針刺入部から放射状にhydrodissectionを行う。

5 腫瘍切除

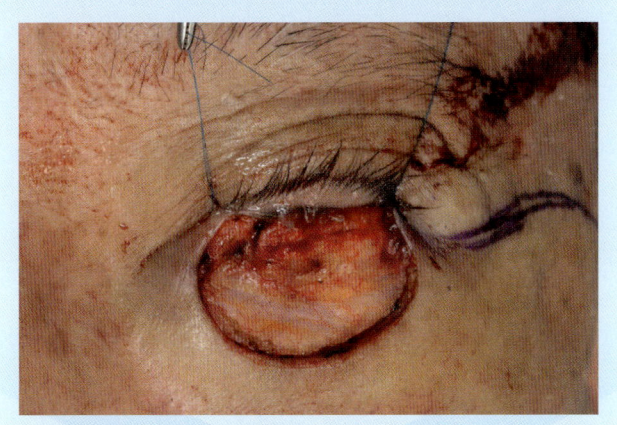

- 眼輪筋を含めて腫瘍を切除する。
- 迅速病理診断にて断端陰性を確認する。

Point

- 腫瘍切除については，悪性腫瘍であること を鑑みて切開線の外側で切開することを原 則としている。本症例では眼輪筋も含めた 前葉切除としている。

6 皮弁挙上

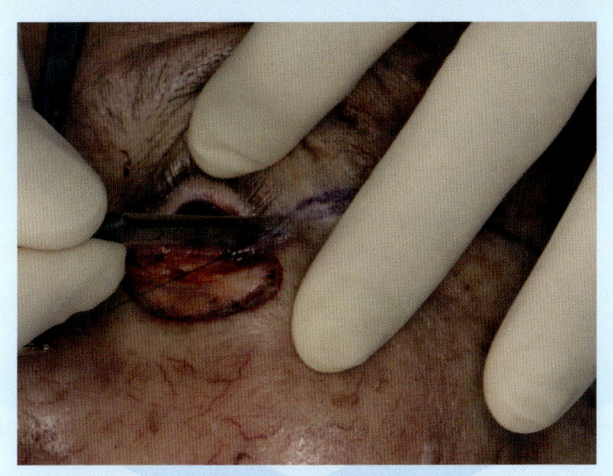

- 皮弁挙上を切除断端から開始する。

Point

- 皮弁先端が必ず上凸になるよう意識して malar flap の切開を始める。

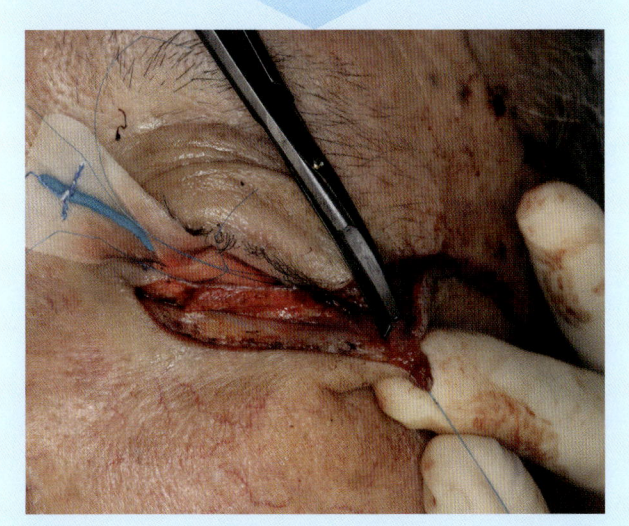

- 適宜，メスと剪刀を使い分けて皮弁先端挙上 を行う。

Point

- 皮弁先端は電気デバイスを使用せずメスや 剪刀を使用し，それ以外は電気メスを用い る。
- 皮弁先端は牽引糸を用いて，それ以外は フック鑷子などを用いて創縁のダメージを 予防する。

！ 注意点

- 皮弁先端部は牽引糸を用いて愛護的に操作 する。特に，皮弁先端は薄くペラペラになっ てしまいがちであるため，先端部には眼輪 筋を付けて挙上すると安全である。

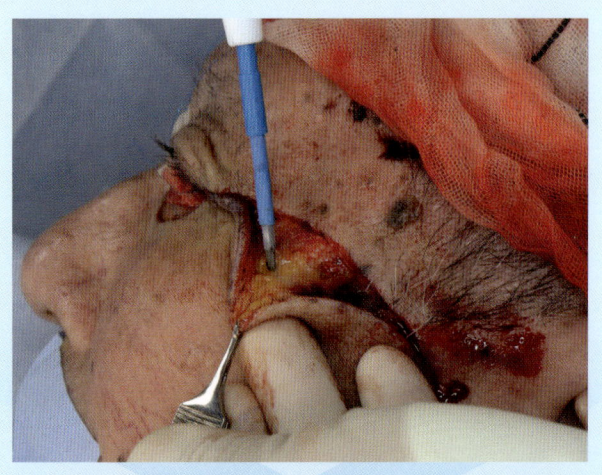

■ 皮弁中央部は電気メスを用いて挙上を行う。

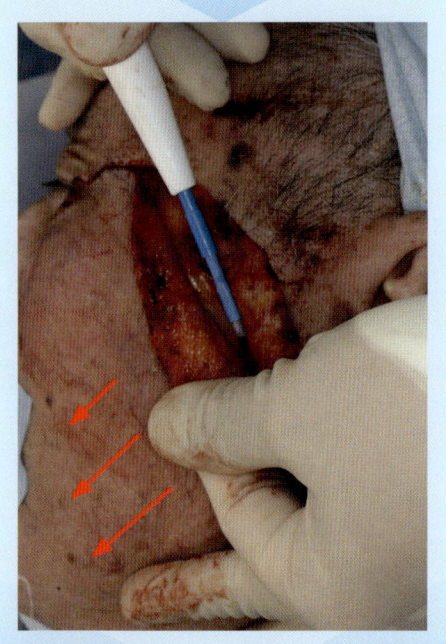

■ 皮弁先端部を除いて，電気メスで皮弁の挙上を行う。

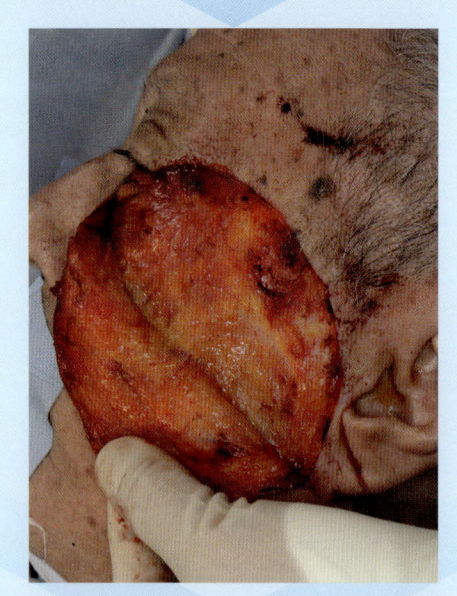

■ 皮弁挙上後の所見。皮弁は十分に尾側まで挙上しておく。

Point

- 皮弁挙上時は，必ず指腹を皮膚に当てがいながらカウンタートラクションをかける。

注意点

- 左手で皮弁を剥がしとる方向に牽引して，生じた下床とのスペースを電気メスで「チョンチョン」と切るイメージである。決して電気メスで皮弁を挙上するのではない。電気メスの功罪について理解すると，皮弁を綺麗に挙上できる。

Point

- Malar flapの剥離するレイヤーは，"小さい脂肪粒"の中〜下層である。下床に"小さい脂肪粒"を薄く残すイメージである。表情筋が露出されると剥離が深いということになる。"小さい脂肪粒"の下層はSMASに相当するレイヤーであり，顔面神経はSMAS下に存在するため神経損傷の危険性はない。
- "小さい脂肪粒"の下層はSMASに相当するレイヤーであり，左手で皮弁を剥がしとるイメージで牽引をかけると，その間にスペースが生じる。このイメージをもてればmalar flapを均一に，かつ安全に挙上することが可能となる。

Point

- 下床には薄く"小さい脂肪粒"が残っていることが確認できる。

7　皮弁の移動

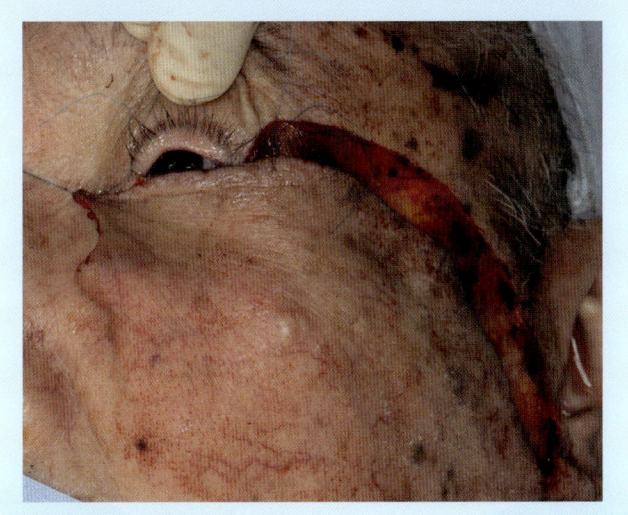

■ 皮弁を移動させる。

─Point─
● 皮弁先端部の牽引糸を用いて，皮弁が欠損部に余裕をもって移動できることを確認し，位置決めを行う。

注意点
● 下眼瞼が必ず上凸になるように皮弁を配置する。

8　皮弁内側の処理

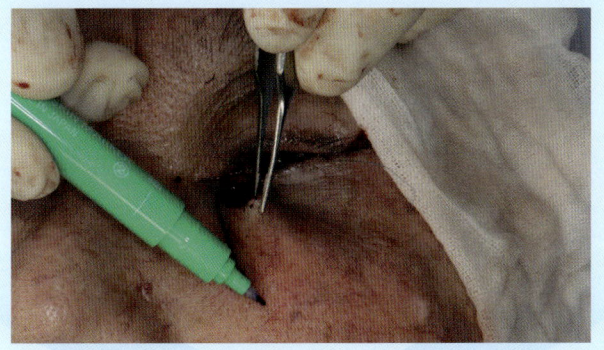

■ 皮弁先端部の位置を決めて内側の処理にかかる。

─Point─
● 皮弁移動後は必ず内側にドッグイヤーが生じるために皮膚の処理が必要となる。

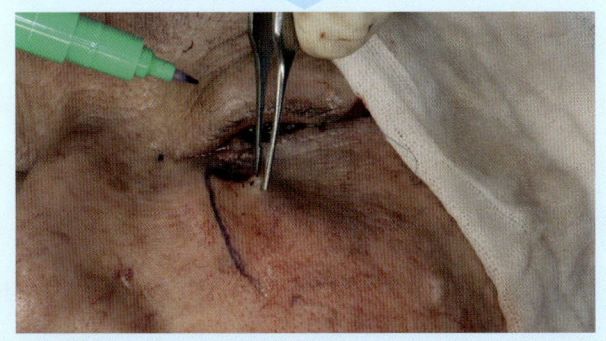

■ 余剰分の頂点を鑷子で摘まみ上げて，内側に切開を加える。こうすることでmalar flap のpedicle部が狭くならない。

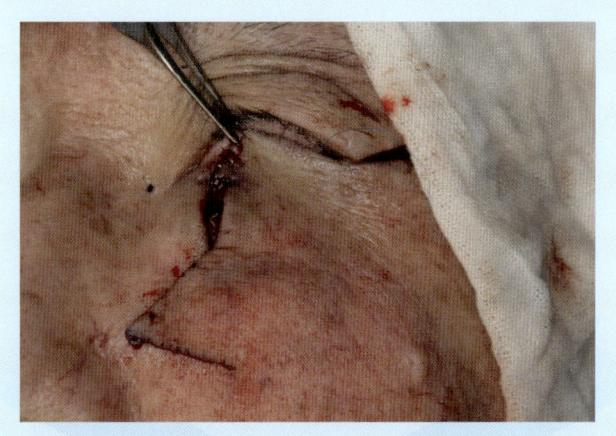

■ 内側に切開を加え malar flap を展開すると，三角の余剰皮膚が生じる。

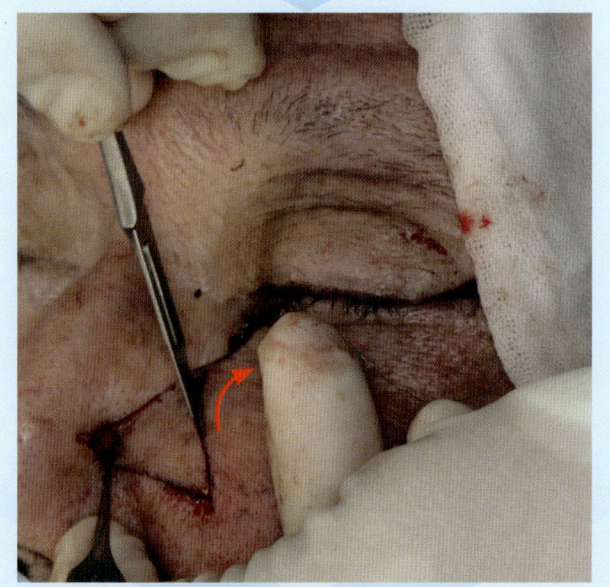

■ 三角の余剰皮膚を切除する。

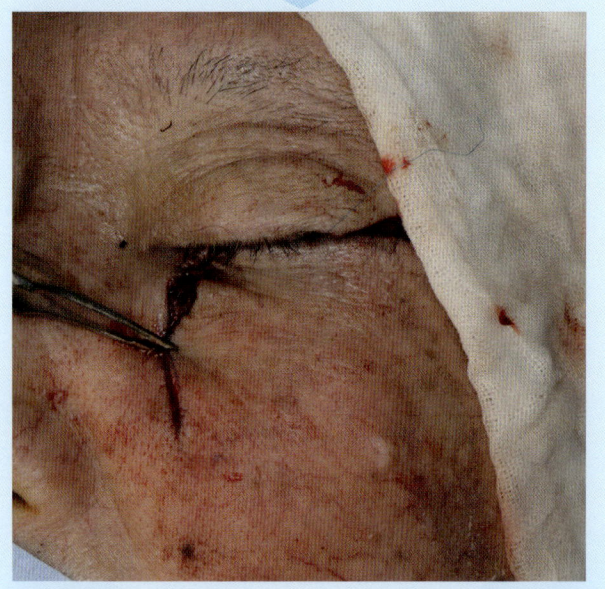

■ トリミングした皮膚を合わせてみて確認する。

! 注意点

● 余剰三角弁の先端を鑷子で牽引して切除するが，この際重要なのは，しっかりとテンションをかけるということと，メスを弧状に進めることである。弧状にメス入れをしないと，端が角張り綺麗な直線にならない。

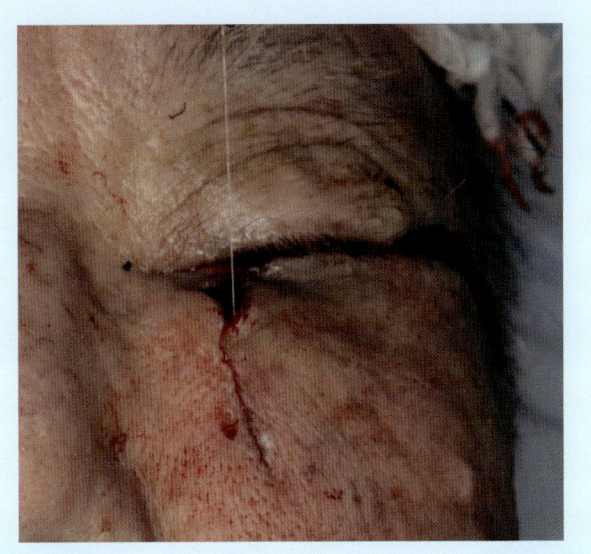

■ 真皮縫合・表皮縫合を確実に行う。瞼縁では 8-0 バイクリル®（ジョンソン・エンド・ジョンソン社）を用いている。

9 外側 anchoring

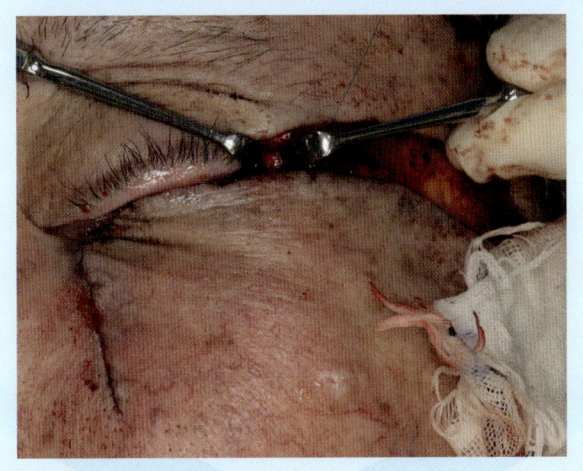

■ 皮弁の真皮を眼窩骨膜に固定する（anchoring）。

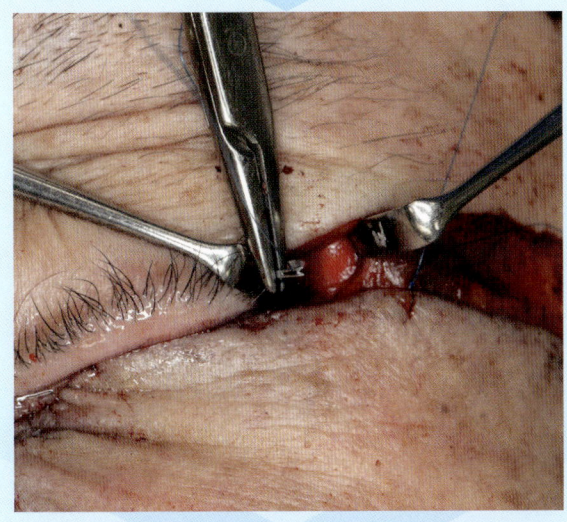

■ 本来の外眼角靭帯付着部より頭側深部の骨膜に 3-0 あるいは 4-0 ナイロンをかける。

Point

● 縫合は必ず尾側から頭側へと進める。5-0 PDS®（ジョンソン・エンド・ジョンソン社）で真皮縫合を行う。

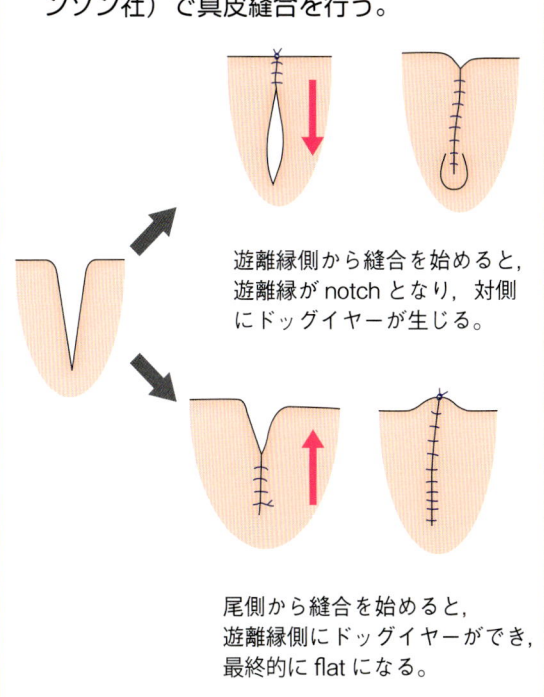

遊離縁側から縫合を始めると，遊離縁が notch となり，対側にドッグイヤーが生じる。

尾側から縫合を始めると，遊離縁側にドッグイヤーができ，最終的に flat になる。

Point

● 筋鉤を用いて眼窩外側を鈍的に骨膜まで剥離する。

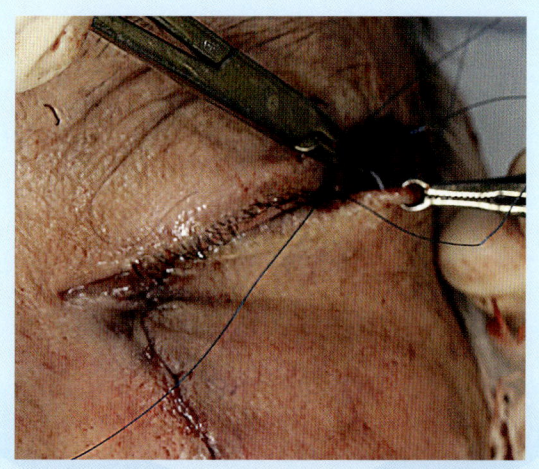

■ Malar flapの真皮に糸をかけて骨膜に固定する（anchoring）。

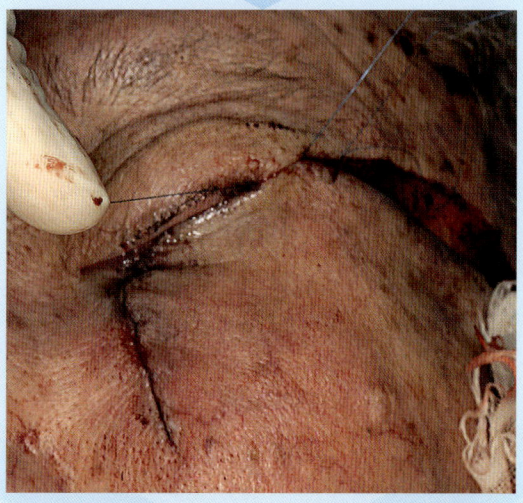

■ Anchoring sutureをしっかり縫合固定する。

10 閉 創

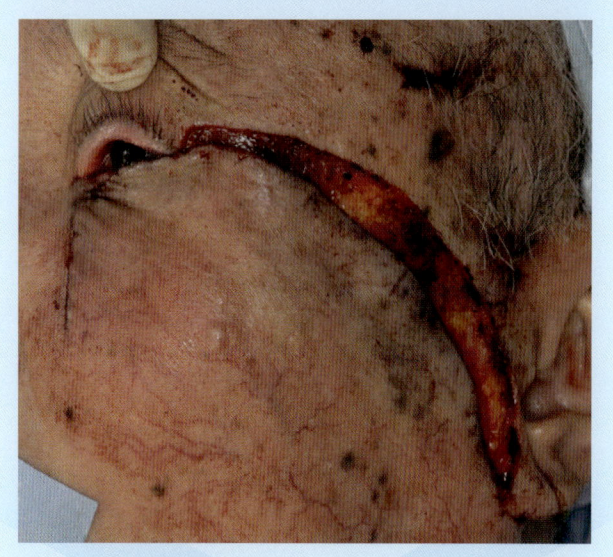

■ 下眼瞼の縫合を完了した後，ドナーの閉鎖にかかる。4-0 PDS®で埋没縫合を行い，6-0ナイロンで表皮縫合を行う。

Point

● Malar flap側に生じるdimpleは徐々に消失するが，できれば術後6カ月は維持してほしい。

● 早期にdimpleが消失する症例では，下眼瞼が弛緩したり低位になることがある。皮弁の真皮浅層にしっかりとかけることが重要である。

！注意点

● 皮弁の移動性が悪い場合には，耳後部にburrowの三角を作成するか，back cutを加えるとよい。

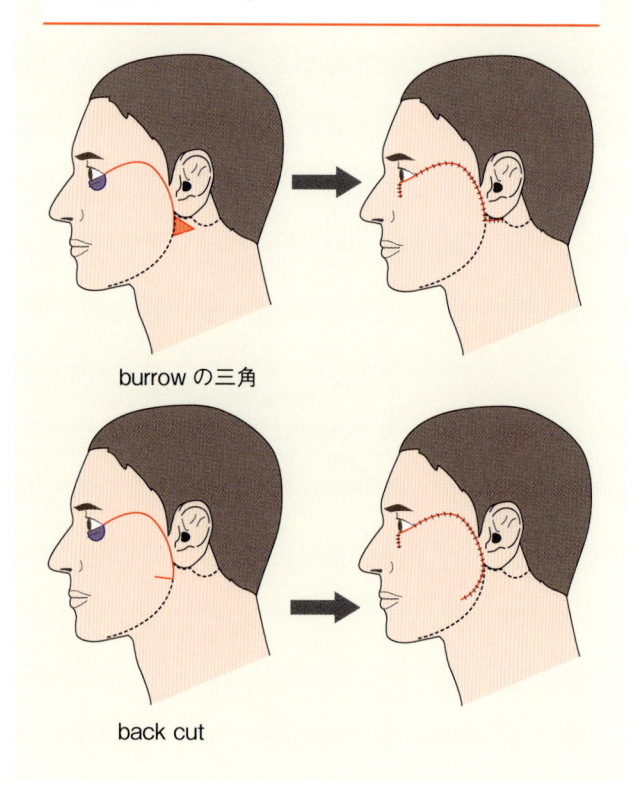

burrow の三角

back cut

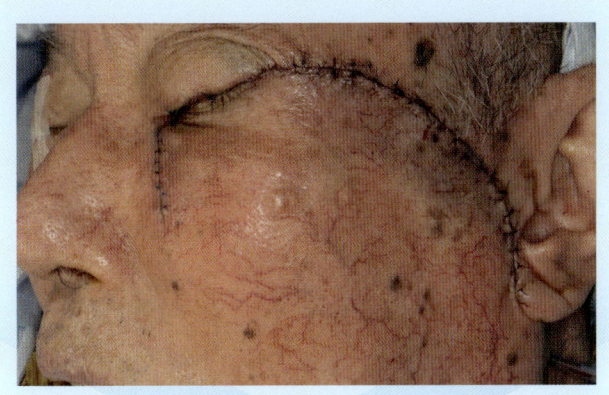

■ 皮弁下には陰圧閉鎖式ドレーンを留置する。

> **Point**
> ● 10 Fr.のJ VAC®ドレナージシステム（ジョンソン・エンド・ジョンソン社）を用いて，排液量が10mL/24時間未満になれば抜去している。

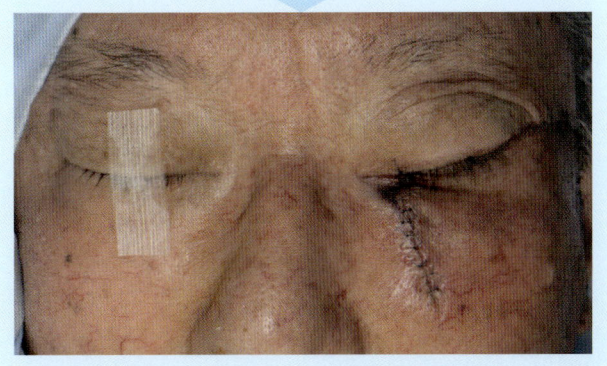

■ 5−0ナイロンを用いて瞼板縫合を行い，局所の安静を保持する。これで手術は終了である。

> **Point**
> ● 頸部郭清が行われている症例や，頸部に手術瘢痕がある症例でも，malar flapは安心して使用できる皮弁である。

11 術後処置

■ 術後は眼窩部のみならず頬部にまで炎症が波及して腫脹を生じるので，しっかりと氷冷を行う。

■ 皮弁は少しうっ血気味になる傾向にあるので，氷冷したプロスタンディン®軟膏を塗布することが多い。瞼板縫合は術後1週間で抜糸する。

変化　下眼瞼の全層切除の場合

1

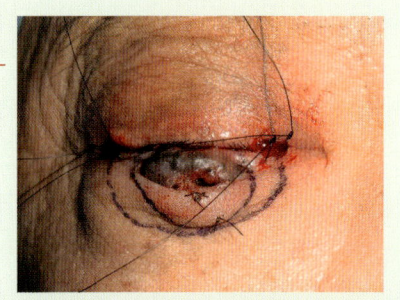

腫瘍がグレイラインを越えて後葉に進展している場合には全層切除となる。

2

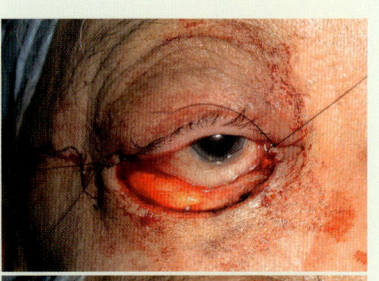

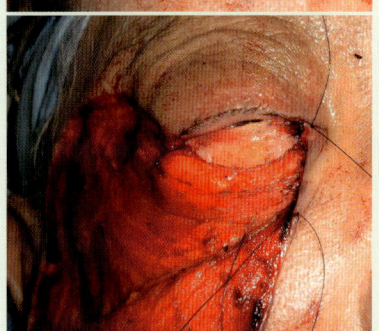

後葉再建が必要となる。硬口蓋粘骨膜を採取し，欠損の大きさに合わせて移植する。

> **Point**
> - 硬口蓋粘骨膜の横幅は欠損部よりやや小さめにして，水平方向にテンションをかけた方がよい。高さは欠損高より少し高めにしておく。この際，移植粘骨膜弁が球結膜に接するようにすることが重要である。
> - 縫合は8-0バイクリル®を使用して，結び目が球結膜側に出ないように注意する（埋没縫合の要領で縫合）。

3

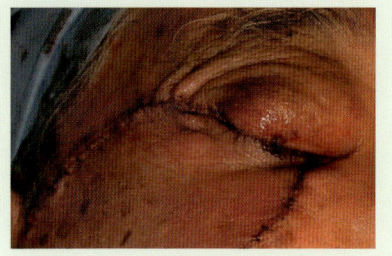

4-0ナイロンを用いて瞼縁縫合を行う。

> **Point**
> - 後葉再建を行った場合は移植組織の生着のための局所安静が必要であり，瞼縁縫合（tarsorrhaphy）が重要となる。瞼縁縫合は最低でも1週間は継続する。

Supplements

　Malar flapはrotation & advancement flapであり，デザインのポイントは外側に凸としながらも，もみあげを含めないようにすることである。また，malar flapに三角弁を付随させることで再建のバリエーションはさらに広がる。さらに，malar flapの切開を頸部に延長することでlevel I～Vの頸部郭清も可能であり，まさにoncoplastic surgeryにおいて重要な皮弁である。

　詳細については，Motomura H, et al：A malar flap incisional approach for sentinel lymph node biopsy in patients with periocular skin malignancies. J Plast Reconstr Aesthet Surg 62：e184-e186, 2009や，元村尚嗣：Malar flapによる再建. 形成外科61：S290-S301, 2018を参照されたい。

32

鼻尖部の組織欠損に対する前額皮弁術

岩手医科大学形成外科　本多　孝之

概　要

- 外鼻再建において，前額部皮膚は鼻の皮膚と質感が類似しており再建材料に適している。
- 欠損が小範囲の場合には，隣接する皮膚からの局所皮弁が再建材料として適しているが，中等度以上の欠損に対しては前額部皮膚が良い適応となる。
- 本項では，前額皮弁による鼻尖部から鼻翼にかけての再建について述べる。

適応基準と除外基準

- 鼻柱・鼻尖部・鼻翼部を含む中等度以上の外鼻欠損。
- 前額部皮膚が極端に狭い場合は適応になりにくい。
- 皮弁の栄養血管となる左右の滑車上動脈が損傷されている可能性がある場合も適応にならない。
- 上記の場合，scalping forehead flap が選択肢として挙げられる。
- 皮弁のドナーサイトは，全層植皮を行うか，保存的に瘢痕治癒させてもよい。
- 前額部に瘢痕を残したくない場合には選択できない。

手術のポイント

- 皮島は欠損の大きさより 1 割程度大きめにデザインする。
- また，余裕をもって欠損に到達できるように皮島の位置をデザインする。
- 左右いずれの皮弁を挙上するかについては，あらかじめペーパーサージャリーなどを行って十分に検討しておく。無理なく欠損部に移行できる方を選択する。
- 外鼻の再建では，裏打ち，支持組織，皮膚の再建についてそれぞれ考慮することが重要。それぞれの再建材料について術前に検討しておく。

実際の手術

1 患者・術者の配置

- 皮弁挙上の際には，術者は患者の頭側に座り，皮弁の厚みを確認しながら挙上していく。
- 覆布は，欠損部から前頭部の有毛部までが見えるようにかける。

2 デザイン

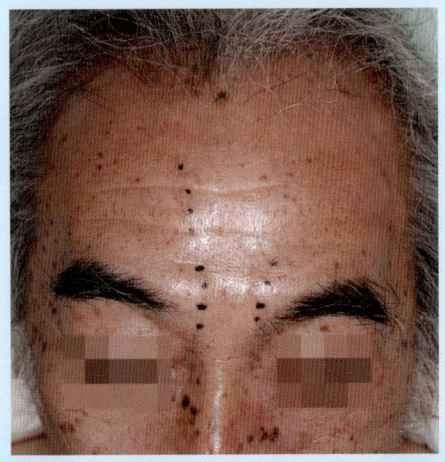

- ドップラー聴診器で滑車上動脈の走行を確認。症例では右側が優位だった。

Point

- ドップラー聴診器であらかじめ滑車上動脈の走行・左右差を確認しておく。
- ペーパーサージャリーによるシミュレーションも術前に行っておく方がよい。
- これらは麻酔導入後に行うと結構時間がかかるので，あらかじめ外来で，あるいは入院後にじっくり時間をかけて行う。

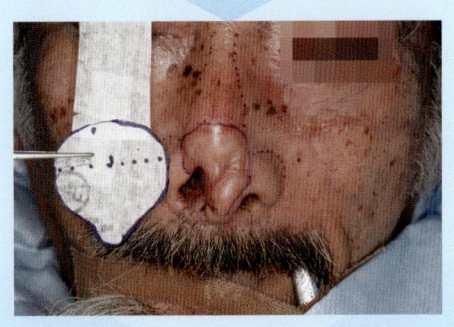

- 皮島は欠損部よりも大きめにデザインする。

Point

- 皮島のサイズは欠損よりも1〜2割大きめにする。
- 後に欠損部のデブリードマンを行うと拘縮が解除され欠損はさらに大きくなるので，その分も考慮する。
- 対側に同様の組織が残っている場合には，健側の組織をもとに大きさを推定するのも良い方法である。

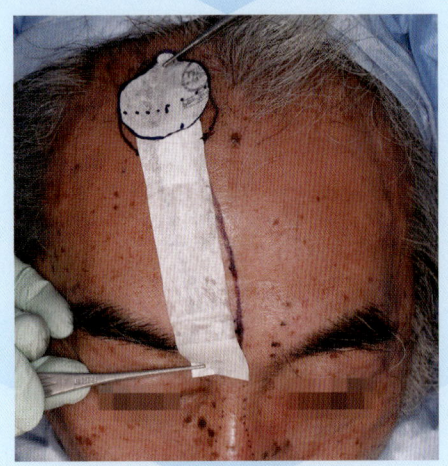

- 皮島・皮弁のデザインを紙に写す。

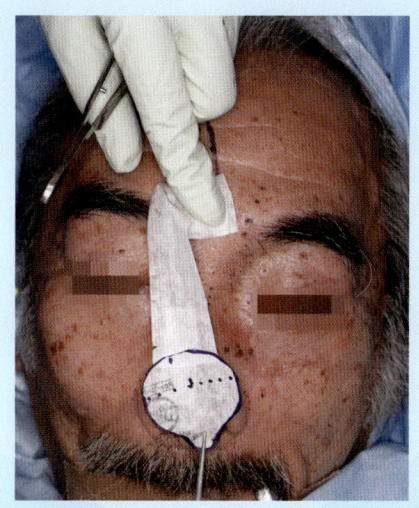

■ ペーパーサージャリーにより皮島が緊張なく
欠損部に移動できるか確認する。

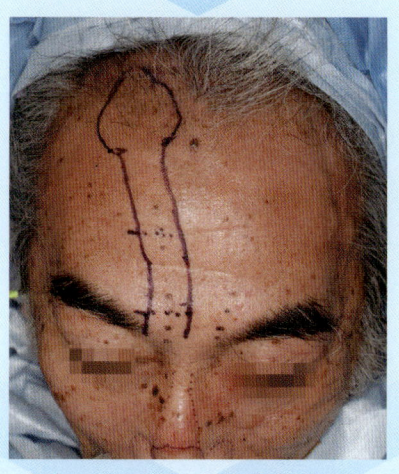

■ 皮島・皮弁のデザインを確定する。

3 麻　酔

■ 通常は全身麻酔で行う。
■ 皮弁や皮弁周囲にはエピネフリン入りの局所
麻酔は控える。

4 皮弁の挙上

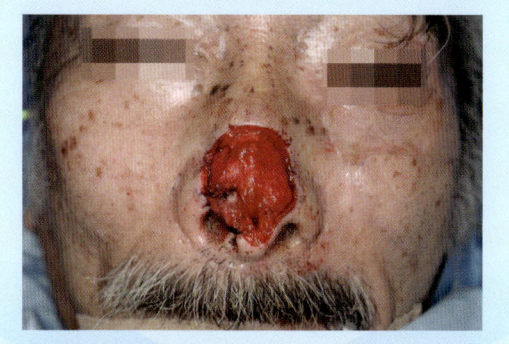

■ 移植床の欠損が確定したら，皮島の大きさを
再度確認する。拘縮が解除され，術前のデザ
インより大きくなっていることが多い。

> **Point**
> ● 対側から皮弁挙上する方が，より緊張なく
> 皮弁移行できる場合もある。
> ● 左右いずれから挙上することも可能である
> 場合には，両方の皮弁についてどちらがよ
> り無理なく移行できるか検討しておく。

> **!注意点**
> ● 皮島が有毛部にかかる場合は，術後に剃毛
> や脱毛レーザーにより対応する。
> ● 有毛部までかかることを厭わなければ，皮
> 弁は鼻柱基部（口唇との境界）まで十分安
> 全に挙上が可能である。

> **Point**
> ● 支持組織の再建が必要な場合には，この時
> 点で骨移植や肋軟骨・耳介軟骨移植による
> 支持組織の再建を行う。本症例では鼻柱部
> に肋軟骨，鼻翼部に耳介軟骨移植を行って
> いる。

> **!注意点**
> ● 鼻腔裏打ちの組織の選択は重要。血流が良
> く，薄い組織を採用する。
> ● 血流が悪いと拘縮を生じる可能性があるだ
> けでなく，支持として移植する骨や軟骨組
> 織の吸収・感染の原因となる。また，厚み
> のある組織は鼻腔内の狭窄や通気障害につ
> ながるので注意する。

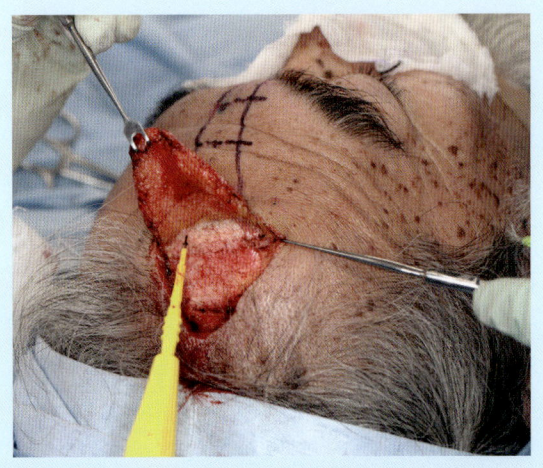

■ 皮弁遠位部は前頭筋・帽状腱膜上で挙上を開始する。

> **Point**
> - この部分は本来，できる限り薄い皮弁として挙上することが望ましい。
> - 喫煙者でなければ，皮膚直下にわずかな脂肪層を付ける程度で薄く挙上する。
> - この部分はメスで挙上を開始する。
> - 皮島として必要な部分まで挙上すれば，その先は帽状腱膜上で，メスあるいは針型の電気メスで挙上していく。

> **注意点**
> - 喫煙者では血流が悪くなる可能性があるので，帽状腱膜上の脂肪組織を全層で挙上せざるを得ない。
> - 喫煙者ではdelayをおく可能性についても説明しておく。

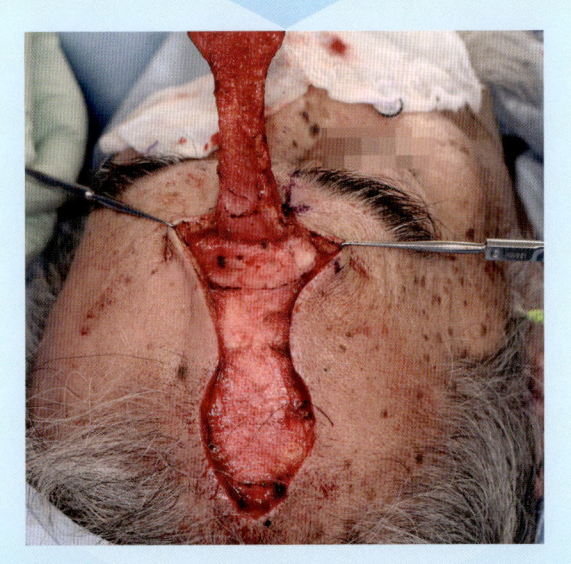

■ 眉毛上5cmより前頭筋下に入る。

> **Point**
> - 前頭筋下では骨膜との間の疎性結合組織をメスで挙上する。出血はほとんどないことが多い。

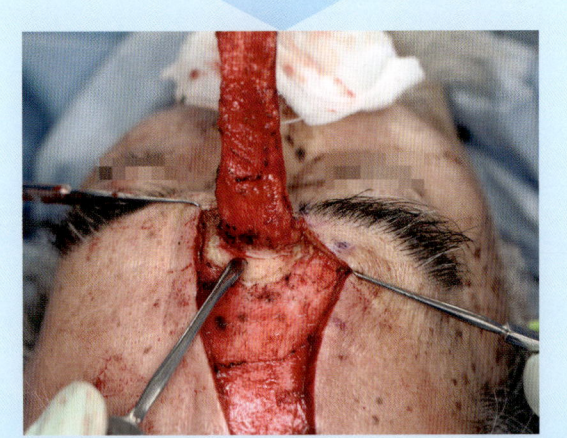

■ 眉毛上縁1cmより骨膜下に入る。骨膜剥離子で丁寧に剥離を進める。

> **Point**
> - 骨膜下剥離でも出血はほとんどないことが多いが，出血があれば骨蝋を用いて止血する。

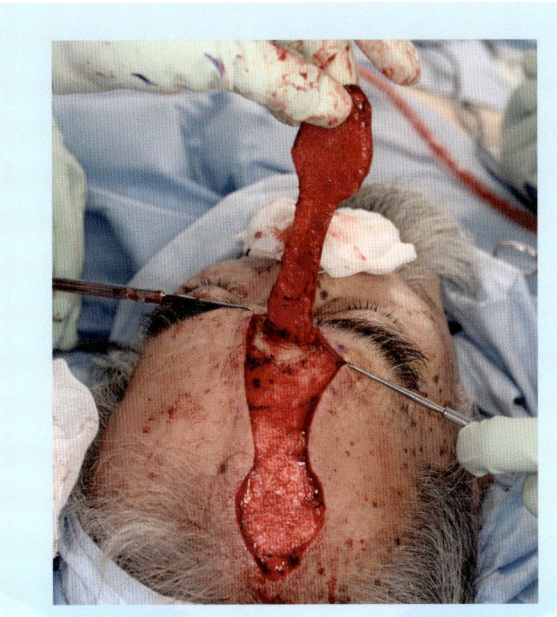

■ 挙上が完了した状態

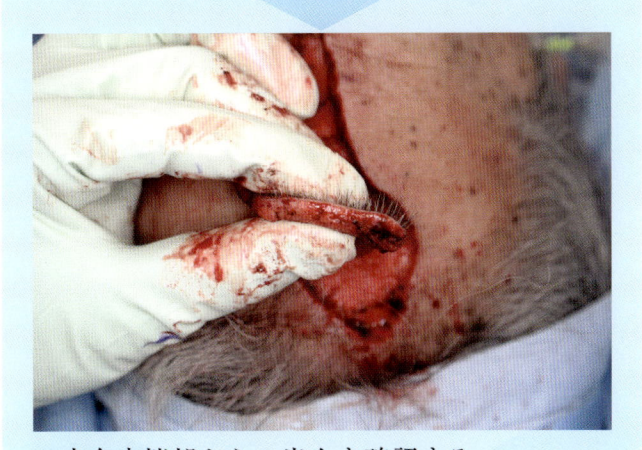

■ 皮弁末梢部からの出血を確認する。

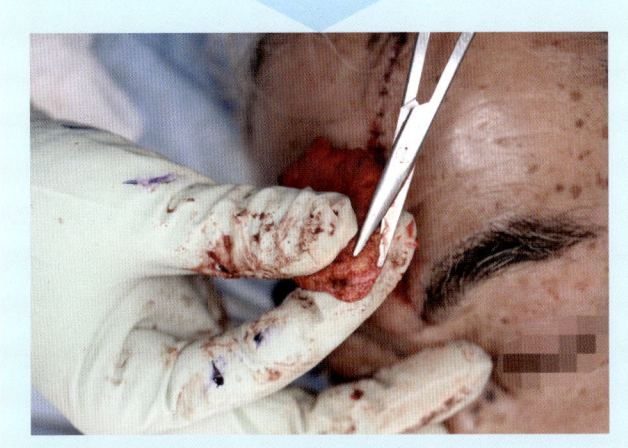

■ 皮弁遠位部の thinning を行う。

Point

● 皮弁遠位部は皮弁挙上後に皮下組織を thinning することも可能。

5 欠損部への移行

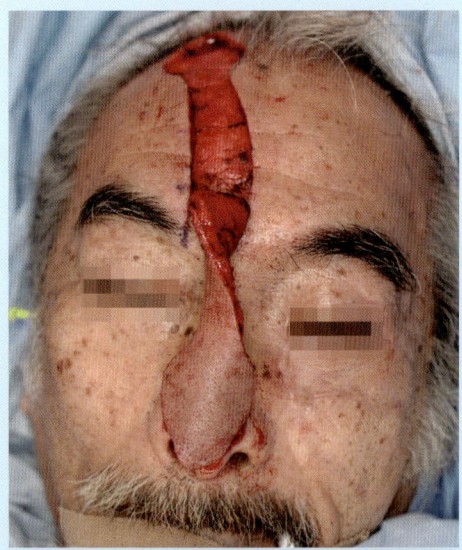

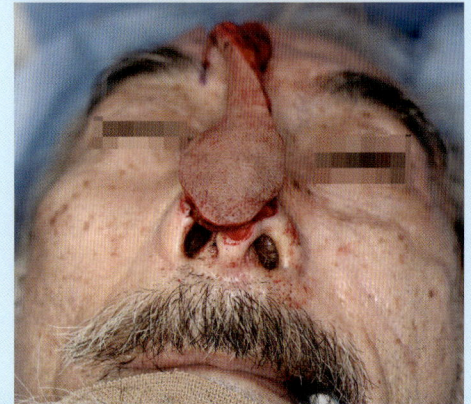

■鼻柱部まで余裕をもって到達できている。

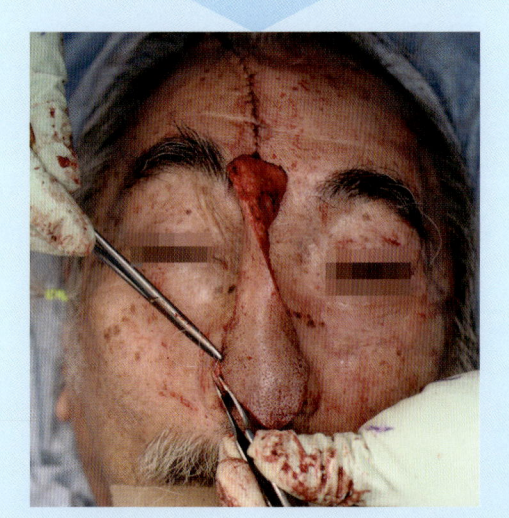

■欠損の頭側から皮弁の縫い付けを開始する。

Point

- 欠損部へ余裕をもって到達できることを確認する。
- 皮弁は180°ねじれて移行することになる。右回り・左回りいずれの方向でも構わないが，皮弁茎部にかかる緊張が弱い方向を選択する。
- 皮弁の移行により茎部の緊張が強くなる場合には下記の「変化」に従い，皮弁茎部の切開を延長する。

変化

- 万一，皮島が欠損に届かない場合は，皮弁茎部の切開を眉毛下まで延長することも可能（滑車上動脈と眼角動脈の吻合を利用）。
- 皮弁挙上後に血流が不良となった場合にはdelayed flapとしていったん元の位置に皮弁を戻し，後日（1～2週間後）に再度皮弁挙上および移植を行うことも考慮する。

Point

- 皮弁の縫い付けは，皮島・皮弁茎部に過度な緊張がかからないようにバランスをよく見て行うことが必要。
- この症例の場合は，鼻尖部に余裕をもって皮島を縫い付けることができるように欠損の頭側から縫い付けを行った。

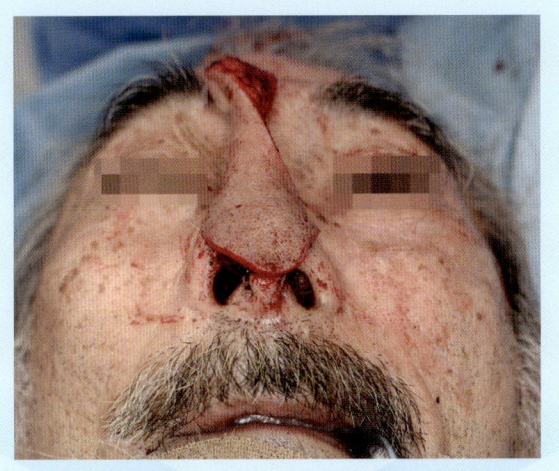

■ 皮弁の遠位端が欠損部まで緊張なく到達できている。

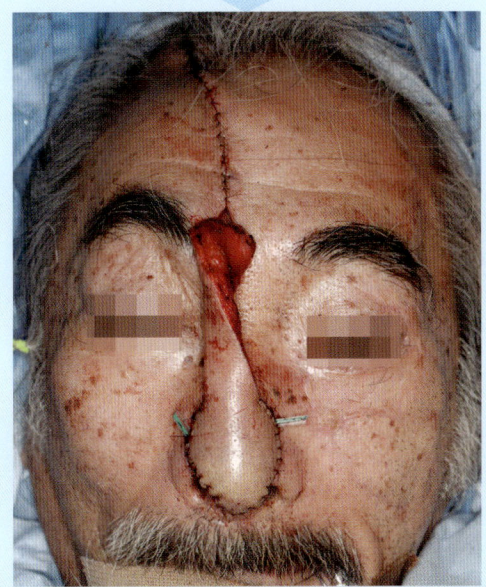

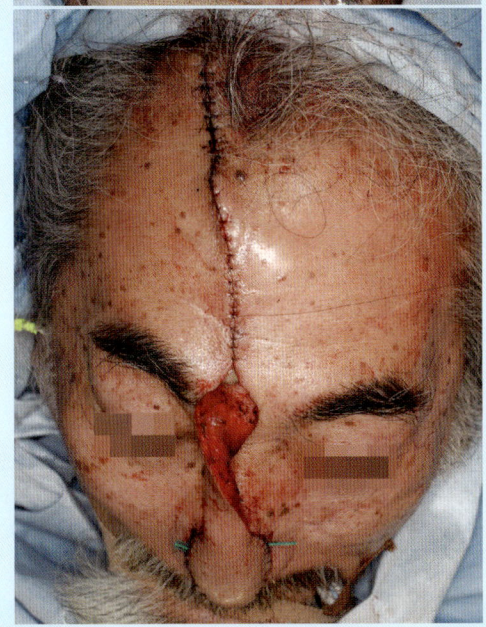

■ 皮弁採取部は縫合閉鎖する。

Point

- 鼻翼の立ち上がりはきれいに再現することが難しい。少しでも立ち上がりの部分が残せるのであれば残して利用するのが望ましい。
- もし，鼻翼の立ち上がりが完全に失われている場合には，頬部の皮膚に対して皮弁側の皮膚をわずかに多めに縫い付けることで鼻翼の膨らんだ形態を再現することができる。

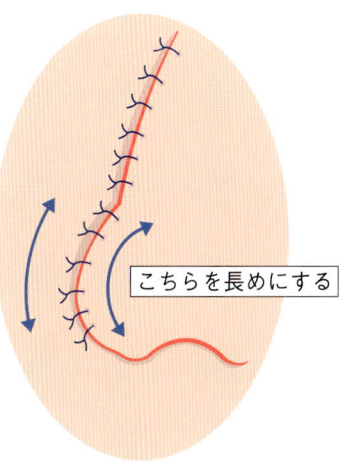

こちらを長めにする

Point

- 皮弁採取部は可及的に縫縮する。
- 皮島の欠損が残存する場合は，鎖骨上部からの全層植皮により閉鎖する。開放のまま保存的に上皮化させることでも整容的に良い結果が得られる。

⚠ 注意点

- 欠損が鼻背のunitを超えて頬部にわたっている場合には，できるだけ皮膚を進展して欠損の辺縁を鼻背と頬部のunit境界に一致させることが望ましい。

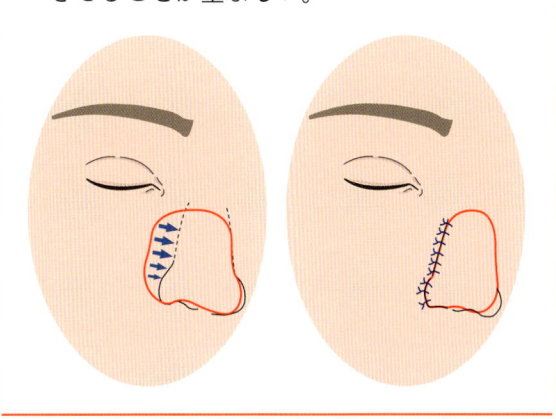

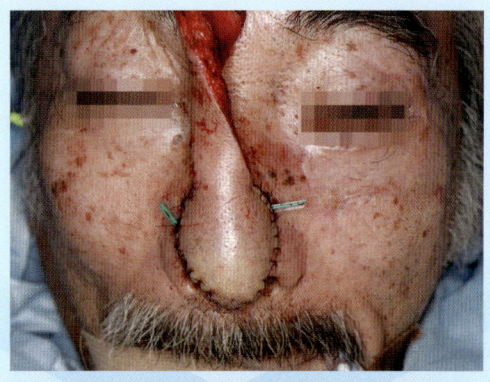

■ 皮弁の縫合が完了した状態

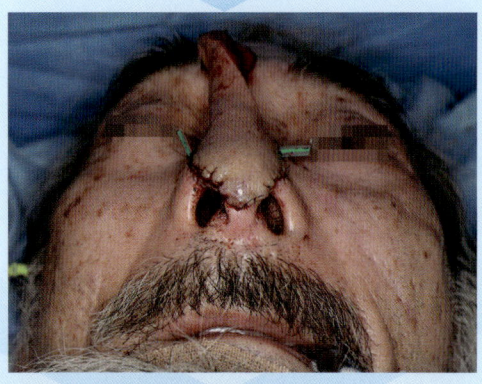

■ 鼻尖部・鼻柱部の状態

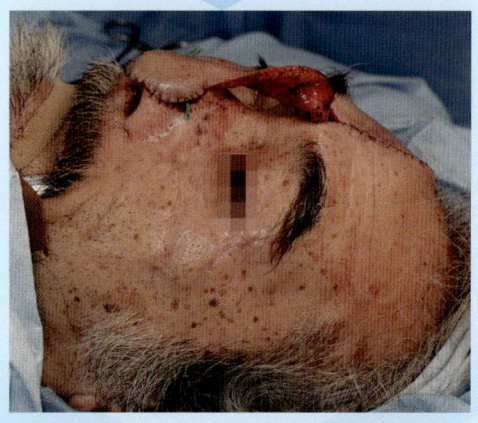

■ 側方から見た状態。鼻尖部に緊張なく皮弁が縫合されている。

6 ドレッシング

■ 皮弁茎部はソフラチュール®などの非固着性ガーゼで愛護的に被覆する。皮弁茎部裏面は raw surface なので，術後数日間は出血や浸出液が多い。

■ 皮弁採取部は縫縮できればドレッシングはなくてもよい。

■ 鼻腔内にはソフラチュール®を1〜2日間軽く充填し，皮弁と裏打ちの間の血腫形成を予防する。

Point

● できるだけ薄い皮弁として挙上し移植することで，後日の修正が少なく，楽になる。

● 余裕をもって，きつすぎないように丁寧に縫合する。

⚠ 注意点

● 皮弁先端は鼻柱基部まで届かせることができるが，先端部の血流に注意する。

● 鼻柱基部から鼻孔縁の縫合部は，壊死や離開により支持組織の露出につながりやすいので注意する。

変化 皮弁採取部は，植皮するよりも保存的に瘢痕治癒とする方が整容的に良い結果となる場合もある。

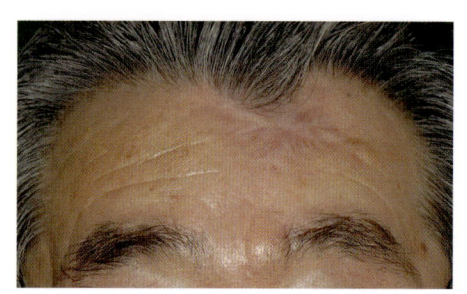

皮弁採取部を瘢痕治癒させた例

7 皮弁切断までの管理

- 皮弁茎部からの出血や浸出液が出なくなれば，ガーゼなどのドレッシングはなくてもよい。
- 皮弁移植後2週を目処に皮弁切断術を計画する。
- 皮弁切断までの間は，顔面の保清は清拭のみとしている。
- 皮弁切断までは通常，入院管理としているが，皮弁が安全に管理できるようであればいったん退院することも可能である。
- 術後1週で皮弁縫合部と皮弁採取部の抜糸を行う。

8 皮弁切断

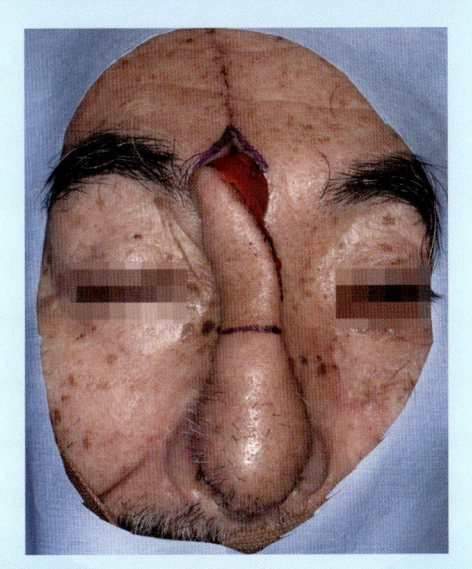

- 皮弁切断部のデザイン

Point
- 皮弁移植後2週を目処に皮弁切断術を行う。
- 鼻背側の欠損部頭側縁で切断する。
- 局所麻酔での切断ももちろん可能だが，エピネフリン入りの麻酔薬は避けた方がよい。

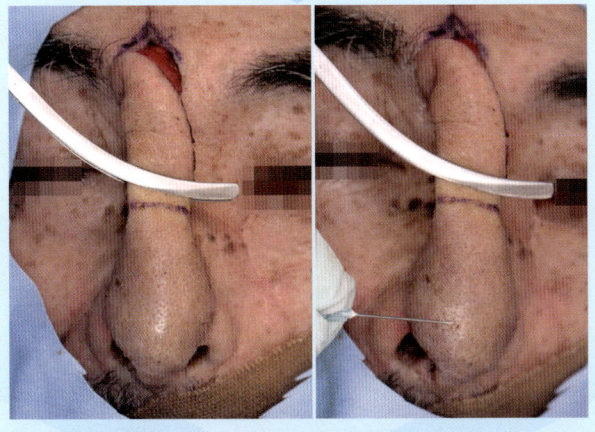

- 小児用腸鉗子で皮弁茎部を駆血する。
- 皮島を穿刺して出血があることを確認する。

Point
- 皮弁の駆血時・切離時に皮弁が移植床から剥がれる懸念があるが，通常2週間の経過で皮弁縫合部は十分に癒合が得られている場合が多い。

注意点
- 通常通りの配慮は必要だが，過剰な保護は必要ない。

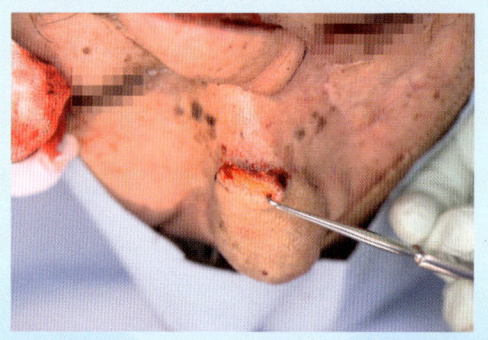

■ 皮弁切断後，皮島側の断端からの出血を認める。

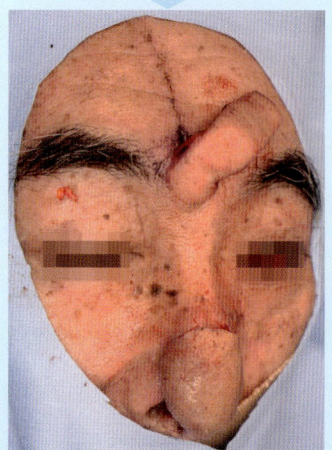

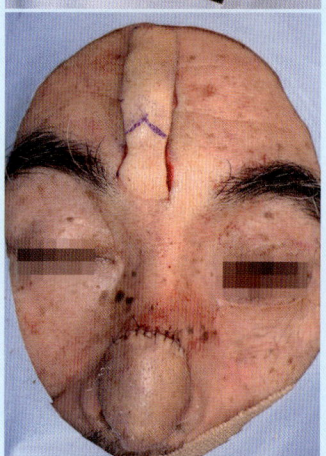

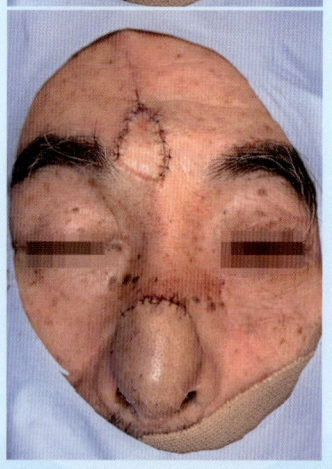

■ 皮弁茎部を前額部に戻して縫合する。
■ 皮弁移植部においても，皮島の皮膚・皮下組織をトリミングして縫合する。

9 術後

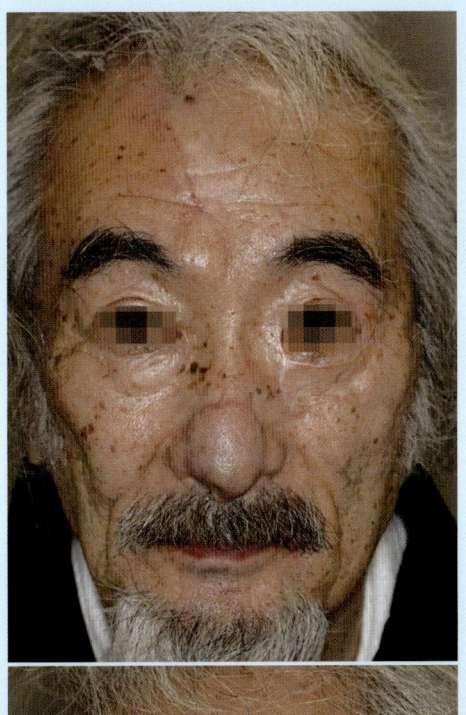

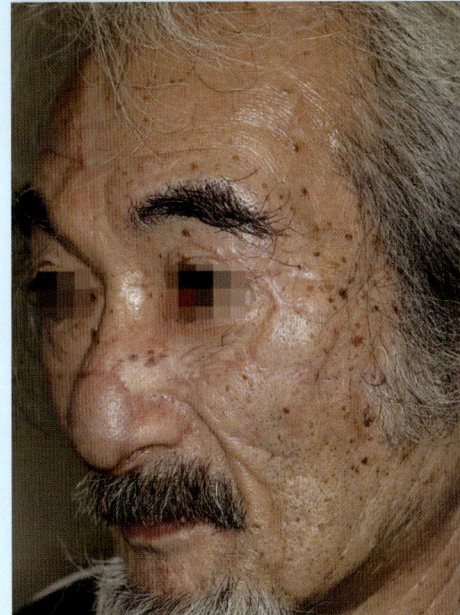

■術後3カ月

┌─Point─────────
● 皮弁の修正は6カ月程度おいてから行う。

頬部皮膚悪性腫瘍切除後のoblique sigmoid subcutaneous flap（OSS flap）による再建術

大阪公立大学形成外科　元村　尚嗣

概　要

- 局所皮弁による再建は，正常皮膚の切除量が少なく，顔面の凹凸を損なわずに面として再建できる点が優れている。
- OSS flapはOnoらにより1993年に報告された皮弁である。
- 局所皮弁にはrhomboid flapや皮下茎皮弁などがあるが，ドッグイヤーやトラップドア変形，あるいは不自然な陥凹や本来あるべき溝の消失などの変形が問題になることが多いため，われわれはOSS flapによる再建を選択する機会が多い。

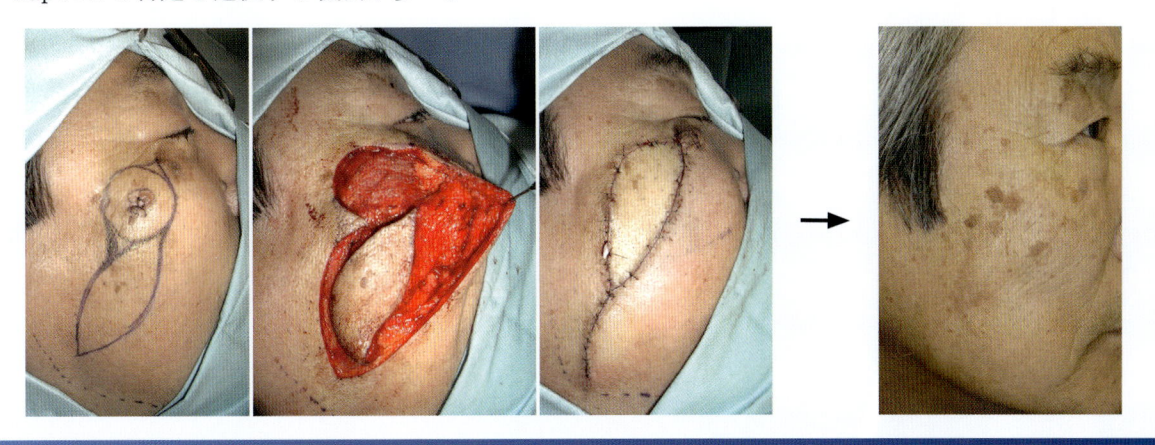

適応基準と除外基準

- 顔面の15mm以下の良性小腫瘍の再建法として優れていると報告されてきたが，われわれは適応を拡大し，顔面皮膚悪性腫瘍切除後の比較的大きな欠損に対しても良好な結果を得ている。
- 顔面皮膚腫瘍切除後再建においては，ほとんどの欠損に対してOSS flapは非常に優れた方法である。特に，内眼角部から鼻根部と頬部の境界部にかけての部位や，鼻翼溝部から頬部・鼻唇溝部にかかる部位などが良い適応である。
- 適応年齢に関しては，顔面の悪性腫瘍が高齢者に好発であることや，皮膚の緊張やテクスチャーなどの程度からも，高齢者が最も良い適応であると考える。逆に若年者では傷が若干目立つことが危惧されるが，面としての変形が少ないので，化粧をすることで十分に隠すことが可能であると考える。
- 欠損の形については，単純な形，特に円形腫瘍が望ましいが，悪性腫瘍を対象とすることが多くその形状は複雑なものも多い。しかし，十分な切除縁を確保したうえで切除デザインを単純化し，極力円形に近くすることで十分対応可能であると考えている。

手術のポイント

- 腫瘍に適切なsurgical marginをつけてほぼ円形に切除し，wrinkle lineの方向に一致させて小三角を両側切除する。
- OSS flapは，腫瘍欠損幅と同等かやや小さめの幅をもち，長軸が顔面のwrinkle lineに沿った紡錘形の皮弁とする。皮弁の長軸は，欠損の正中軸から欠損幅の1/2程度だけずらしてデザインする。
- 皮下茎の作成にあたっては，移動する方向に茎を作成する。
- 皮弁を欠損部へ斜め方向に移動し，5-0合成吸収糸（モノフィラメント糸）で真皮縫合を確実に行ったうえで，6-0黒モノフィラメントナイロン糸で皮膚縫合を行う。
- Nasobuccal sulcus，鼻翼溝，鼻唇溝などの陥凹部をまたぐ際でも，下床への固定（anchoring）などは行わず，ペンローズドレーンを留置するのみとする。
- 術後は圧迫ドレッシングを行う。

実際の手術

1 患者・術者・助手・看護師の配置

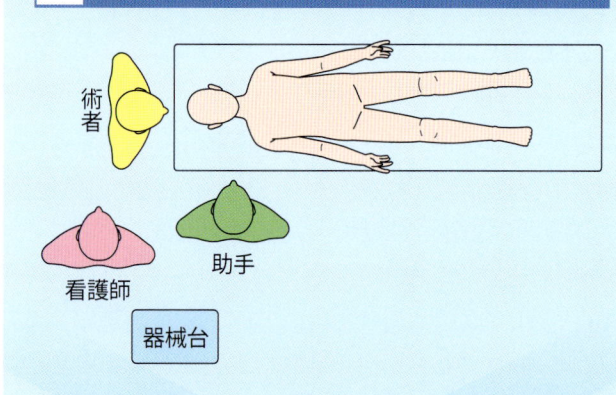

術者

看護師　　助手

器械台

> **Point**
> - 顔面皮膚悪性腫瘍とその再建では，術者は頭側に入ることが多い。①左右のバランスを確認できる，②術野を広く見渡せる，③操作の際に手がクロスしないなどの利点がある。
> - 若干懸垂頭位気味で手術することが多い。

2 デザイン

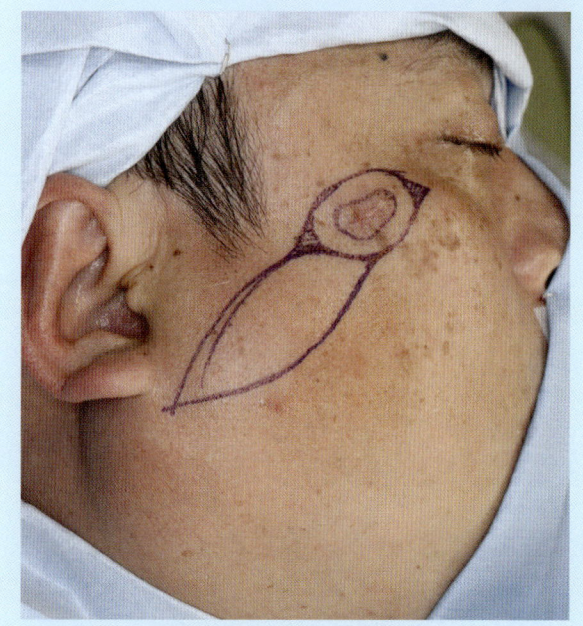

■ 本症例では腫瘍から 5 mm 離して SMAS を含めて切除した。

> **Point**
> - Surgical margin をつけてほぼ円形に切除線を設定し，wrinkle line の方向に一致させた小三角を両側にデザインして，なだらかな OSS flap をデザインする。
>
> - 複雑な形態の腫瘍では十分な切除縁を確保し，切除デザインを単純化して極力円形に近くする。
>
>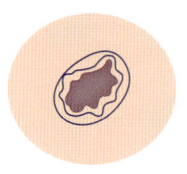
>
> - RSTL に沿った方向に小三角形の切除を行う。
>
>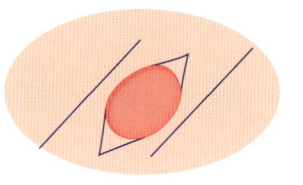
>
> - 生じた欠損の外縁に沿ってなだらかな弧状線を描き，欠損部と同等かやや小さめの幅の OSS flap をデザインする。
>
>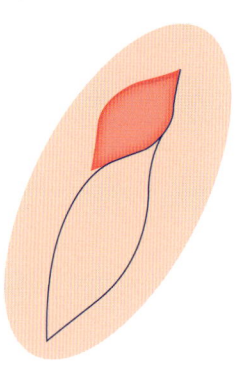

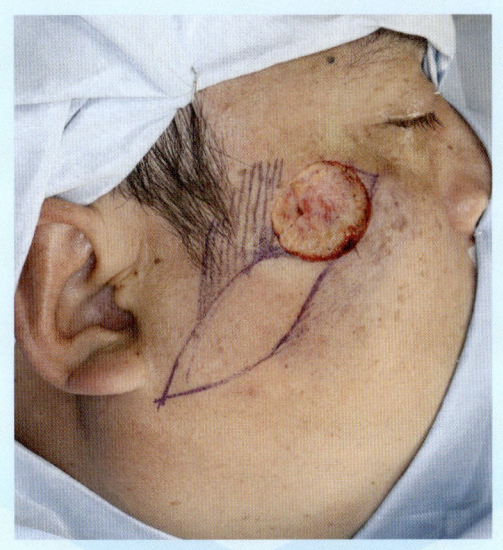

■ 皮下茎は皮弁頭側で移動方向に設定した。

3 切 開

> **注意点**
> ● 皮下茎の作成にあたっては，移動する方向に茎を作成する。
> ● 皮下茎は，①皮弁頭側に作成（本症例），②皮弁尾側に作成（前掲「概要」で提示した症例），③皮弁直下あるいは欠損部に作成，の3タイプがあり，移動に無理のないように選択する。それぞれの選択については，距離が長い場合は①②を選択し，①か②については，作成する皮下茎の周囲に余裕がある方を選択する。移動距離が短く，皮弁直下および欠損部に組織の余裕がある場合には③を選択する。

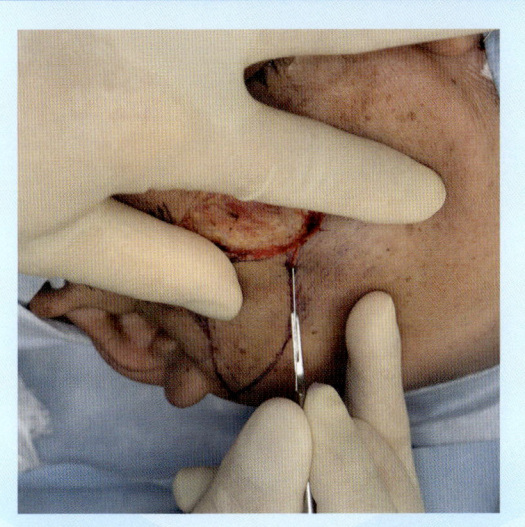

■ 皮下茎と反対側の切開は垂直に脂肪中間層まで切り込む。

> **Point**
> ● 脂肪には「小さい脂肪粒」と「大きく扁平な脂肪粒」が存在している。脂肪中間層のイメージは，下床に「小さい脂肪粒」が一層薄く残る範囲か，「大きく扁平な脂肪粒」が少し見える部位を目安とする。表情筋が露出されると剥離が深いということになる。
> ● 「大きく扁平な脂肪粒」の下層はSMASに相当するレイヤーであり，顔面神経はSMAS下に存在するため神経損傷の危険性はない。

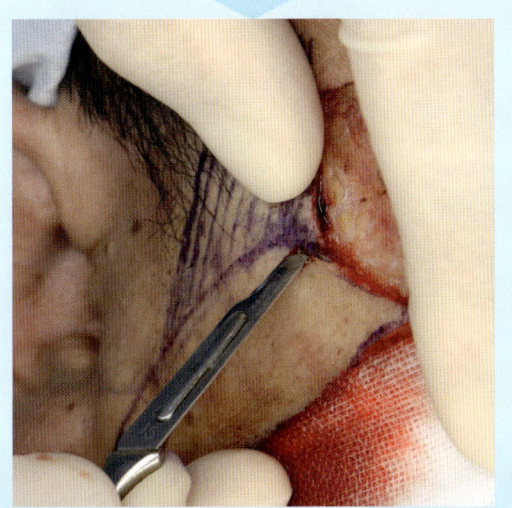

■ 皮下茎側は斜めにメスを入れて真皮下血管網直下の層で剥離を進める。

> **Point**
> ● 真皮下血管網下では，電気メスなどの高エネルギーデバイスを使用せず，メスや剪刀で鋭的に操作を加える。

> **注意点**
> ● メスを斜めに入れて真皮下血管網直下の層で剥離する際は，絶えず皮膚の厚みを確認して，残存皮膚が血流障害を起こさないようにatraumaticな操作を心がける。

4 皮弁挙上

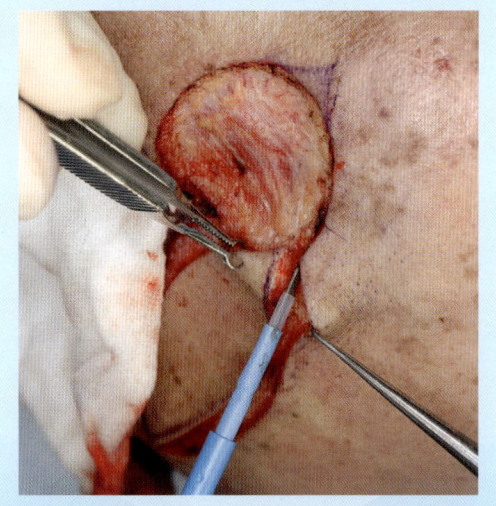

■ 皮下茎の反対側では電気メスを用いて切開を進める。

Point
● 皮弁の尾側では電気メス，皮弁裏面および皮下茎周囲では剪刀やメスを使い分ける。

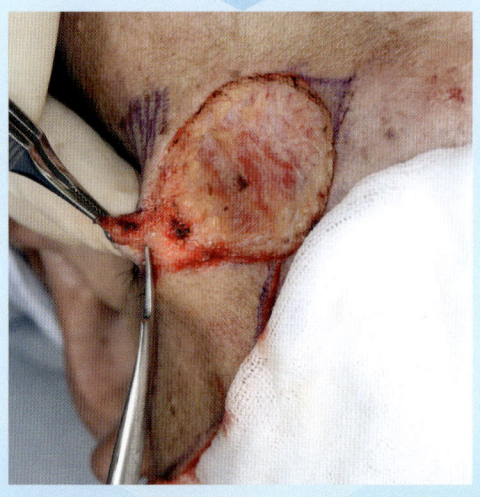

■ 皮下茎側では電気メスではなく，剪刀やメスを用いて剥離を進める。

Point
● 左手指でカウンタートラクションをかけ，挙上皮弁の厚みを絶えず確認しながら剥離を進める。

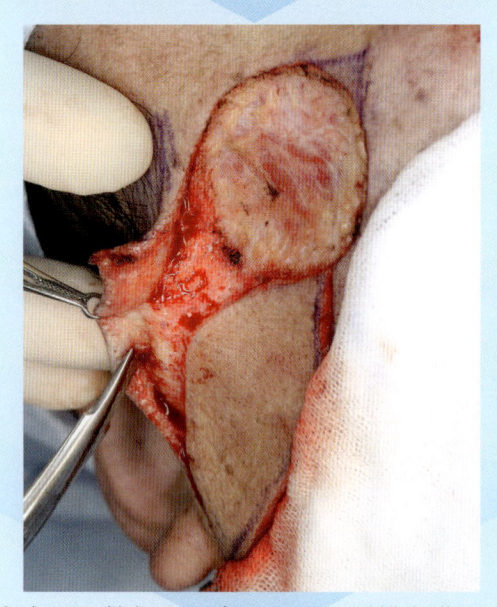

■ 真皮下血管網を温存しながら剥離を進める。

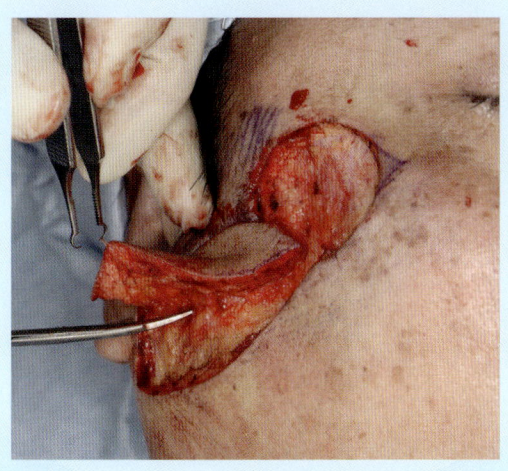

> **Point**
> ● 皮下茎が薄くならないように，均一の厚みで挙上していく。

■ 尾側はSMAS上で全周性に切離する。
■ 皮弁下では，電気メスではなく剪刀などを用いてSMAS上で剥離・挙上を行う。

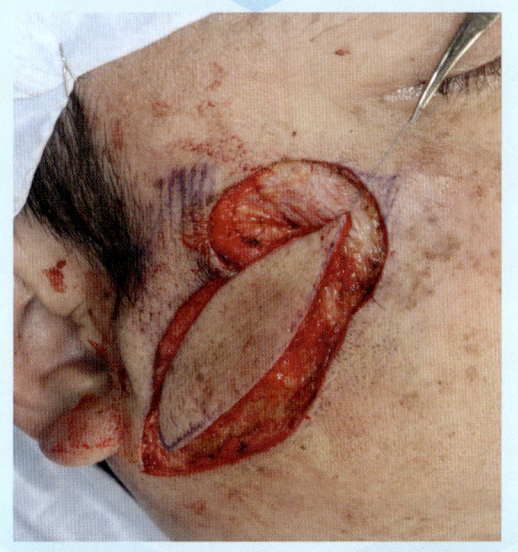

> **Point**
> ● 牽引糸で皮弁を欠損部に移動させながら，皮弁尾側の切離を適宜進めていく。
> ● 引っかかっている部位を適宜見極めながら皮弁挙上を行う。

> **⚠ 注意点**
> ● 皮弁先端部は牽引糸を用いて愛護的に操作する。
> ● 皮弁先端を鑷子などで乱暴に扱わないことを習慣化させる。

■ 皮弁先端に牽引糸をかけて，皮弁の移動状態を適宜確認する。

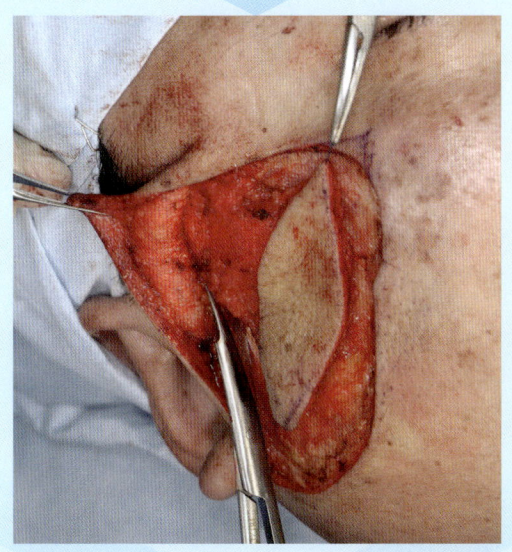

> **Point**
> ● 皮下茎上の剥離を十分に行わないと皮膚に変な陥凹や隆起が生じるため，皮弁が余裕をもって移動できる皮下茎を作成し，その上の皮膚をリドレープするイメージである。

■ 移動状況を確認しながら，真皮下血管網を損傷しないように皮下茎の上部を注意深く剥離していく。

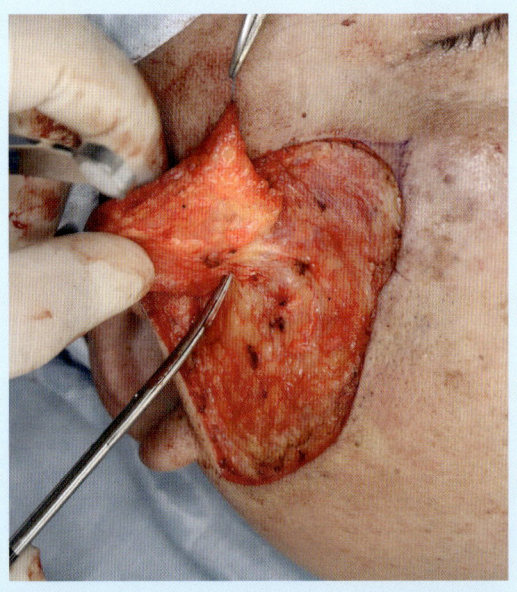

■ 皮下茎が薄くなりすぎないように指で茎の厚みを確認しながらSMAS上で剥離を進める。

注意点

● 皮下茎には明らかな穿通枝を含む必要はなく，特段意識しなくてもよい。他の局所皮弁と同様に考えてよく，顔であれば皮下茎の幅と皮弁長の割合は，1：3〜4くらいまでは安全である。皮下茎の厚みに関しては，真皮下血管網からSMASまでとなる。

5 皮弁移動

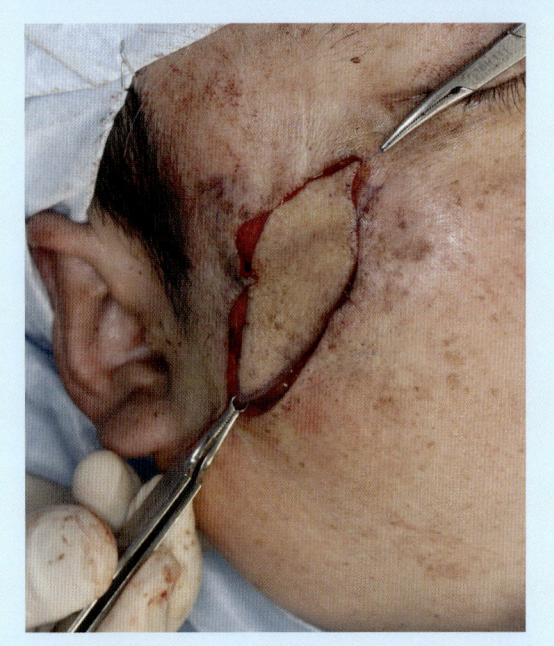

■ 皮弁を移動させて，無理のないこと，周囲に歪みなどが生じていないことを確認する。

Point

● 皮弁先端の牽引糸と後端をフック鑷子で皮弁長軸方向に引っ張り，皮弁の位置を予想する。

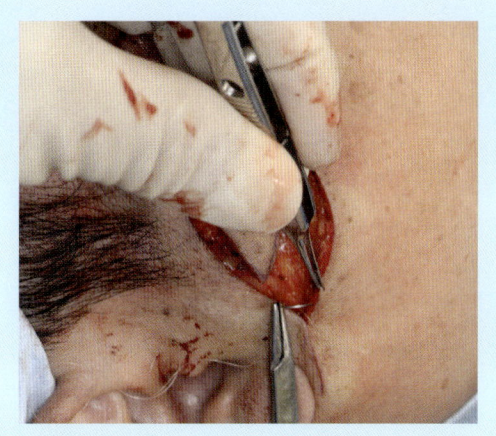

> **Point**
> ●予想した皮弁後端位置より少し後方までを
> ドナーと考え閉創を行う。ドナーの閉創か
> ら始めることによりドッグイヤーを最低限
> とすることが可能であり，また欠損幅が少
> し狭められることによって皮弁に緊張がか
> かりすぎないようになる。

■ 皮弁挙上後は，ドナーの閉創から行う。

■ 5-0 PDS®（ジョンソン・エンド・ジョンソ
ン社）で埋没縫合を行い，6-0ナイロンで
表皮縫合を行う。この段階では最低限の閉創
に留める。

6 トリミング

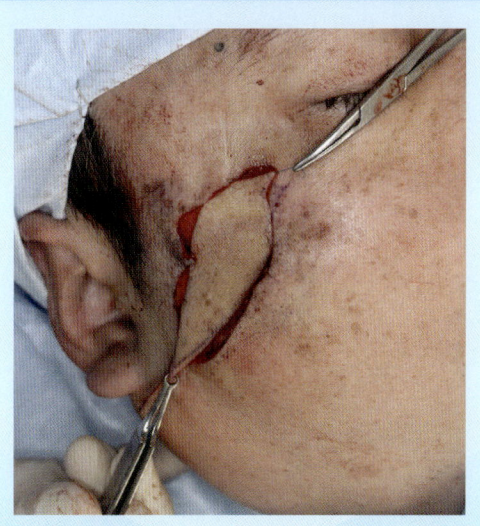

> **Point**
> ●皮弁先端部の牽引糸を用いて，皮弁が欠損
> 部に余裕をもって移動できることを確認
> し，位置決めを行う。

> **注意点**
> ●皮弁は，ダボつくことなく適度な緊張があ
> る方が綺麗に仕上がる。均等に緊張がか
> かった状態が望ましい。

■ 牽引糸を用いて皮弁を移動させて，欠損との
マッチングを確認する。

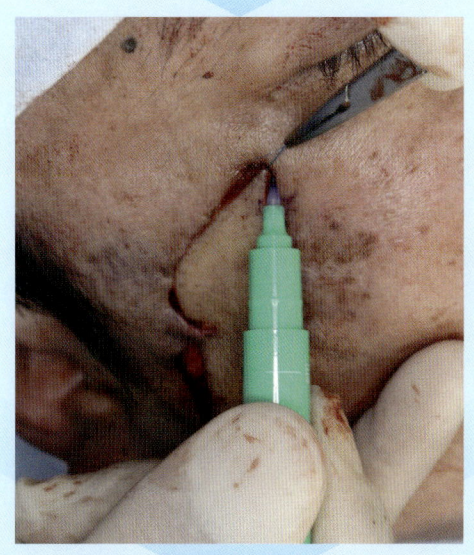

■ 皮弁先端部の位置を決める。

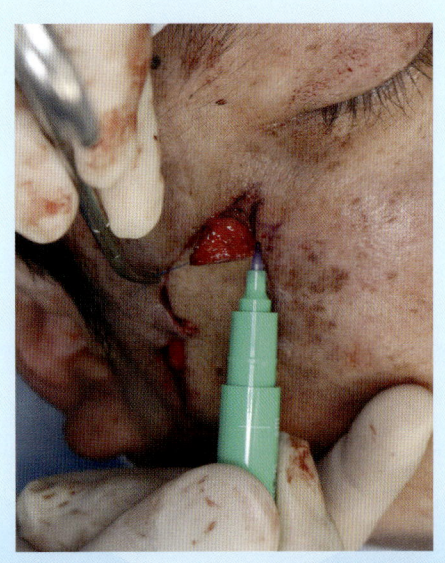

> **Point**
> ● トリミングする際は11番メスを用いてシャープカットするよう心がける。「スパッ」と全層で切るイメージである。

■ 切除端にデザインした三角弁を皮弁形態に合わせてトリミングしながら切除する。

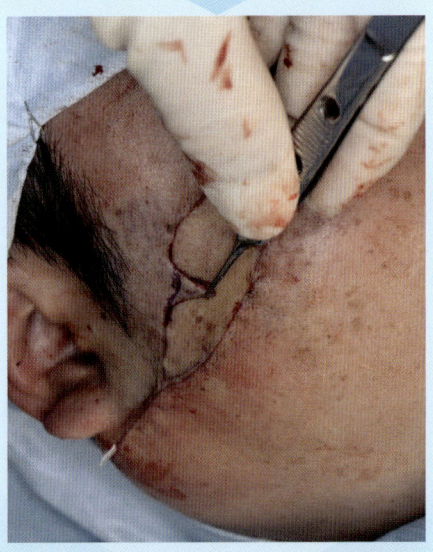

> **⚠ 注意点**
> ● 余剰三角弁の先端を鑷子で牽引して切除するが，この際に重要なのは，しっかりとテンションをかけるということと，メスは弧状に進めることである。弧状にメス入れをしないと端が角張り，綺麗な直線にならない。

■ 同様に，切除端にデザインした尾側の三角弁も皮弁に合わせて切除する。

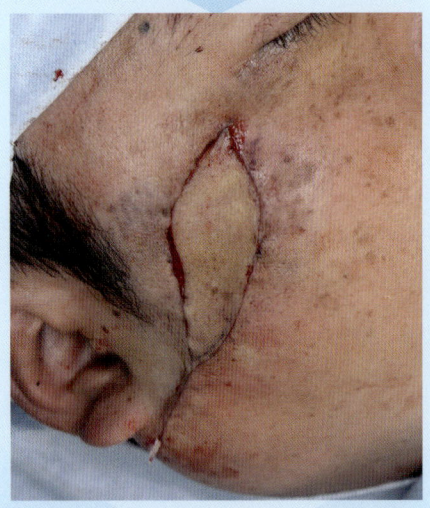

> **Point**
> ● 真皮縫合は5-0PDS®を用いて均等に行う。すなわち，一針かけたら，その対面に一針という具合に全周生に均等な負荷をかけての縫合を心掛ける。

> **⚠ 注意点**
> ● 皮弁は周囲皮膚より盛り上がらないように注意する。どちらかというと平坦か，やや低位にある方がよいように思う。

■ 移植した皮弁がダボつくことなく，全体的に適度な緊張がかかっているのを確認して，真皮縫合・表皮縫合を確実に行う。

7 皮弁先端の処理

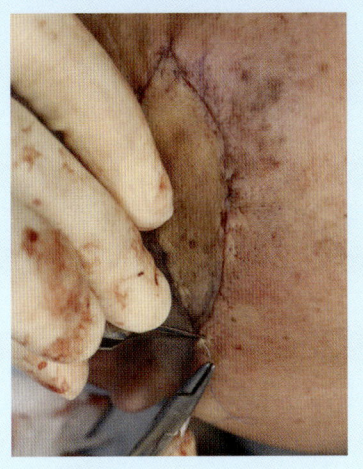

- 皮弁尾側先端部は，6-0プロプリーン®（ジョンソン・エンド・ジョンソン社）を用いて水平マットレス縫合を行う。
- ドナーから通糸する。

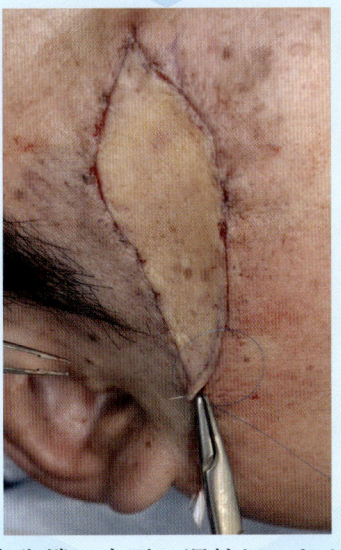

- 次に皮弁先端に水平に運針し，ドナー閉創部から出す。

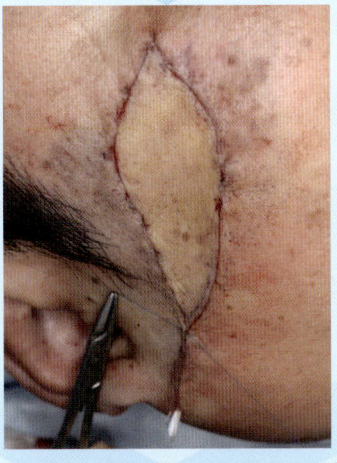

- 皮弁先端を引っ張り込みながら，適度な緊張をもたせて縫合する。

Point

- 皮弁先端は半水平マットレス縫合により，適度な緊張で皮弁を引っ張り込み縫合している。

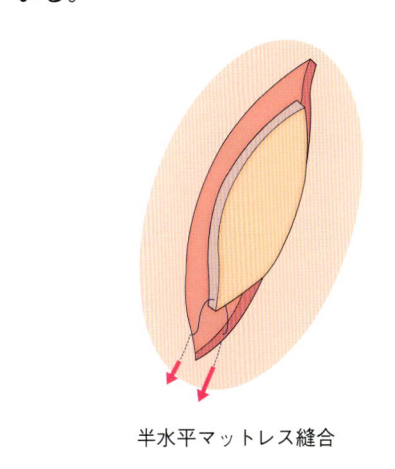

半水平マットレス縫合

8 閉　創

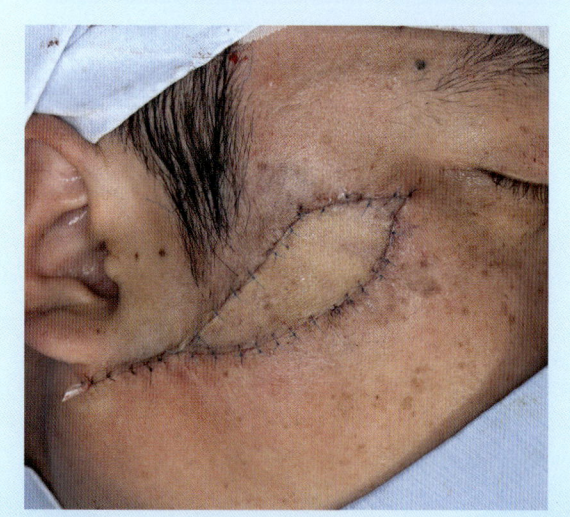

- ■ 皮弁下にペンローズドレーンを挿入し，留置する。

Point
- ●剥離範囲が比較的広いためドレーンは必須である。
- ●顔面の他部位と同様に，表情筋が残っている場合はanchorringなどは不要であり，ペンローズドレーン留置のみでも形態は維持される。

9 術後処置

- ■ 術後はしっかりと氷冷を行う。
- ■ 皮弁は少しうっ血気味になる傾向にある。
- ■ 氷冷したプロスタンディン®軟膏を塗布することが多い。しっかり圧迫処置を行う。

Supplements　OSS flap について

　OSS flap は V-Y 前進皮弁の1つである。利点としては，①切除組織が最低限，②移動方向が wrinkle line に対して斜め方向，③wrinkle line に平行な縫合線，④デザインが容易，⑤トラップドア変形が生じにくい，⑥1つの立体曲面をそのまま移動することが可能，⑦欠損部とドナーに生じるドッグイヤーが離れており，視覚効果によって目立ちにくい，⑧埋没縫合をしっかりとかけることができる，などが挙げられる。

　顔面皮膚腫瘍切除後再建において OSS flap は汎用性の高い皮弁である。

褥瘡に対する再建手術

石川　昌一

安倍　吉郎

34

仙骨部褥瘡に対する再建手術
―穿通枝皮弁・VY皮弁―

埼玉医科大学形成外科・美容外科　石川　昌一

概　要

　仙骨部褥瘡の再建手術として以前は筋皮弁が選択されていたが，近年は低侵襲である穿通枝皮弁が選択されることが多い。これまで多くの術式が報告されているが，統一された術式はなく，各施設により異なるのが現状である。

　われわれは，仙骨部褥瘡の大きさに応じて上殿動脈穿通枝皮弁（以下，穿通枝皮弁）とVY皮弁を選択しているので，本項ではこれら2つの皮弁を用いた仙骨部褥瘡に対する再建手術について述べる。

適応基準と除外基準

- 保存的治療では治癒までに長期間を要する大きな褥瘡で，全身状態が手術に耐えることができれば，再建手術の適応としている。
- 再建手術は，褥瘡に壊死組織や感染組織が多く付着している場合にはデブリードマンと時期を分けて施行し，そうでなければ一期的に施行している。時期を分けて施行する場合は，デブリードマン後に抗生剤や局所陰圧閉鎖療法などでwound bed preparationを行い，感染が沈静化し良好な肉芽が形成されるのを確認してから，再建手術を行う。
- 小さい褥瘡や細長い褥瘡に対しては穿通枝皮弁を，大きい褥瘡や丸い褥瘡およびポケットが大きな褥瘡に対してはVY皮弁を選択する。
- 褥瘡の大小における基準はないが，迷う場合には手術操作を加える範囲が少ない穿通枝皮弁を第一選択とする。
- 穿通枝皮弁で再建が困難な大きさの褥瘡であれば片側VY皮弁を，それでも足りなければ両側VY皮弁を選択する。やせ型で皮下脂肪が少ない症例や動脈硬化性疾患がある症例もVY皮弁が望ましい。

手術のポイント

【穿通枝皮弁】

- デザインの自由度が高くさまざまなデザインが可能であるが，再発時に他の皮弁を作成する余地を残すことができるように，上殿部で横方向にデザインする。
- 皮弁の回転角度が90°になるようにデザインすると，皮弁全周を切開する島状皮弁ではなく，皮弁基部を切開しない横転皮弁（transposition flap）として挙上しても，緊張なく移動できる。
- 皮弁の回転角度が120°以上になると，皮弁の移動時に穿通枝周囲に緊張がかかり皮弁の血流が不安定になることがある。その場合には島状皮弁として挙上し，穿通枝周囲の剥離も行う。
- 術前にカラードップラーエコー検査，術中にポータブルドップラーエコー検査で穿通枝の評価を行う。

【VY皮弁】

- 再発時に再利用できるように，片側殿部にできるだけ大きくデザインする。
- 片側のみで再建できない場合は，両側からVY皮弁を挙上し再建する。
- 脊髄損傷や寝たきりのように大殿筋を使用することがない症例では，皮弁外側の大殿筋を切離し，皮弁の可動域を広げる。

デブリードマン

　壊死組織や感染組織が多く付着している場合にはデブリードマンと再建手術は時期を分けて行い，そうでない場合には再建手術と同時に行う。

　壊死組織や感染組織のデブリードマン後，wound bed preparation を行い，良好な肉芽組織が形成されていても，再建手術前には肉芽組織をすべて切除する。同時に瘢痕組織の切除やポケット切開も行い，その後に皮弁による再建手術を行う。

　ポケット切開などは皮弁のデザインを考慮したうえで行う必要があり，再建手術までの一連の流れとして考える必要がある。

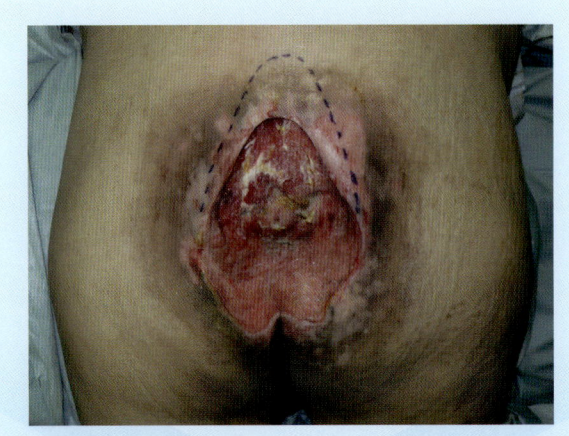

■ デブリードマン前

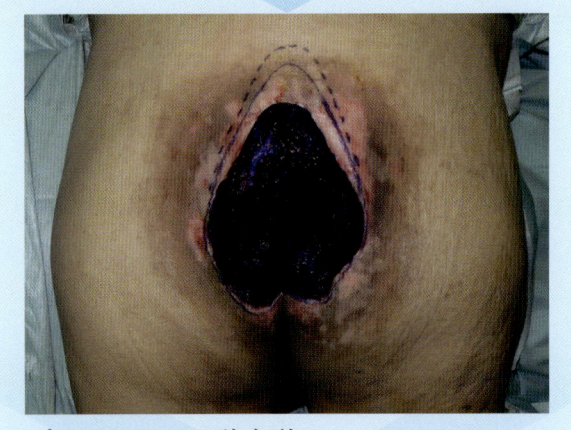

■ ピオクタニンで染色後

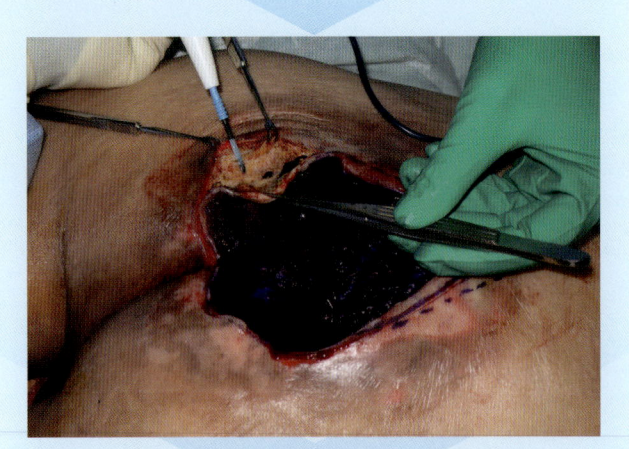

■ 肉芽組織や周囲の瘢痕組織を切除する。

Point

● 染色することで肉芽組織の取り残しを減らすことができる。特にポケット内の染色は有効である。
● 図のようにポケット（破線）が大きい場合は，ポケット上の皮膚（実線）を切除する。

Point

● 肉芽組織と周囲の瘢痕組織を切除して健常組織を露出させる。これらが残存すると再建手術の治癒遅延につながる。
● 瘢痕組織は出血しやすいため，エピネフリン含有局所麻酔を注射してから切開する。

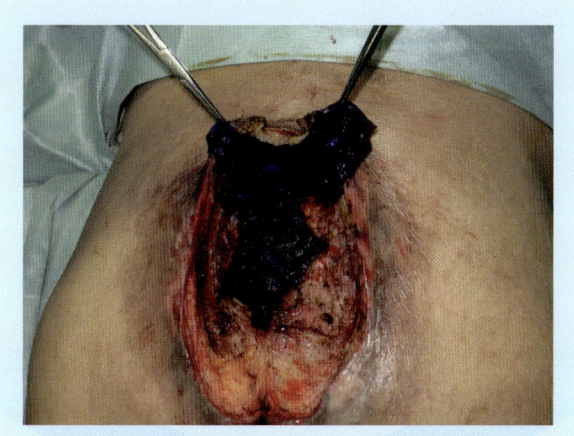

■ ポケット上の皮膚を切開した状態

> **Point**
> ● ポケット上の皮膚は脆弱なので，再建手術を行う場合には切開するだけでなく，切除した方がよい。

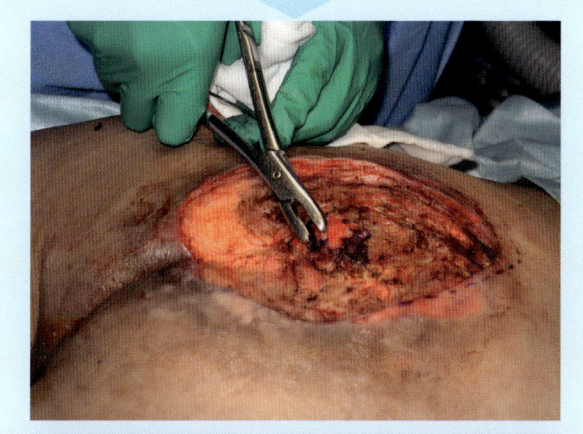

> **Point**
> ● 仙骨の骨髄炎が疑われる場合には，出血するまでリュエルや骨ノミで削る。削った仙骨の表面は骨ノミやヤスリで平坦にする。

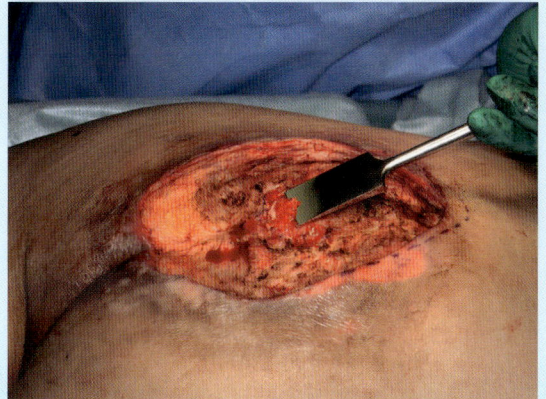

■ リウエルや骨ノミで仙骨を削る。

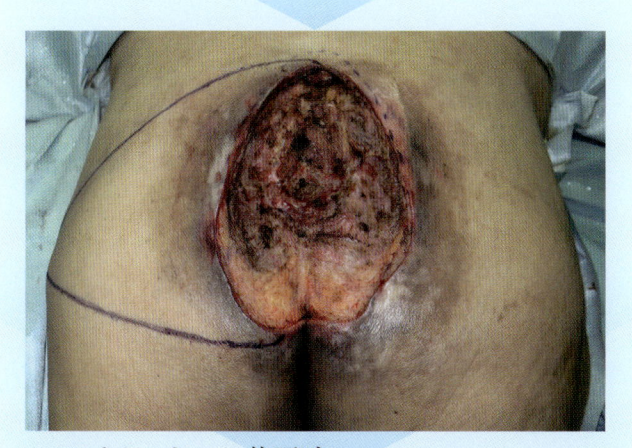

■ デブリードマン終了時

実際の手術（1）穿通枝皮弁

1 体　位

■ 体位は皮弁側を上にした側臥位で行う。
■ 皮弁を採取する側は，皮膚欠損やポケットの位置によって決定するが，左右どちらから採取するか悩む場合には利き手側から皮弁を採取する。

> **Point**
> ● 術後2週間は，皮弁側を上にした側臥位のみで管理するため，利き手側から皮弁を挙上した方が食事摂取などの点において患者の術後のQOLが高くなる。

2 穿通枝の確認

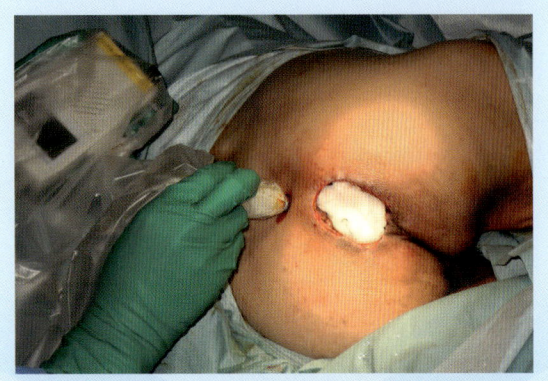

■ ポータブルドップラーエコー検査で穿通枝を確認する。

> **Point**
> ● 術前にカラードップラーエコー検査で穿通枝を確認していても，デブリードマン時に損傷する可能性がある。そのため，デブリードマン後は必ずポータブルドップラーエコー検査で穿通枝を確認する。

3 デザイン

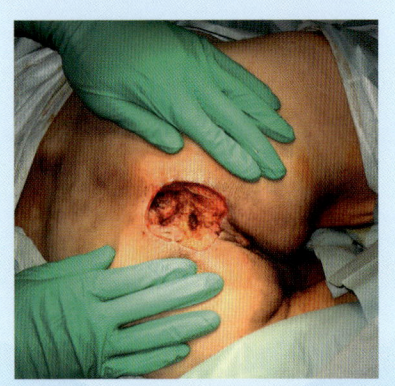

■ デブリードマン後の欠損を寄せて皮弁の幅を決定する。

> **Point**
> ● 特に再発褥瘡では，周囲の瘢痕により予想よりも欠損を寄せられないことがある。
> ● 皮弁の幅は，非緊張時の状態ではなく，軽度に緊張をかけて用手的に寄せた状態から決定する。

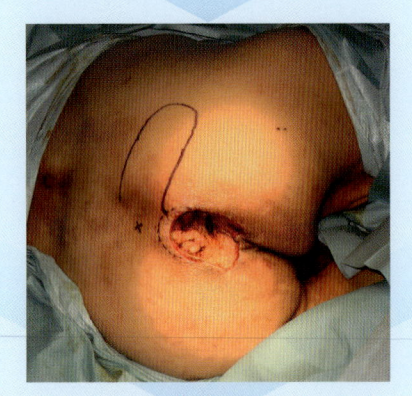

■ 頭側で横方向に皮弁をデザインする。

> **Point**
> ● 皮弁の回転角度が90°になるようにデザインすると，転位皮弁として挙上しても，緊張なく皮弁の移動が可能である。
> ● 120°以上になる場合には，皮弁全周を切開し島状皮弁として挙上した方がよい。

4 皮膚切開

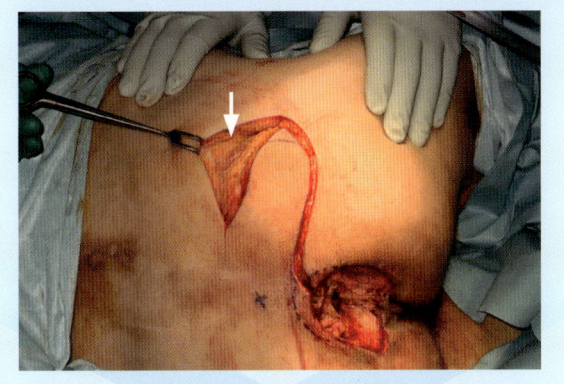

■ 部分的に筋膜まで切開し，大殿筋を確認する。

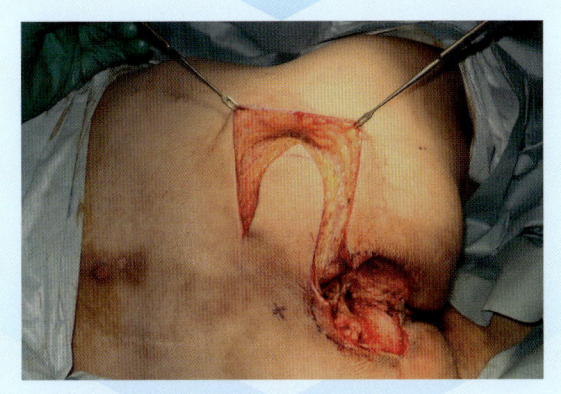

■ 全周で筋膜まで切開する。

- **Point**
  - ●脂肪層まで切開した後，1カ所で筋膜を切開して深さを確認してから（矢印），周辺の筋膜を切開すると，切開するべき層がわかりやすい。

5 皮弁挙上

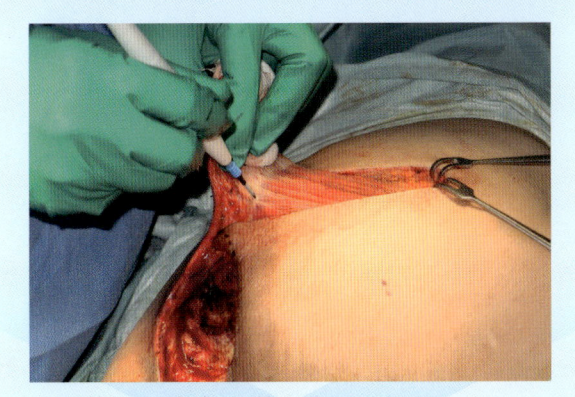

■ 大殿筋上で皮弁を挙上する。

- **Point**
  - ●ガーゼを用いて皮弁を把持すると，挙上しやすい。

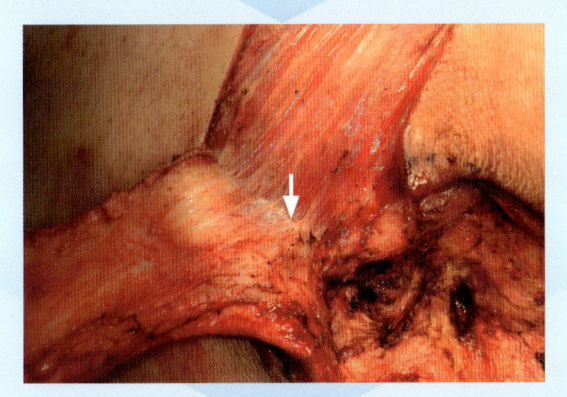

■ 皮弁基部の穿通枝を温存する。

- **Point**
  - ●穿通枝周囲の軟部組織を図のように温存しても，緊張なく皮弁を移動できる。

> ！**注意点**
> ●皮弁基部では穿通枝から皮弁内に流入する血管（矢印）が確認できる。電気メスの出力を下げ，慎重に操作を進める。

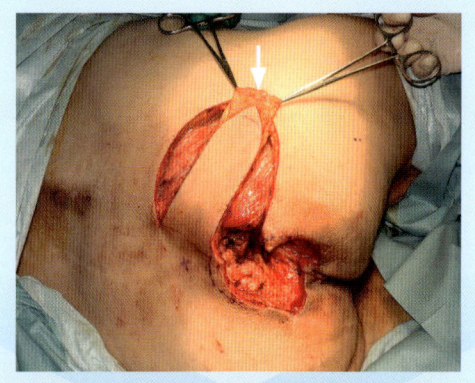

■ 脂肪組織を付着させ，皮弁を挙上する。

Point
- 欠損周囲のポケットに充填するために必要な脂肪組織（矢印）を付着させ，皮弁を挙上する。

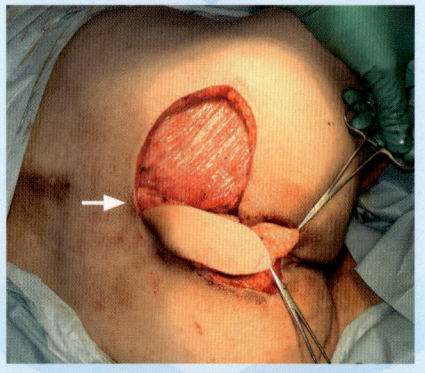

■ 緊張が強ければ，皮弁基部の頭側を切開する。

Point
- 皮弁を欠損へ移動して緊張が強い場合には，皮弁基部の頭側（矢印）を切開する。その切開を加えても緊張が強ければ，穿通枝周囲を剥離するが，その操作が必要になることはほぼない。

6 皮弁採取部の閉創

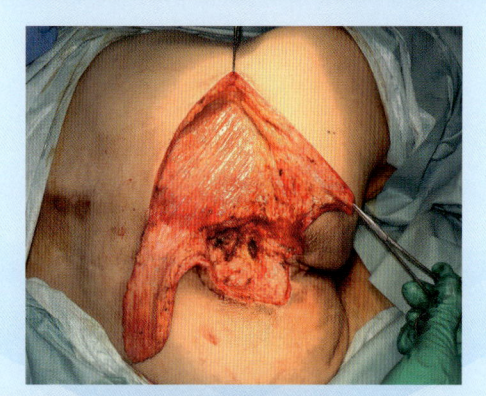

■ 皮弁採取部の尾側を剥離する。

Point
- 皮弁採取部を閉創する際，緊張が強い場合には，図のように皮弁採取部の尾側を広範囲に剥離する。

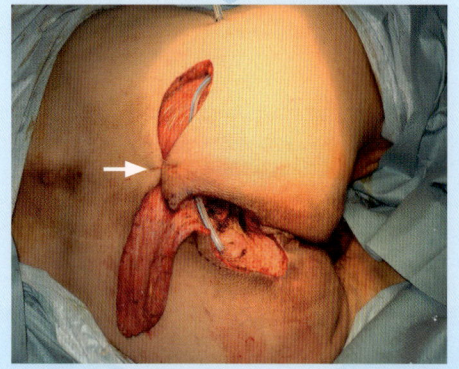

■ 最初に皮弁採取部と皮弁の境界（矢印）を縫合する。

Point
- 最初に皮弁採取部と皮弁の境界（矢印）を縫合してから，皮弁を縫合した方がよい。

！注意点
- 最初に皮弁周囲からを縫合すると，全体がずれて修正に時間を要することがある。

7 皮弁の縫合

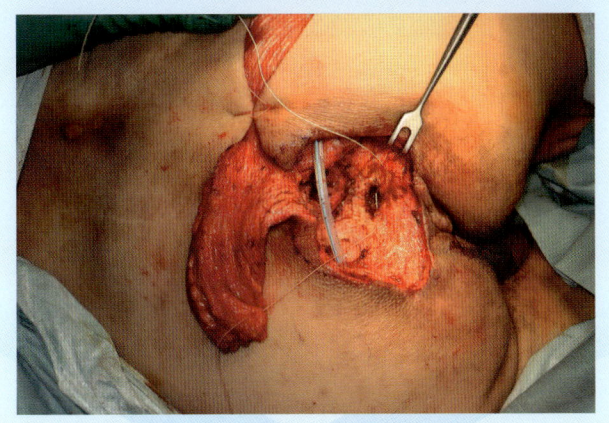

■ 持続吸引ドレーンを 1 本留置する。

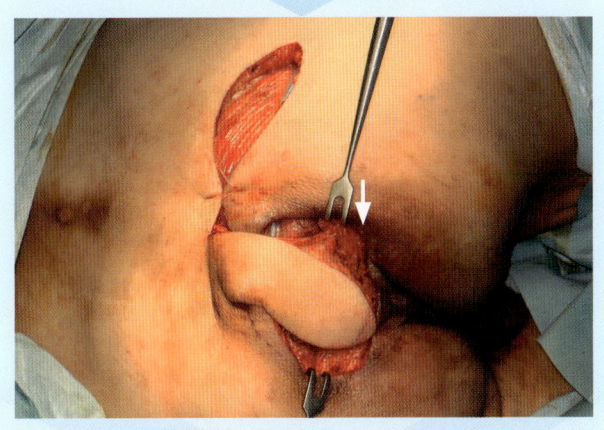

■ ポケットに皮弁の脂肪組織を充填するように縫合する。

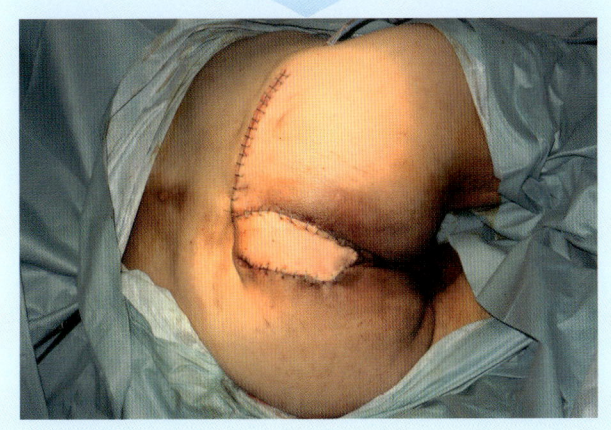

■ 手術終了時

Point

- 皮弁の縫合では死腔を残さないことが重要である。そのため，持続吸引ドレーンを皮弁採取部から皮弁下にかけて留置し，軟部組織や皮下は密に縫合する。
- ドレーン孔は，汚染を防止でき管理しやすいため，頭側寄りの外側にする。

⚠ 注意点

- 欠損周囲のポケットは死腔になりやすいため，皮弁に付着させた脂肪組織を充填する（矢印）。

Point

- 皮下より深部を密に縫合できていれば，皮膚はスキンステープラーによる縫合でも問題ない。
- 皮弁基部にドッグイヤーができることがあるが，徐々に平坦になるので，修正は最低限のみでよい。

8 ドレッシング

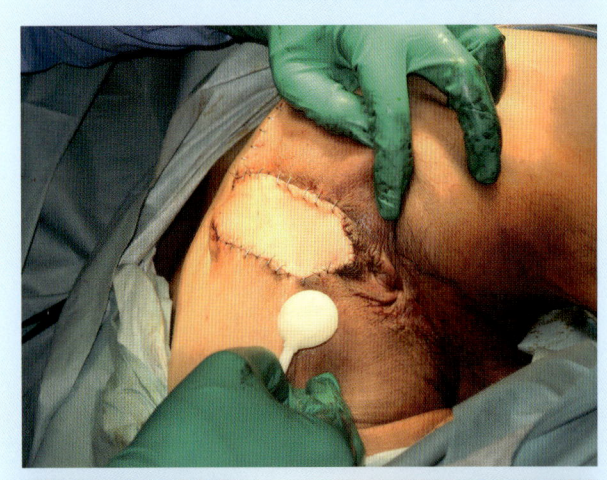

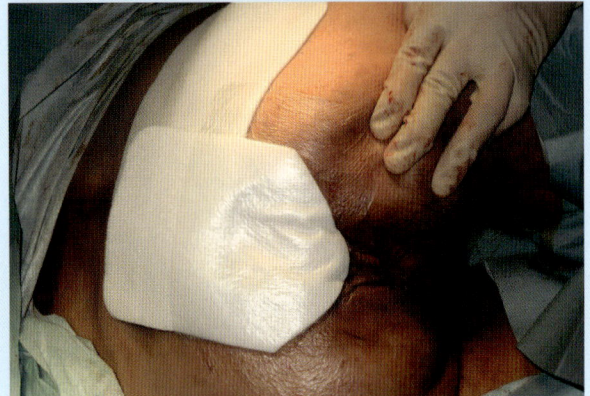

■ ガーゼとフィルムで被覆する。

> **Point**
> ● 肛門付近はフィルムが剥がれやすいため，図のようにフィルムテープ3M™キャビロン™非アルコール性皮膜を使用する。

> **Point**
> ● 創部をガーゼで被覆した後，便汚染を避けるためにフィルムで密閉する。

実際の手術（2）VY 皮弁

1 体 位

- 皮弁側を上にした側臥位で行うが，褥瘡が大きく両側からVY皮弁を挙上する可能性がある場合には腹臥位で行う。
- 片側の場合はポケットが大きい側から挙上するが，左右どちらから挙上するか悩む場合には利き手側から挙上する。

Point
- 穿通枝皮弁と同様，術後2週間は皮弁側を上にした側臥位で管理するため，利き手側から皮弁を挙上した方が患者の周術期のQOLが高くなる。

2 デザイン

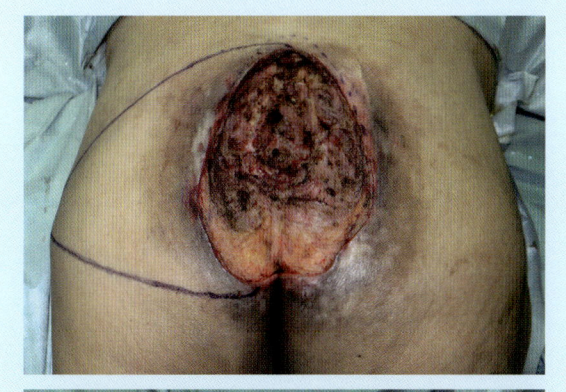

Point
- 片側殿部に大きく皮弁をデザインすると，再発時にも再利用が可能となる。

Point
- 片側に大きなポケットがある場合には，ポケットがある側に皮弁をデザインする。

- できるだけ大きく皮弁をデザインする。

3 皮膚切開

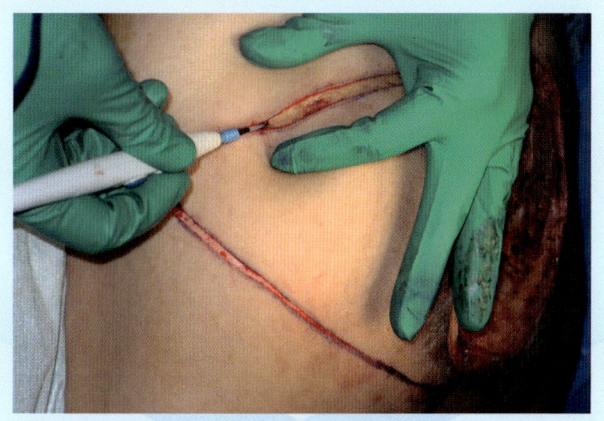

Point
- 抗凝固薬血を中断できないなどの理由で出血が多い場合には，真皮浅層までメスで切開した後，切開部に緊張をかけ電気メスを素早く動かして切開すると，出血が少ない。

- メスで真皮まで切開し，脂肪層より深部は電気メスで切開する。

4 皮弁の挙上

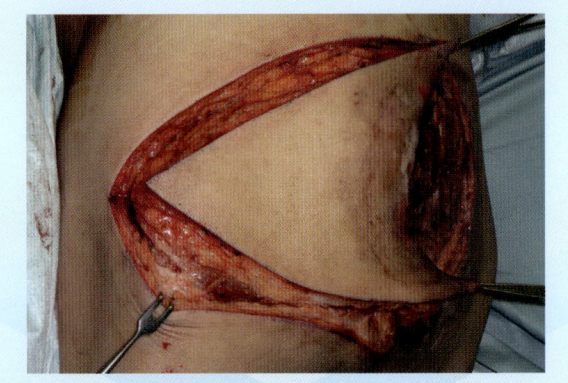

■ 筋膜まで切開する。

> **Point**
> ● 皮弁の挙上は，各段階ごとに皮弁の可動性を確認しながら進めていく。

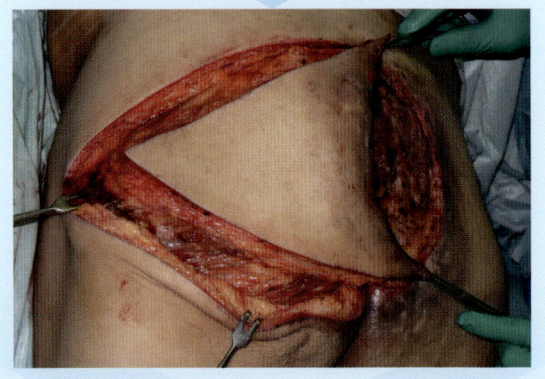

■ 正中側に牽引しながら，皮弁外側の大殿筋上を剥離する。

> **Point**
> ● この操作は皮弁の血流に影響がないため，必要な範囲は十分に剥離する。

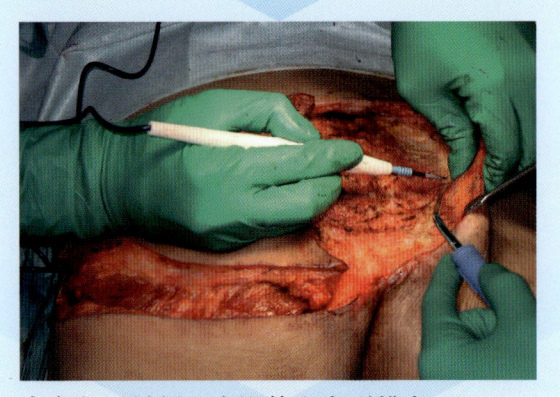

■ 皮弁と反対側の大殿筋上を剥離する。

> **Point**
> ● 皮弁と反対側の大殿筋上を3〜5cm剥離することで，閉創時の緊張が軽減される。

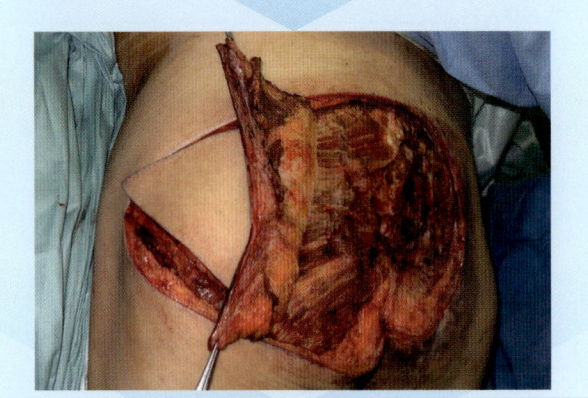

■ 皮弁内側の大殿筋上を剥離する。

> **！注意点**
> ● 剥離する範囲が広いと皮弁内側の血流が悪くなるため，皮弁中央より内側までの剥離とし，皮弁中央付近の穿通枝は温存する。
> ● 皮弁の可動性が足りない場合には，後述するように外側の大殿筋を切離する。

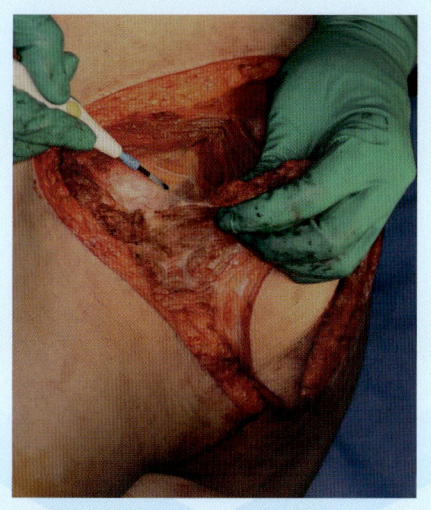

■ 皮弁外側の大殿筋を切離する。

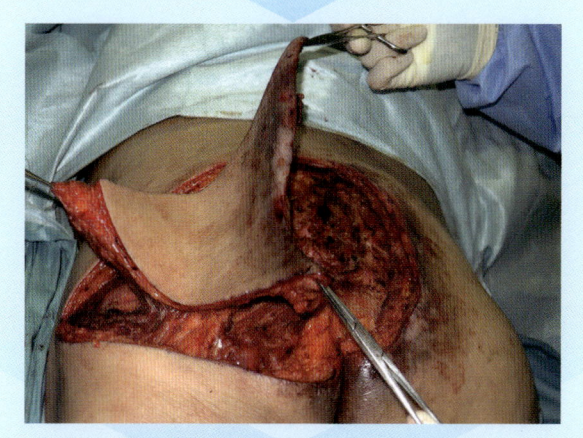

■ 皮弁の挙上終了時

5 皮弁の縫合

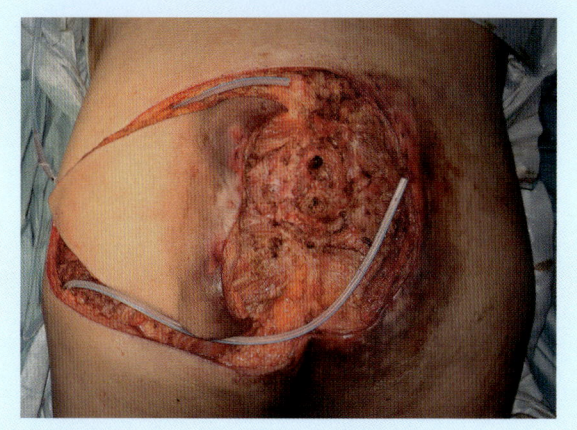

■ 持続吸引ドレーンを 2 本留置する。

> !注意点
> - 皮弁の可動性が足りない場合は，皮弁外側の大殿筋を切離することで，可動性が大きく増す。歩行に影響が出るため，脊髄損傷や寝たきりなど歩行の可能性がない症例のみに施行可能である。

> Point
> - すべての手術操作を行うと，図のような状態となる。

> !注意点
> - 持続吸引ドレーンは皮弁頭側に 1 本，皮弁尾側から内側にかけて 1 本の計 2 本を留置する。手術範囲が広いため，3 本留置することもある。
> - ドレーン孔は，汚染を防止でき管理しやすいため，外側にする。

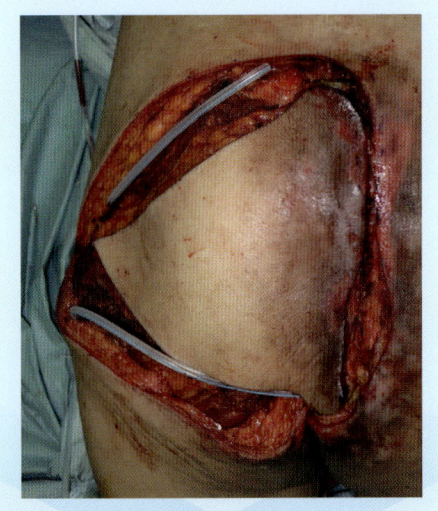

■ 最初に皮弁内側を縫合する。

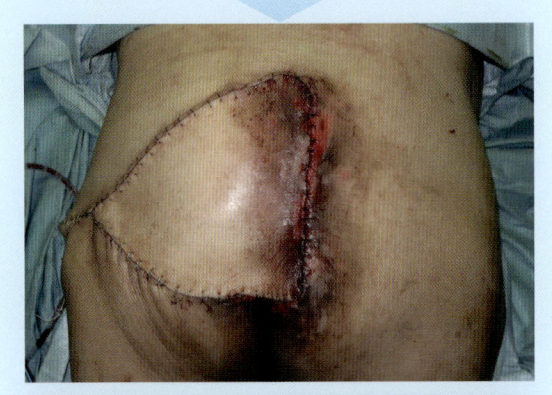

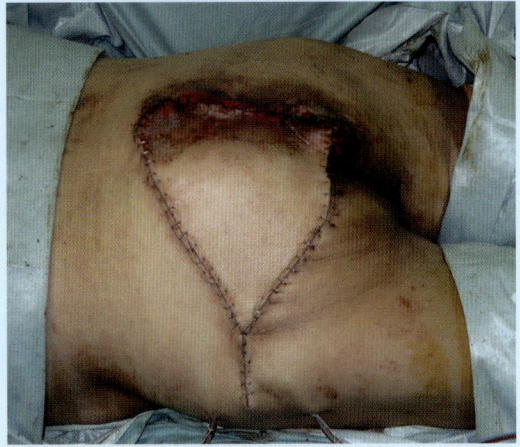

■ 手術終了時

注意点

● 創部合併症が最も多い部位は皮弁内側である。同部位は持続吸引ドレーンを留置したうえで，死腔をつくらないように密に縫合する。

Point

● 皮下より深部を密に縫合できていれば，皮膚はスキンステープラーによる縫合でもよい。

Supplements

① 穿通枝皮弁について

　本術式は穿通枝皮弁と記載しているが，「穿通枝を血管茎とする転位皮弁」という名称が適している。

　当初は転位皮弁ではなく島状皮弁として挙上し，穿通枝周囲も剥離していた。しかし，皮弁の回転角度が90°になるようにデザインし，転位皮弁として挙上する方が血流が安定しており，術前のカラードップラーエコー検査や術中のポータブルドップラーエコー検査を併用することで穿通枝周囲の煩雑な剥離操作も不要という結論に至った。

　手術はシンプルかつ簡便に挙上でき安定しているのが理想であり，本術式はそれに近い術式といえる。

② 皮弁の選択について

　仙骨部褥瘡の大小に明確な基準はないので，中等度の大きさであった場合は穿通枝皮弁とVY皮弁のどちらを選択するか悩むことがある。その場合は，手術操作を加える範囲が少なく，他の皮弁を挙上する余地を多く残すことができる穿通枝皮弁を選択している。

　しかし，痩せ型で皮下脂肪が少ない症例や，脳梗塞や心筋梗塞など動脈硬化性疾患がある症例では，それほど大きくない穿通枝皮弁であっても先端の血流が悪くなることがあるため，そのような症例ではVY皮弁が望ましい。

③ 術後管理のポイント

　褥瘡の治療では，創傷を治すだけではなく，看護師や栄養士およびリハビリのスタッフと協力し，再発予防のための環境整備や患者教育まで行う必要がある。

　仙骨部褥瘡の再建手術後の管理について，ポイントを記載する。

（1）体　位

　術後2週間は皮弁採取側を上にした側臥位で管理し，浅い側臥位と深い側臥位で体位変換を行う。体位変換の際にずれ力がかからないように，複数人で体を持ち上げ体位変換をすることが望ましい。ベッドは体圧分散マットレスを使用し，両側VY皮弁を施行した症例では空気流動ベッドを使用する。

（2）抗生剤

　褥瘡からMRSAや多剤耐性菌が検出されることが多いため，必ず術前に細菌培養同定検査を行い，その結果に適した抗生剤を最低1週間は点滴投与する。

（3）抜糸，抜鈎

　術後2週目から徐々に抜糸・抜鈎を行っていく。一度にすべてを抜糸するのではなく，段階的に抜糸・抜鈎していく。

（4）ドレーンの管理

　持続吸引ドレーンは，排液だけではなく持続陰圧負荷により皮弁と下床を生着させる役割もあるため，排液量が少なくても最低7日間は留置する。長期間の留置は瘻孔形成のリスクがあるため，10日前後で抜去する。

（5）リハビリ

　創部の経過が順調であれば，術後3週目から仰臥位を開始し，術後4週目からベッドアップを開始する。まずは毎食時30分，角度は30°から開始して，徐々に時間を増やし，術後5週目以降に車いすへの移乗を開始する。

（6）食　事

　一般食であることが多いが，排便の状態によっては低残渣食を検討する。

（7）排泄の管理

　創部が肛門付近にあり術後に便汚染する危険性が高いと予想される症例では，肛門プラグや便失禁管理システム（直腸用カテーテル）を使用する。

35

坐骨部褥瘡の再建術

徳島大学形成外科　安倍　吉郎

概　要

　坐骨部褥瘡の再建手術方法には，大きく分けて躯幹部から採取する皮弁と下肢から採取する皮弁がある。躯幹部から採取する場合，殿部には下図のように穿通枝血管が豊富に存在するため，ほとんどの場合でこれらの血管を含んだ有茎皮弁が用いられる。

解剖学的指標
- 上殿動脈は上後腸骨棘と大転子を結ぶ直線の近位1/3の点
- 下殿動脈は上後腸骨棘と坐骨結節を結ぶ直線の中点
  - a：外側仙骨動脈　　　b：上殿動脈　　　c：下殿動脈
  - d：大腿深動脈　　　　e：内陰部動脈

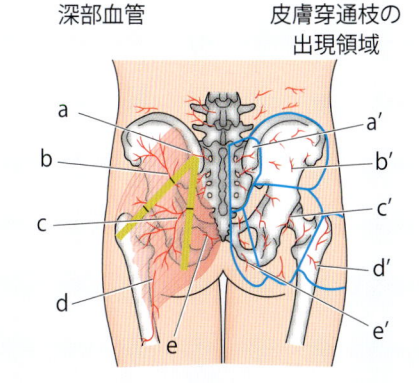

深部血管　　　皮膚穿通枝の出現領域

　躯幹部から採取する皮弁としては，殿部の上殿動脈ならびに下殿動脈からの豊富な穿通枝を利用した穿通枝皮弁や，大殿筋の一部を含んだ筋皮弁が用いられる。一方，下肢から採取する皮弁としては，大腿後面を走行する下殿動脈の下行枝を含ませた後大腿皮弁や，大腿二頭筋を含ませたハムストリング皮弁，および坐骨直腸窩から穿通枝が流入する内陰部動脈穿通枝皮弁などが適応となる。
　本項では躯幹部からの皮弁として大殿筋皮弁を取り上げ，下肢からの皮弁として後大腿皮弁を取り上げる。

適応基準と除外基準

【大殿筋皮弁】
- 坐骨部褥瘡は脊髄損傷患者に多いため，殿部の筋肉が機能していない場合は筋皮弁として使用しても問題ない。一方，歩行機能が残っている患者では，機能障害を来たす可能性を考慮して島状の筋皮弁にするなど，できるだけ筋肉を温存するよう努める。
- 術前画像検査で，使用が予想される上殿動脈または下殿動脈の損傷が疑われる場合は除外する。

【後大腿皮弁】
- 仙骨部の褥瘡に対して殿部の皮弁をすでに使用している場合や，今後使用する可能性が高い場合は，下肢から採取する本皮弁の良い適応である。
- 術前画像検査で，下殿動脈の下行枝が損傷している場合や，大腿後面中央に大きな瘢痕がある場合は除外する。

※坐骨部の褥瘡は再発しやすいため，坐位の際に自力でプッシュアップできない患者や，周囲に協力者および適切な処置ができる施設が存在しない場合は手術適応にならないことがある。

手術のポイント
- 坐骨部の皮膚欠損の形状は姿勢によって変化するため，必ず股関節を屈曲させた状態で皮弁をデザインし，坐位になった際に縫合部に強い緊張が生じないことを確認する。
- ポケットを伴う褥瘡では，ポケット内に壊死組織が残らないよう確実なデブリードマンを行うが，その際に天蓋の皮膚を温存すると，再建する皮弁のデザインに余裕ができる。
- 潰瘍面に坐骨が露出し，排膿を伴う骨髄炎や腐骨を認める場合は，いったん創を開放状態にし，洗浄型の陰圧閉鎖療法などで創の清浄化が得られた後，二期的に再建することも考慮する。
- 若年者で坐位の時間が長い活動性の高い患者においては，中長期的に見て坐骨部の褥瘡が再発する可能性が高い。したがって，使用した皮弁に含まれる穿通枝の位置を記録し，再発時に再度その穿通枝を利用した皮弁を作成できるようにしておくとよい。

実際の手術 (1) 大殿筋皮弁

1 デザイン

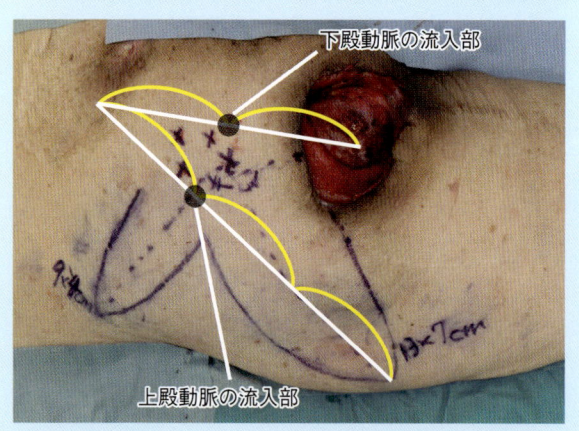

下殿動脈の流入部

上殿動脈の流入部

■ 図はデブリードマン後の状態。皮弁基部に，大殿筋に流入する上・下殿動脈を含み，さらにあらかじめ聴取した上・下殿動脈の穿通枝を含むよう bilobed flap をデザインする。

■ 本症例は再発例で，すでに大腿後面の皮弁が使用されていたため殿部の皮弁を選択している。

Point

● デザインする際には，腹臥位からやや股関節を屈曲させたジャックナイフ体位で行い，坐位の際に頭尾側方向に伸長される欠損の大きさを想定する。

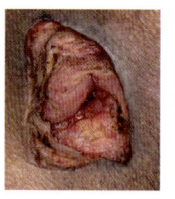
股関節伸展時

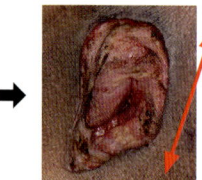
股関節屈曲時

屈曲時に伸ばされる大きさ

● First lobe の長さを計測よりも長く設定するが，皮弁の血流を考慮すると大転子を越えないくらいが安全である。

● First lobe の幅は欠損の幅を参考に決定し，second lobe の幅は，採取部が縫合閉鎖できることを確認しながら first lobe よりも狭く設定する。

⚠ 注意点

● Bilobed flap 作成時の原則として，欠損と first lobe 長軸ならびに first lobe と second lobe 長軸の角度が等しくなるようデザインするが，角度が小さくなると lobe 間の皮膚の血流が悪くなることに加えて縫合の際に緊張が強くなるため，60～90°の範囲に収まるようデザインする。

● 再発時に穿通枝皮弁が使えるよう，穿通枝を複数本含むようにデザインし，pivot point は second lobe の頭側基部とするが，その際にガーゼを用いて皮弁の回転弧と距離が適切かどうか慎重に決定する。

● First lobe の長さと幅は褥瘡の深さも考慮して設定し，股関節屈曲時に皮弁が伸張されても縫合部に過度な緊張がかからないよう余裕をもたせる。

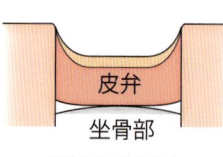
皮弁
坐骨部
股関節伸展時

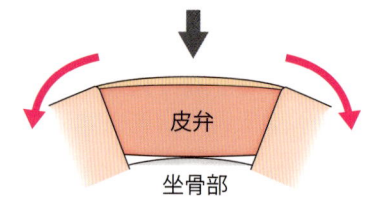
皮弁
坐骨部
股関節屈曲時
余裕をもった皮弁のイメージ

2 皮膚切開から first lobe の挙上

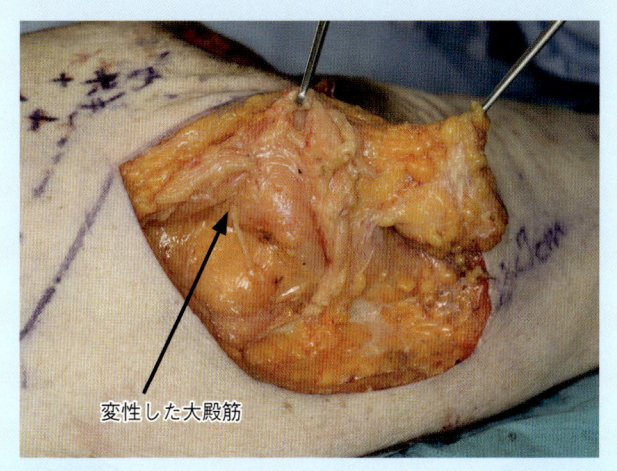

変性した大殿筋

- First lobe の先端から切開する。
- 外側で大殿筋を同定し，筋皮弁として挙上する。

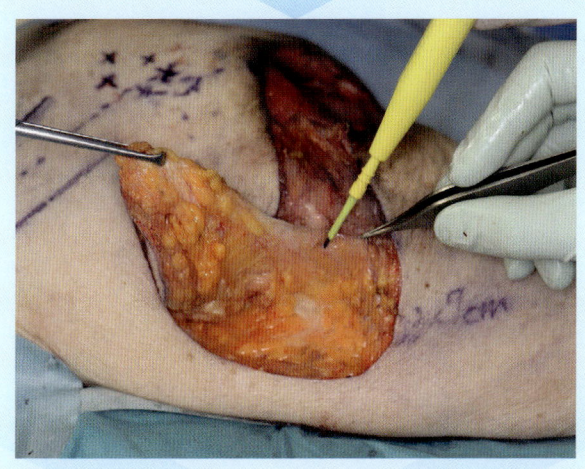

- 皮弁内側を切開し，組織に緊張をかけながら大殿筋下で皮弁を挙上する。

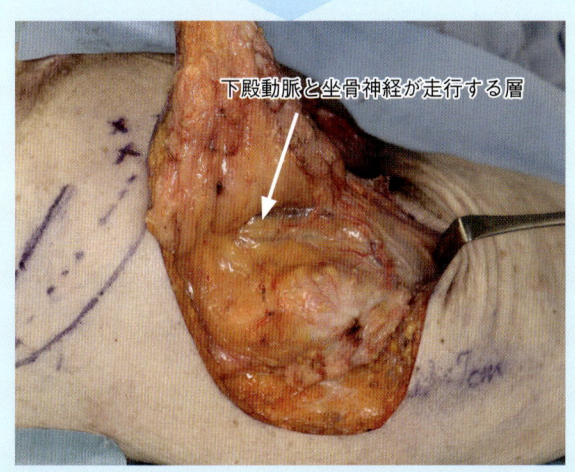

下殿動脈と坐骨神経が走行する層

- 皮弁内側の深部には下殿動脈の下行枝が走行する。

Point
- 皮膚切開は上・下殿動脈から最も遠い first lobe の先端から始める。

注意点
- 脊髄損傷の罹患期間が長いと，筋肉が廃用性に萎縮して構造が不明瞭になることに加え，色調が脂肪に近い黄色を呈するようになるため，慎重に層を確認しながら挙上する必要がある。
- 特に皮弁先端付近は筋肉が薄く血流が悪くなりやすいため，深部の脂肪および筋肉をデザインよりも若干広めに採取してもよい。

Point
- 皮弁を把持しながら組織に緊張をかける際には，脂肪と筋肉の間にある結合組織が剥離しないよう糸で結ぶか，あるいは図のようにアリス鉗子で脂肪と筋肉を把持するとよい。

注意点
- 大殿筋の内側深部には下殿動脈の下行枝が大腿後面に向かって走行しており，再発した際などに後大腿皮弁を使用できるようにするため，これを損傷しないように注意する。
- 下殿動脈の外側には，梨状筋の尾側から坐骨神経が表層に出現する。下半身の完全麻痺症例では損傷しても影響はないが，神経に伴行する血管もあるため，できるだけ損傷しないよう注意する。通常は大殿筋の深部にある脂肪ならびに膜様の疎性結合組織下にあるため，大殿筋裏面の疎な部分で剥離すれば損傷することはない。

注意点
- 大殿筋裏面の剥離は電気メスで行うが，下殿動脈からの細かな筋肉枝は確実に結紮・止血する。

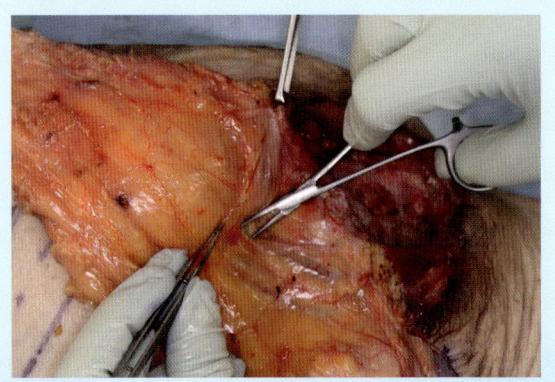

■ 大殿筋に流入する栄養血管を損傷しないよう
慎重に剥離する。

> **Point**
> - 下殿動脈が深部から表層に立ち上がる部分
>   ではモスキート鉗子で血管周囲を剥離し,
>   大殿筋に流入する栄養血管をできるだけ温
>   存する。
> - 基部の最終的な剥離は皮弁をすべて挙上
>   し,欠損へ移動させる際に組織の緊張を確
>   認しながら行う。

3 second lobeのデザインと挙上

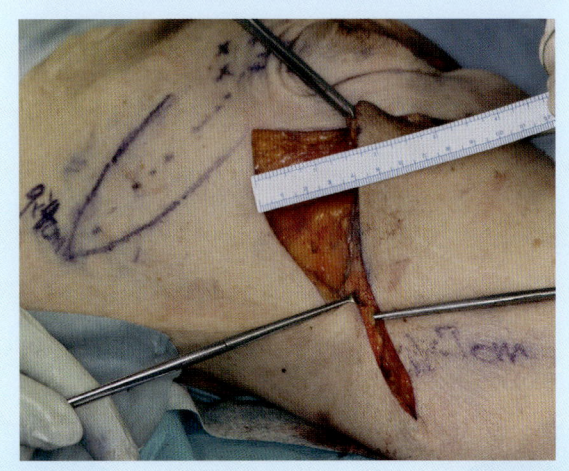

■ First lobeの採取部を引き寄せ,欠損の範囲
を確認してからsecond lobeの長さと幅を決
定する。

> **Point**
> - 皮膚がどこまで引き寄せられるかは患者ご
>   とに異なるため,最初のデザインにとらわ
>   れずに,必要があればsecond lobeのデ
>   ザインをやり直す。

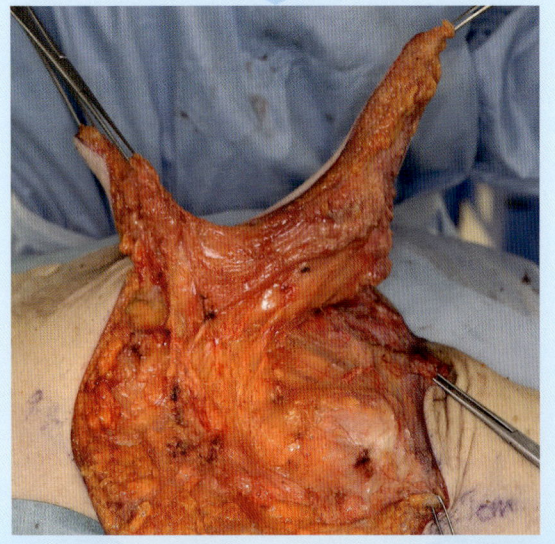

■ First lobeと同様に大殿筋下で皮弁を挙上す
る。

> **Point**
> - 皮弁の頭側には上殿動脈から大殿筋に流入
>   する血管も含まれているが,通常は,あえ
>   て血管を露出させなくても十分な回転弧が
>   得られる。

> **⚠ 注意点**
> - 上殿動脈は内腸骨動脈の枝であり,梨状筋
>   の頭側から殿部に出現して浅枝と深枝に分
>   かれる。前者は大殿筋と中殿筋の間を走行
>   し,大殿筋の後方から頭側を栄養する。一
>   方,後者は中殿筋と小殿筋の間を走行して
>   前方に向かう。したがって,大殿筋の頭側を
>   含めた皮弁の場合には上殿動脈の浅枝を損
>   傷しないよう注意する。

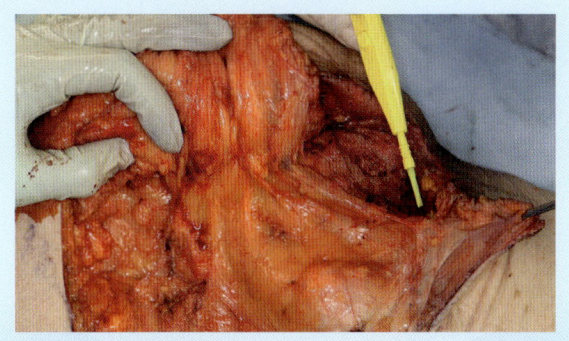

■縫合部の緊張を緩和させるために，周囲の皮下を最小限の範囲で剥離する。

Point

● 皮弁採取部周囲の皮下を筋膜上で剥離するが，広すぎる剥離は血腫や皮下ポケット形成の原因となるため，皮膚の緊張を確認しながら最小限の剥離に留める。

注意点

● 大腿側の剥離の際に下殿動脈の下行枝を損傷しないよう注意する。

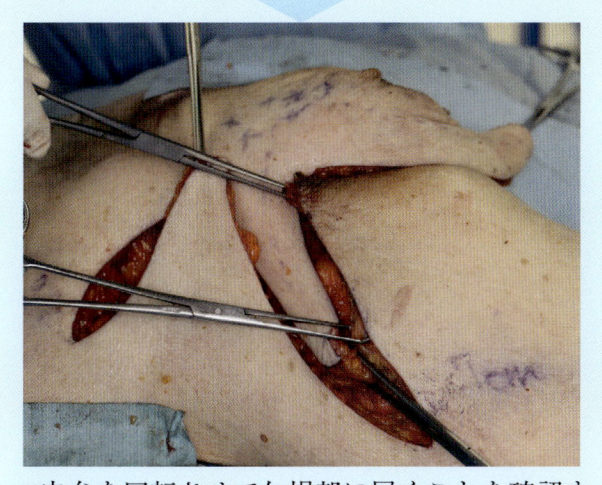

■皮弁を回転させて欠損部に届くことを確認する。

Point

● 回転しにくい場合は皮弁基部および頭側の剥離を追加する。
● First lobeとsecond lobeの間の皮膚は剥離しすぎると先端の血流が悪くなるため，追加剥離する際にはfirst lobeの尾側あるいはsecond lobeの頭側を優先させる。

変化 Second lobe採取部の縫合閉鎖が困難な場合は植皮を行ってもよいが，さらに頭側にthird lobeを作成してもよい。ただし，third lobeは腸骨稜付近の皮膚に余裕がない部分から採取することになり，背面で植皮を避けた方がよい部位でもあることから，縫合閉鎖できるかどうかを慎重に確認する必要がある。

4 吸引ドレーンの留置

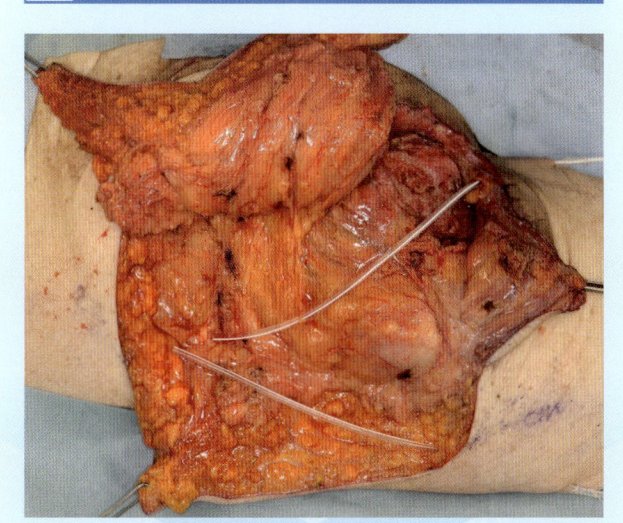

■坐骨部と皮弁採取部に吸引ドレーンを留置する。

Point

● ドレーンが閉塞することもあるため，必ず複数本の吸引ドレーンを留置する。
● 便汚染を考慮し，ドレーンの刺入位置は殿部内側を避ける。

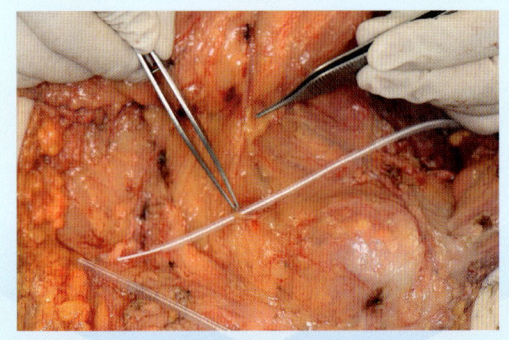

■ 吸引ドレーンの位置を固定する。

<Point>
- 吸引ドレーンが動いて下殿動脈の大殿筋流入部に干渉しないよう，皮下組織にドレーンを縫合固定する。

⚠ 注意点
- きつく固定すると抜去できなくなるため，ドレーンが大きく動かない程度に緩めに縫合する。

5 皮弁先端の脱上皮化と充填

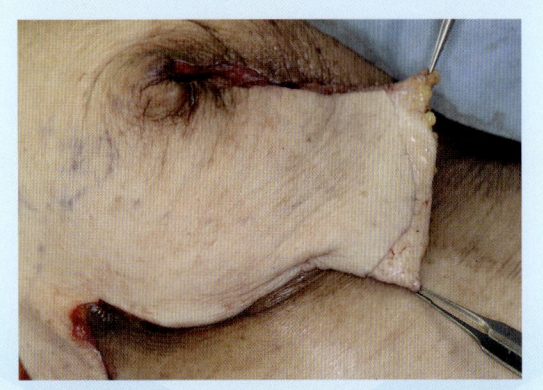

■ 皮弁周囲をある程度縫合固定した後，長さに余裕があればfirst lobeの先端を脱上皮化する。

<Point>
- First lobeの長さと幅は股関節屈曲時の状態を考慮してやや大きめに設定するが，長さに余裕がある場合は先端を脱上皮化し，褥瘡周囲の皮下ポケットに充填することで縫合部の結合を強固にして創離開を防止する。

⚠ 注意点
- 脱上皮化の前後で皮弁先端の血流が悪い場合は，無理に使用せず余った部分は除去する。

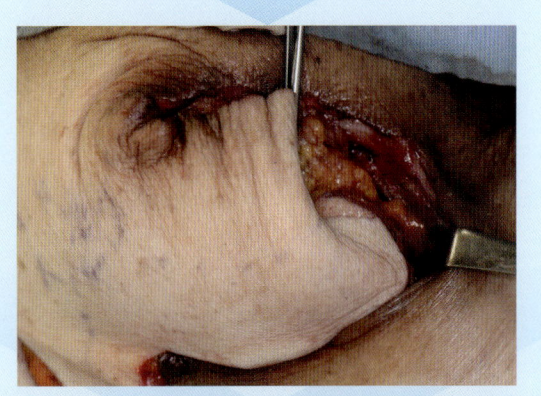

■ 脱上皮化した皮弁先端を縫合部に充填する。

6 皮膚縫合

<Point>
- 特に排泄器に近い殿部内側は失禁関連皮膚炎や手術部位感染が生じやすいほか，浸軟によって皮膚表層の癒合が悪いことがある。
- 皮弁と下床が癒合していない時期に縫合部が離開すると皮弁下に広いポケットが形成され，創部治癒までに相当な時間を要する。
- 脱上皮化した真皮成分を縫合部に重ねるように充填することで，皮膚表層が離開した際に真皮成分がバリアの役割を果たし，その結果，深部まで離開せずに浅い潰瘍ですむことがある。

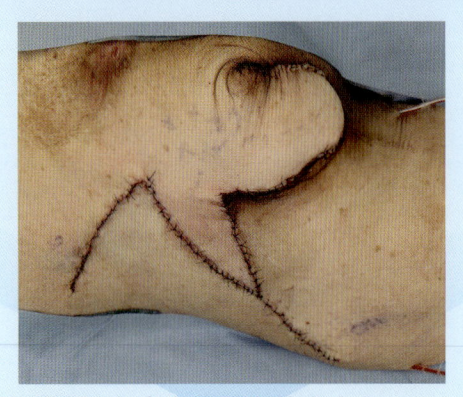

■ 皮弁採取部と皮弁周囲を縫合する。

<Point>
- 皮弁先端の血流を阻害しないよう真皮縫合を密にせず，縫合部を隆起させなくてもよい。
- 皮膚縫合は確実性を重視し，3-0や4-0ナイロン糸を用いて比較的大きめのバイトで深部を引き寄せるようにする。

変化 Second lobeの先端は3点縫合することが多いが，強い緊張は血流を阻害して皮膚壊死を来たすため，緊張が強い場合は無理せず植皮を追加することも考慮する。

Point

- 脱上皮化したfirst lobe先端の真皮縫合を密にすると血流が悪くなることから，皮弁が動かないよう3，4カ所程度の縫合に留め，皮膚縫合にマットレス縫合を加えることによって深部を引き寄せる。

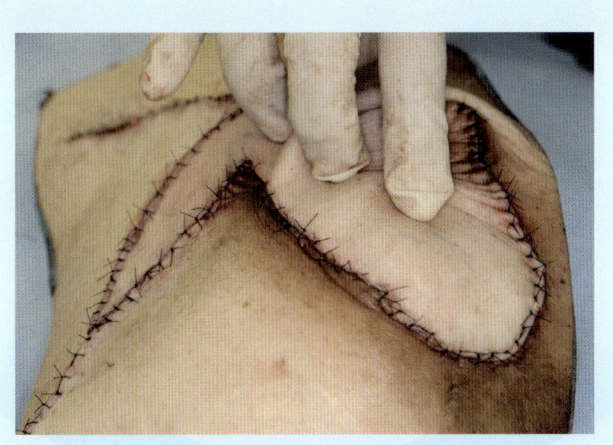

■ first lobe先端は密な真皮縫合を避けてマットレス縫合を行う。

7 ドレッシング，シーネ固定など

■ 皮弁の血流に注意しながら軽く圧迫できるように，さばいたガーゼを重積してドレッシングを行う。
■ 肛門に近い部分ではドレッシングの上にフィルムを貼付し，便汚染を防止する。
■ 脊髄損傷患者で痙縮が強く，突発的な股関節の屈曲が生じる場合は，腹部から大腿前面をシーネ固定する。

Point

- 前面をシーネ固定しておくと，体交や清拭で側臥位になる時に股関節が不意に屈曲し，縫合部に過度な緊張がかかることを防止できる。

注意点

- 過度の圧迫は皮弁の血流を阻害するため，術中および術後の皮弁の色調や腫脹を確認しながら慎重にドレッシングを行う。

8 術後の注意点

■ 患者の状態に応じて，原則腹臥位または患側を上にした側臥位を維持する。
■ 縫合部に緊張がかかるため，股関節が強い屈曲位にならないよう注意する。
■ ドレーンは1日量が30mL以下になるまで留置する。
■ 最低でも術後3週間は坐位を禁止し，安静度を上げる際にも再建部に剪断応力がかからないよう慎重に管理する。

Point

- 術後は長期間の腹臥位や側臥位が中心となるため，メンタルのケアや食事内容および排泄管理を丁寧に行う必要がある。
- 可能なら術後4週間は坐位を禁止し，それ以降は短時間から許可して徐々に長くしていく。

注意点

- 坐位がとれない間も，上半身の力を維持するためリハビリを継続する。

実際の手術（2）後大腿皮弁

1 デザイン

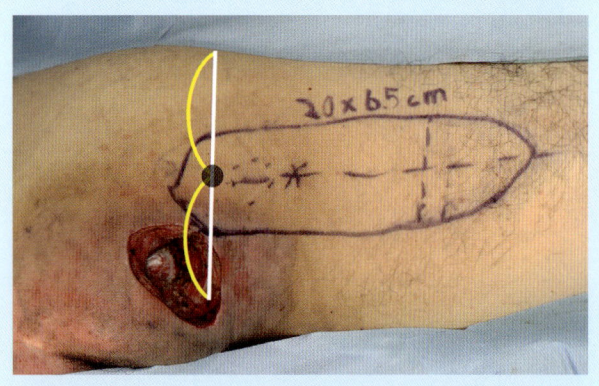

■ 図はデブリードマン後の状態。術前の検査で確認した下殿動脈下行枝の走行が中央になるよう皮弁をデザインする。

■ この症例では褥瘡の内・頭側にあるポケット内に脱上皮化した皮弁先端を充填するため，欠損までの距離よりも長めにデザインしている。

Point

● 大殿筋の場合と同様に，デザインする際には腹臥位からやや股関節を屈曲させたジャックナイフ体位で行い，坐位の際に頭尾側方向に伸長される欠損の大きさを想定する。

● 後大腿皮弁の主栄養血管である下殿動脈の下行枝は，坐骨結節と同じ高さの大転子を結ぶ直線の中点で大殿筋から大腿後面の深部筋膜下に出現し，ほぼ大腿後面中央を末梢に走行する。あらかじめドップラー血流計を用いて殿溝部の中央付近で血管の位置を確認し，その走行をマーキングしておく。

● 皮弁の長さは膝窩より8cm程度近位までの25cm前後，幅は縫合閉鎖できる8〜10cm程度まで採取可能である。

● プロペラ型として皮弁を使用する場合は，皮弁の近位を三角状に切り上げる。

⚠ 注意点

● 褥瘡周囲の皮下ポケットや炎症が外側まで拡大している場合は，下殿動脈の下行枝を超音波エコーや造影CT検査で必ず確認しておく。

● 術前にドップラー血流計の検査を側臥位で行うと，下垂した皮膚でマーキングの位置がずれることがあるため，必ず腹臥位の状態で行う。

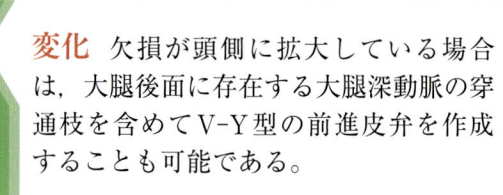

変化 欠損が頭側に拡大している場合は，大腿後面に存在する大腿深動脈の穿通枝を含めてV-Y型の前進皮弁を作成することも可能である。

2 皮膚切開から皮弁末梢側の挙上

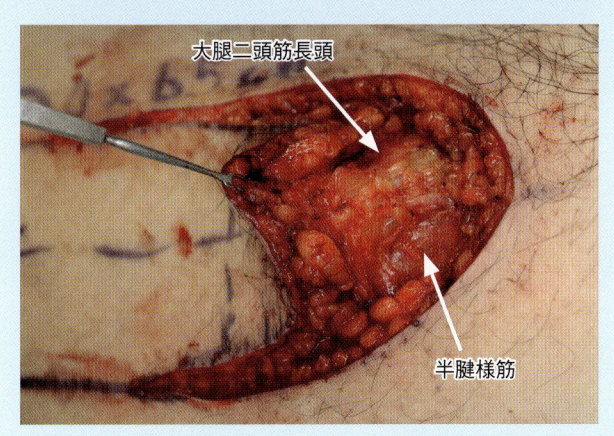

大腿二頭筋長頭

半腱様筋

■ 皮弁の末梢側周囲を1/3〜1/2程度切開する。
■ 浅筋膜下の皮下脂肪組織まで切開した後，さらにその深部にある筋膜を確認する。

Point
● 下殿動脈の下行枝は，内側の半腱様筋と外側の大腿二頭筋長頭の間を走行するため，皮弁側方の切開部の深部にはこれらの筋肉を同定できる。

注意点
● 皮弁の先端で深部筋膜をむやみに損傷すると，直下にある下殿動脈の下行枝や伴行静脈を損傷して出血が多くなるため，浅筋膜下に大きめの脂肪が出てきた後は慎重に剥離を進める。

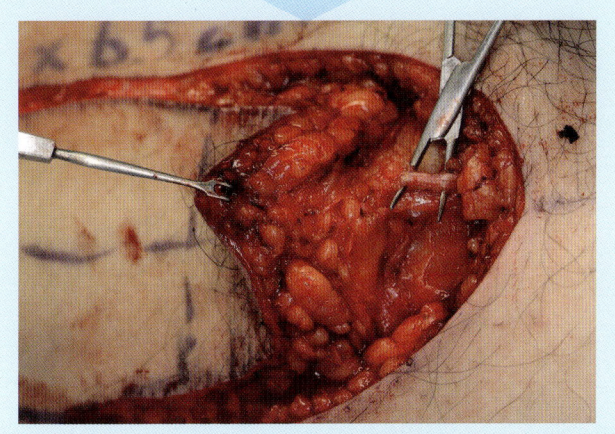

■ 皮弁末梢の筋膜付近で，下殿動脈の下行枝と伴行する後大腿皮神経を切離する。

Point
● 深部の筋膜がわかりにくい場合は，筋肉上を皮弁の中央方向に剥離していくと，下殿動脈の下行枝と後大腿皮神経を含む脂肪層を同定できる。

注意点
● 神経周囲には下殿動脈の下行枝から分岐する細かな血管があるため，これらを丁寧に止血する。

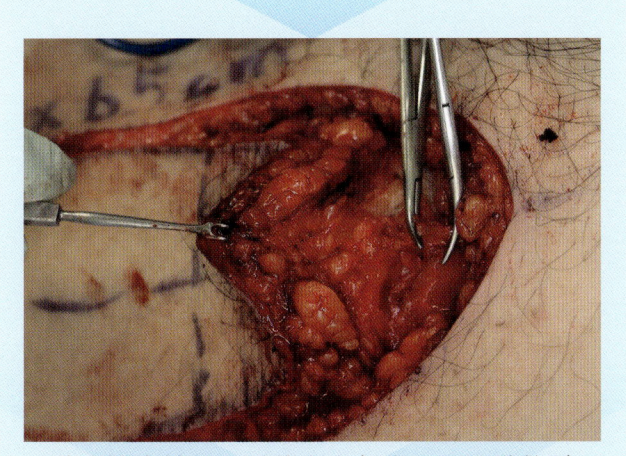

■ 後大腿皮神経の近傍を走行する下殿動静脈の下行枝を結紮・切離する。

Point
● 下殿動脈の下行枝は周囲を剥離して露出させ，確実に結紮する。
● 下殿静脈の下行枝も動脈に伴行しているため，これも同様に結紮・切離する。

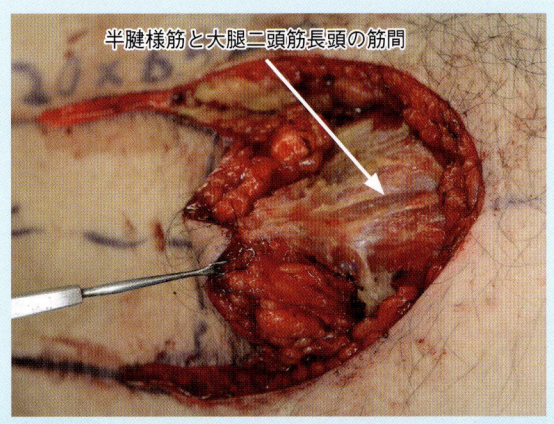

半腱様筋と大腿二頭筋長頭の筋間

■ 結紮した神経血管層の下で皮弁を挙上する。

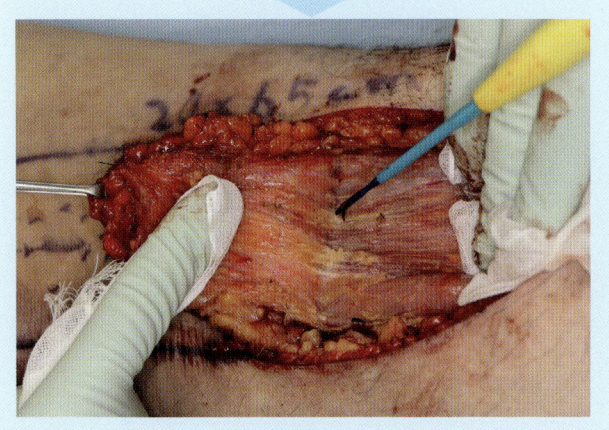

■ 皮弁を筋肉上で中枢側に挙上する。

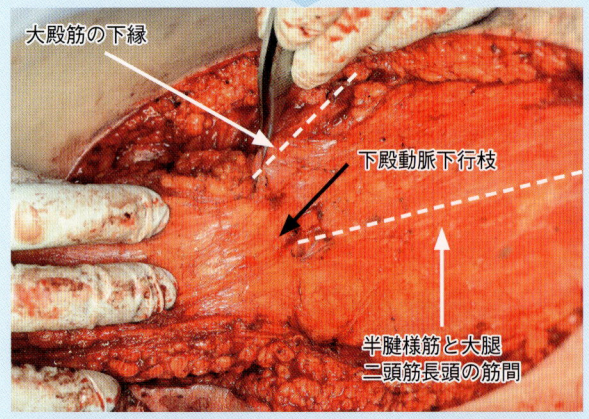

大殿筋の下縁

下殿動脈下行枝

半腱様筋と大腿二頭筋長頭の筋間

■ 皮弁の中枢側周囲を切開し，大殿筋下縁付近まで挙上する。

3 皮弁中枢側の剥離

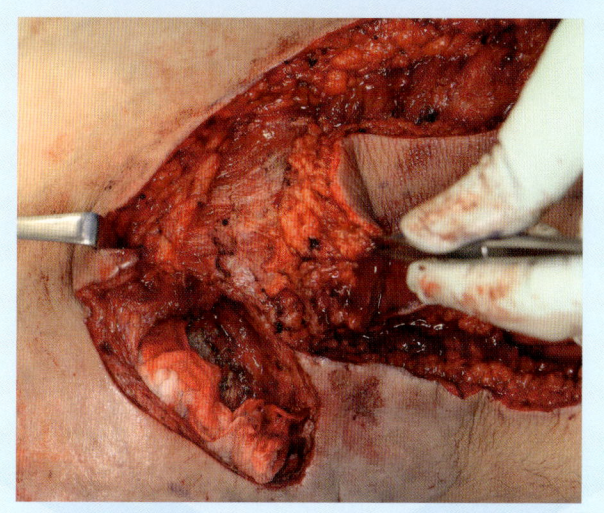

- 皮弁が回転できるよう皮弁の中枢側を大殿筋上で剥離する。

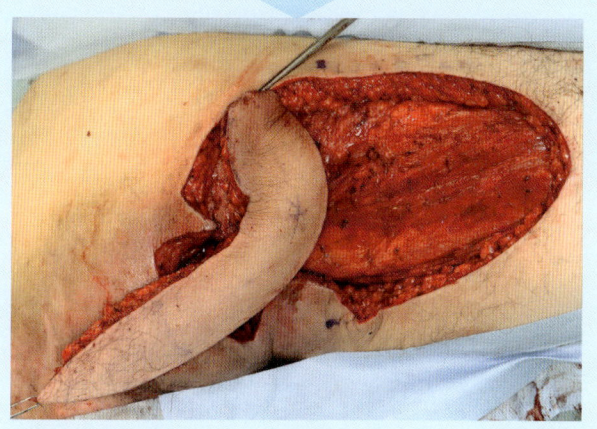

- 皮弁を回転させて欠損部に届くことを確認する。

Point

- 皮弁が十分余裕をもって回転できるよう，皮弁の中枢側を大殿筋上で剥離するが，通常は下殿動脈の下行枝を露出させなくても十分な回転弧が得られる。

! 注意点

- 外側で確認した大殿筋下縁の位置を見ながら慎重に剥離しないと，深部から皮弁内に流入する下殿動脈の下行枝を損傷してしまう。

Point

- 下殿動脈下行枝が皮弁に流入する大殿筋下縁がpivot pointになる。回転しにくい場合は，皮弁基部および中枢側の剥離を追加する。

変化 欠損が坐骨よりもかなり頭側に及ぶ場合は，末梢側で下殿動脈の下行枝を確認し，中枢側からその直上の大殿筋下縁を切離するか，あるいは下殿動脈外側の大殿筋を切離することで皮弁の移動距離を延長できる。

4 皮弁先端の脱上皮化

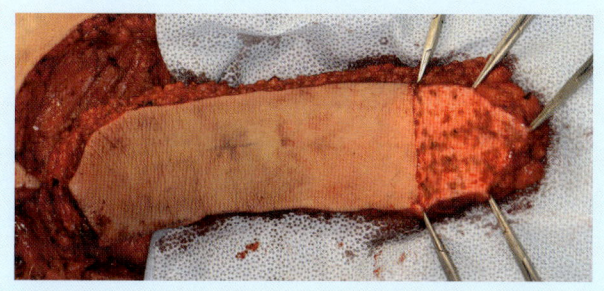

- ポケット内に充填することを想定し，長さに余裕をもたせた皮弁先端1/4程を脱上皮化している。

Point

- 通常，坐骨部の褥瘡に本皮弁を用いる際には，皮弁の血行を考慮しても長さに余裕ができるため，皮弁先端は脱上皮化してポケット内の死腔の充填や縫合部の強化に使用する。

! 注意点

- 脱上皮化の前後で皮弁先端の血流が悪い場合は，余った部分は無理に使用せず除去する。

5 吸引ドレーンの留置

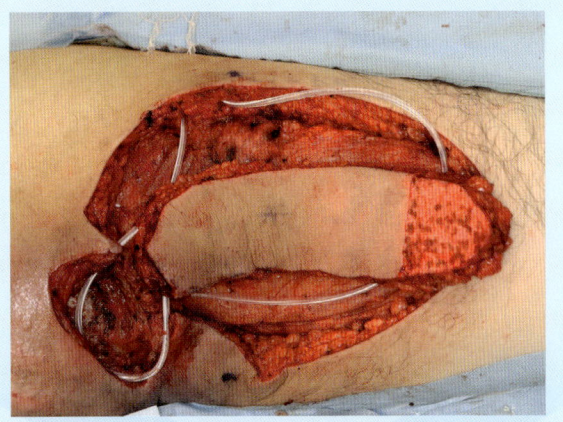

■ 坐骨部と皮弁採取部に吸引ドレーンを留置する。

Point

- ドレーンが閉塞することもあるため，必ず複数本の吸引ドレーンを留置する。
- 便汚染を考慮し，ドレーンの刺入位置は殿部内側を避ける。

注意点

- 下殿動脈下行枝が皮弁に流入する近くにドレーンが来るようなら，周囲の組織に縫合固定して干渉しないように注意する。

6 皮弁先端の充填

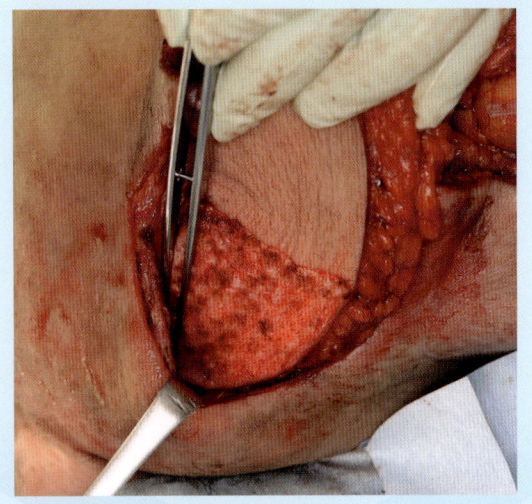

■ 脱上皮化した皮弁先端をポケット内に充填する。

Point

- 特に排泄器に近い殿部内側は，失禁関連皮膚炎や手術部位感染が生じやすいほか，浸軟によって皮膚表層の癒合が悪いことがある。皮弁と下床が癒合していない時期に縫合部が離開すると，皮弁下に広いポケットが形成され，創部治癒までに相当な時間を要する。脱上皮化した真皮成分を縫合部に重ねるように充填することで，皮膚表層が離開した際に真皮成分がバリアの役割を果たし，その結果，深部まで離開せずに浅い潰瘍ですむことがある。

7 皮膚縫合

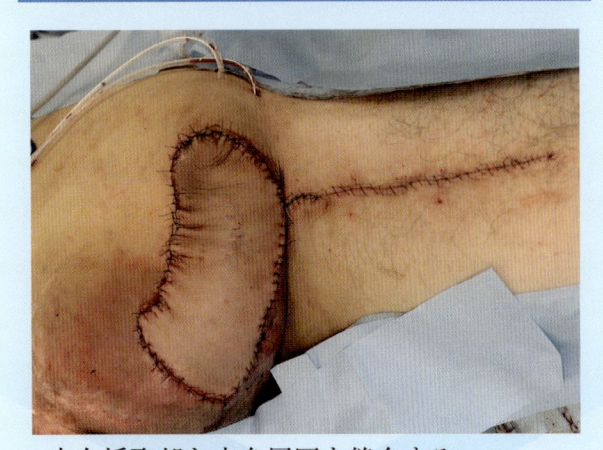

■ 皮弁採取部と皮弁周囲を縫合する。

Point

- 皮弁先端の血流を阻害しないよう真皮縫合を密にせず，縫合部は隆起させなくてもよい。
- 皮膚縫合は確実性を重視し，3-0や4-0ナイロン糸を用いて比較的大きめのバイトで深部を引き寄せるようにする。
- 脱上皮化した皮弁先端の真皮縫合を密にすると血流が悪くなることから，皮弁が動かないよう3，4カ所程度の縫合に留め，皮膚縫合にマットレス縫合を加えることによって深部を引き寄せる。

変化 皮弁採取部の緊張が強く縫合閉鎖が難しい場合は，無理せず植皮を追加する。

8 ドレッシング，シーネ固定など

- 皮弁の血流に注意しながら軽く圧迫できるように，さばいたガーゼを重積してドレッシングを行う。
- 肛門が近い部分ではドレッシングの上にフィルムを貼付し，便汚染を防止する。
- 脊髄損傷患者で痙縮が強く，突発的な股関節の屈曲が生じる場合は，腹部から大腿前面をシーネ固定する。

Point

- 前面をシーネ固定しておくと，体交や清拭で側臥位になる時に股関節が不意に屈曲し，縫合部に過度な緊張がかかることを防止できる。

注意点

- 過度の圧迫は皮弁の血流を阻害するため，術中および術後の皮弁の色調や腫脹を確認しながら慎重にドレッシングを行う。

9 術後の注意点

- 患者の状態に応じて，原則腹臥位または患側を上にした側臥位を維持する。
- 縫合部に緊張がかかるため，股関節が強い屈曲位にならないよう注意する。
- ドレーンは1日量が30mL以下になるまで留置する。
- 最低でも術後3週間は坐位を禁止し，安静度を上げる際にも再建部に剪断応力がかからないよう慎重に管理する。

Point

- 術後は長期間の腹臥位や側臥位が中心となるため，メンタルのケアや食事内容および排泄管理を丁寧に行う必要がある。
- 可能なら術後4週間は坐位を禁止し，それ以降は短時間から許可して徐々に長くしていく。

注意点

- 坐位がとれない間も，上半身の力を維持するためリハビリを継続する。

変化

- 坐骨の骨髄炎を疑う場合は，デブリードマンの際に骨組織を採取して起炎菌を同定するとともに，感染した骨は削除する必要がある。腐骨になっている場合は，骨が脆弱なため比較的軽微な力で除去されるが，一般的には出血する部分まで骨髄を削除する。炎症の範囲が不明瞭な場合は，一期的に再建せずに二期的な再建を計画する。
- 抗菌薬の投与や局所の洗浄処置で骨髄炎が沈静化したと判断された後に再建を行うが，白血球数やCRP値，MRI画像などの検査所見，あるいは骨表面に形成される肉芽の質と量で再建時期を判断する。その際，肉芽が易出血性で浮腫状の場合は，創表面にまだ相当数の菌が存在していると判断する。良性肉芽が形成されていれば，再建時のデブリードマンでは必ずしも骨を露出させる必要はないが，肉芽深部の骨形状が突出している場合は荷重圧が高まり褥瘡の再発率を上昇させる要因になるため，スチールバーやリウエルおよび骨ヤスリを用いてできるだけ平坦にしておくとよい。
- そのほかにも，用いられる皮弁が薄く坐圧に対する緩衝力が弱いと思われる場合は，やはり骨を平坦化しておく方が望ましく，創傷治癒の観点からは血行に乏しい骨皮質の上に皮弁を充塡するよりも，少し出血する程度に皮質を削除した方が癒着が得られやすいと思われる。

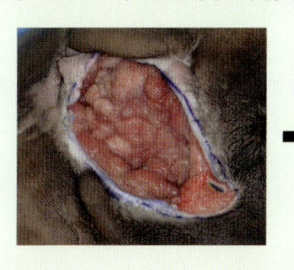 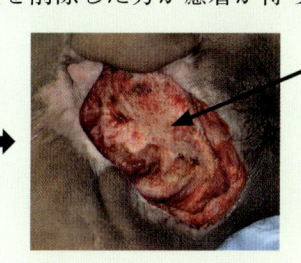

坐骨結節
坐骨の骨皮質表層をスチールバーで削除し，緩徐に出血を認めるまで新鮮化した状態

Supplements

1 大殿筋皮弁について

　殿部には豊富な皮膚穿通枝血管があるため，特に仙骨部褥瘡では穿通枝皮弁による再建が一般的である。一方，坐骨部の褥瘡は仙骨部と異なり，活動性の高い若年者が多いことや，骨付近まで達する深い褥瘡を生じやすいことが特徴である。したがって，これらの特徴を踏まえた治療戦略を計画する必要がある。

　筋皮弁による再建は，深い欠損に対しても血行の良い十分な組織量を移植できることが利点と考える。移植した筋体は耐久性に欠け，再発予防には必ずしも有効ではないとする指摘もあるが，中長期的な再発率は筋皮弁や穿通枝皮弁などの皮弁の種類で差はないとする報告もある。また，殿部の穿通枝血管はその分布や密度が安定しており，穿通枝皮弁でも筋皮弁と同等の灌流領域を有するとする報告もあるが，麻痺のある患者やるい痩が著しい状態では組織の萎縮によって血管網構造が変化している可能性があり，著者はより安定的な血行を供給できる筋皮弁による再建が望ましいと考えている。

　大殿筋を使用した筋皮弁は，本項で示したbilobed flap型以外にもisland flap型やrotation flap型も用いられる。著者が考える各手技の特徴を以下に列挙する。

（1）island flap型

　上殿動脈を茎にした頭側の大殿筋と，下殿動脈を茎にした尾側の大殿筋に分割することができ，大殿筋の筋力を温存する必要がある場合には非常に有効である。一方，通常は外側の皮膚をisland型にデザインし，大殿筋の流入部から皮島までの筋体を茎として採取するため，pivot pointから皮島採取部までの間と，皮弁を欠損まで移動させる皮下トンネルを作成した部分については，筋体から皮膚に流入する穿通枝を結紮処理する必要がある。したがって，褥瘡が再発した場合に再度同側殿部から皮弁を採取する際には制限が生じ，特に穿通枝皮弁の作成が困難になることが短所と考える。

（2）rotation flap型

　通常，外側から頭側に向かって切り上げるため，大殿筋から皮膚への穿通枝は大部分が温存されることから，再発時にも穿通枝皮弁を含む再建方法の選択肢が多いことが長所である。一方，坐骨部の大きな欠損に対しては回転弧が小さくなりやすく，その結果縫合部に強い緊張がかかると創部が離開しやすいことや，筋体の剥離範囲が広く筋力を温存したい場合には不向きであることが短所と考える。

（3）bilobed flap型

　rotation flap型と同様に筋力を温存したい症例には不向きであるが，筋肉の萎縮がなく，術前に血流の良い穿通枝を確認できれば，second lobeを穿通枝皮弁として挙上することで頭側の大殿筋を温存できるため，比較的応用範囲の広い手技といえる。前述したように坐骨部の褥瘡は再発しやすいため，筋体と皮膚の間を剥離せずに多くの穿通枝を温存できることが長所と考える。

2 縫合部のドレッシングについて

　坐骨部に限らず，大きな皮弁を採取した後には血腫や漿液腫の形成が懸念される。吸引ドレーンの留置は必須であるが，著者は縫合部に陰圧維持管理装置を使用した固定も有効と考えている。通常，この装置は潰瘍の創面環境を調整するために用いられるが，その多岐にわたる効果の中には，創面の密着や血腫形成の予防，ならびにリンパ液排出のクリアランスを高めることが報告されており，皮弁再建時の合併症軽減につながることが期待される。われわれの施設においても，皮弁再建時にこれらの装置を使用し，周術期の創部離開率が減少することを経験しており，有用な方法と考えている（図1）。

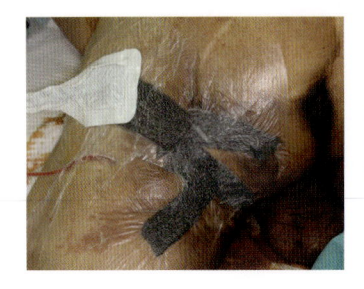

図1
内陰部動脈穿通枝皮弁で再建した後に陰圧維持管理装置で縫合部を固定した症例

③ 複数回の手術が行われている再発症例の再建について

　坐骨部は再発することが非常に多く，瘢痕や組織欠損が広くなればそれだけ再建の難易度も上がる。患側の殿部や下肢から皮弁を採取することが難しい場合は，遊離皮弁や腹部，あるいは対側の大腿から採取した有茎皮弁で再建する方法も考慮される。さまざまな状況に備えて，再建を担当する形成外科医は複数の手技を習熟しておく必要がある（図2〜4）。

　一方で，坐骨部の褥瘡は短期的のみならず中長期的にも考えるべき事項が多い難易度の高い疾患である。治療に際しては，手術以外の患者に対する指導や，再発予防および悪化防止のために周囲の治療環境を整えるマネージメントなども求められるため，多職種によるチーム医療が重要であることを強調したい。

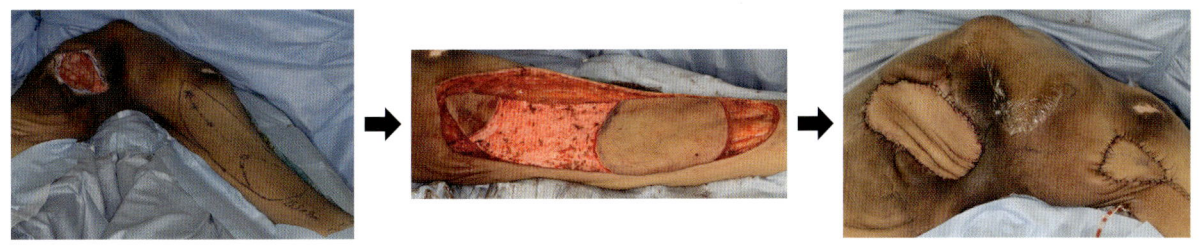

図2　同側には多数の手術瘢痕があるため，対側の後大腿皮弁で再建した症例
　　　皮島の中央は脱上皮化し，会陰部の皮下トンネルを通している。

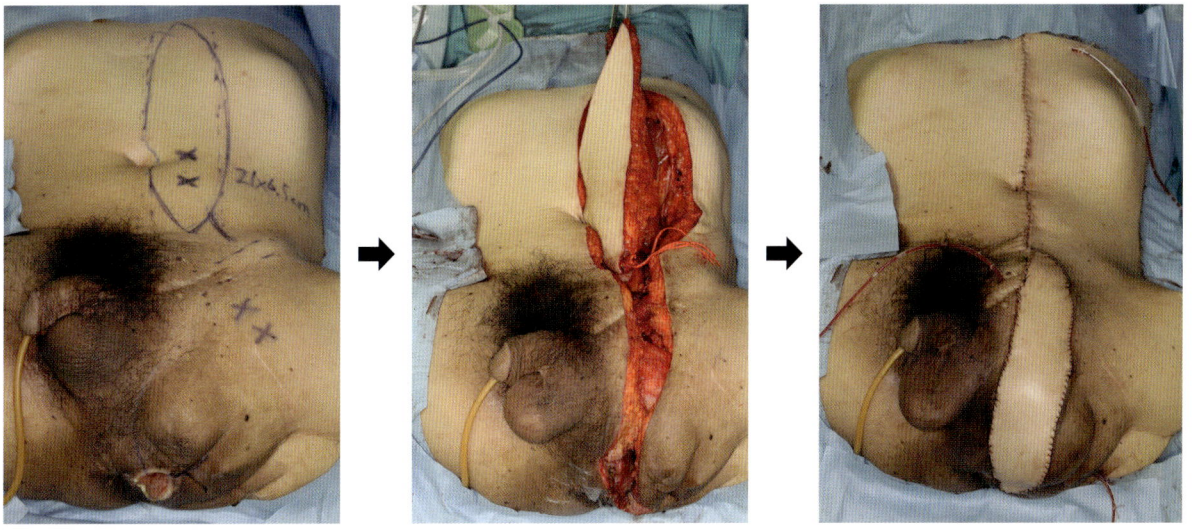

図3　左股関節以遠が離断され，殿部ならびに同側下肢から皮弁を採取できないことに加え，右股関節も外転拘縮が強く対側下肢からの再建も困難であったため，同側の縦軸型有茎腹直筋皮弁で再建した症例

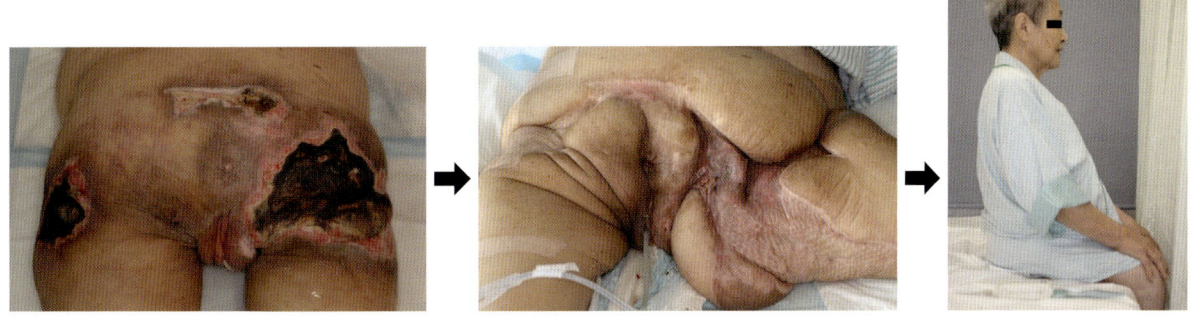

図4　広範囲の褥瘡で坐骨部のみならず両側の股関節まで炎症が波及したため，大腿骨頭を除去した後，複数の有茎筋皮弁と植皮を組み合わせて再建した症例
　　　右の坐骨部にわずかに潰瘍が残るが，殿部から大腿後面に広く荷重することで座位時の姿勢が安定していることに加え，外来通院で創傷の管理もできていることから，坐骨部褥瘡の短期的治療目標を達している。

腫瘍の
切除・摘出術

平野　浩一

36

耳下腺腫瘍（浅葉良性腫瘍）摘出術

杏林大学呼吸器・甲状腺外科　平野　浩一

概　要

　本稿では，耳下腺浅葉に占拠する良性腫瘍（多型腺腫やワルチン腫瘍など）の手術について記載する。

　多型腺腫とワルチン腫瘍で耳下腺良性腫瘍の90％以上を占める[1]。通常の腫瘍性疾患は組織診により術前診断を行い手術適応を決定するが，耳下腺腫瘍は播種のリスクから術前の組織診は一般に禁忌といわれている。安易な生検は行うべきではない[1]。細胞診は許容されているので施行すべきであるが，組織診と異なり細胞診は診断に限界があることを理解したうえで手術に当たる必要がある。

　したがって手術に際しては，常に悪性腫瘍の可能性があることを念頭に置く必要がある。顔面神経の確認方法は種々あるが，本稿では，基本となる顔面神経本幹を確認し，末梢に向かって剥離していく方法を説明する。

術前IC

　一般的な注意事項は割愛し，耳下腺腫瘍の手術に限定した項目についてのみ記載する。

- まず，耳下腺腫瘍は術前に組織生検することは基本的に禁忌であり，また特定の腫瘍マーカーもなく，術前の診断は臨床診断，細胞診および画像診断からの総合的診断であり，切除病理による診断が術前診断と異なる可能性があることを伝える。
- 悪性腫瘍であった場合には追加治療が必要となる可能性があることも伝える。

手術に関する説明

- 切開線はS字状切開で，具体的に図示する。通常の「S」という文字のイメージとは異なる旨を伝える。
- 大耳介神経について：この神経は腫瘍の占拠部位によっては温存が困難なことを伝える。温存できれば麻痺が生じたとしても一過性であること，麻痺が生じた場合には耳介・耳垂の感覚鈍麻が起きることを説明する。感覚鈍麻により生じる違和感は個人差が大きいことも伝える。眼鏡・マスク使用時や就寝時に，患側を下にした際に強く感じることを伝える。この際，聴力損失は起きないことも説明する。また，手術によって挙上された頬部の皮膚感覚の鈍麻についても説明し，これは経時的観察にて治癒することを伝える。
- 顔面神経麻痺の可能性について：術中に癌を疑った場合には，近接した顔面神経は合併切除する可能性があること，その際には可能であれば神経移植することも説明する。また，切断しない場合でも術中に神経が過度に刺激された場合には顔面神経麻痺が生ずる可能性があることも伝える。これは個人差が激しく，神経の被刺激の程度と顔面神経麻痺の発生には必ずしも相関がないことも説明する。通常2～6カ月程度で麻痺は回復することも伝える。術前から伝える必要があるかどうかは微妙であるが，耳前部の大きな腫瘍で，神経の切断がない場合において全枝の麻痺が生じた場合には麻痺の回復後に異常共同運動が認められることがあることも説明しておくべきであろう。
- 術後唾液漏について：唾液漏はステノン管を損傷または結紮した場合に起きやすい。術直後から生ずることはまれで，通常は退院して次回外来受診までの間に確認されることが多く，食事の際に粘性の低い漿液性の廃液（唾液）が切開線上のどこかから漏出する。唾液漏が生じたとしても通常は経過観察で自然治癒するので心配する必要はないと伝えるが，漏を確認した場合には当該科を受診するようにと説明する。
- Frey症候群について：唾液の分泌神経（表情筋を支配する狭義の顔面神経ではなく，神経束の中には分泌を司る舌咽神経の枝で交感神経および副交感神経が含まれている）が創傷治癒の過程で皮膚の汗腺に枝を伸ばして，咀嚼の刺激で耳前部から耳下部・耳後部に発汗するようになることがあることを伝える。これは創傷治癒機転として起きることなので術直後には発生せず，術後数カ月以上してから発症すること，この際に食事性発汗と混同されることがあるので，「冬に外でアイスクリームを食べても起きる」と伝えるとわかりやすい。また，唾液漏と混同されることも非常に多いので，唾液漏は術後間もなく出現し，切開線のどこかから唾液が出ることを説明する。いったん生じたFrey症候群は，基本的には経過観察では治らないことも伝えておくべきだろう。
- 術後出血の際には創止血が必要となることも伝えておくべきである。

実際の手術

1 患者・術者・助手・麻酔科医・看護師の配置（右耳下腺腫瘍の場合）

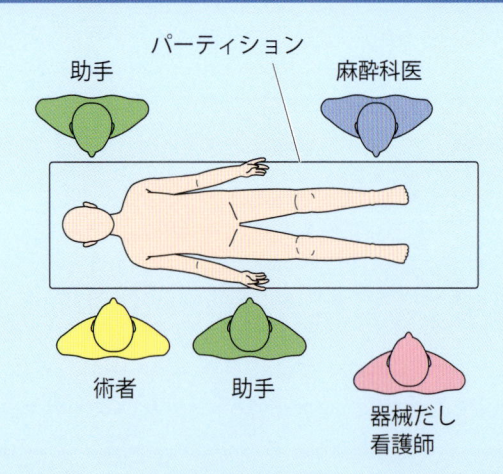

- 可能であれば麻酔科医は患者の尾側に位置してもらう。
- 術者は患側に位置する。助手は，1名の場合は術者の右または左側，2名の場合は1名は対側に位置する。立位で行うか着席して行うかは問わない。

2 肩枕の挿入

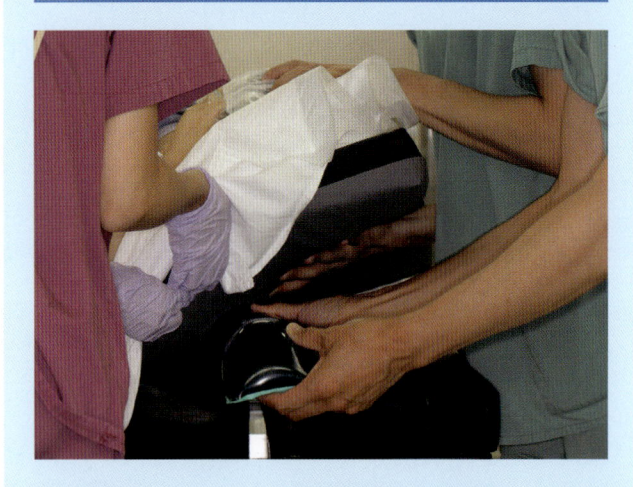

- 挿管後，チューブは健側口角に固定してもらう。患者の頸部を伸展するため肩枕を入れる。
- 次に，患側が上となるように患者の頭部を回転する。乳様突起が確認できるまで回転する。

> **！ 注意点**
>
> - 頸部はなるべく伸展すべきであるが，この際に患者の頸椎に問題があるかどうかは術前に確認しておかなければならない。頸椎症などがある場合には頸部の過伸展は行ってはならない。

3 消毒・ドレーピングおよび皮切のデザイン

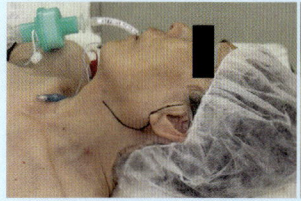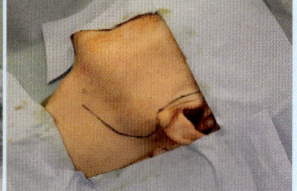

■ 左図は皮膚切開線のデザイン（S字状切開）。ドレーピング（右図）は，腫瘍が耳前部にある時には全枝を末梢まで追う必要があるので，外眼角・前頭部も見えるようにする。

4 加 刀

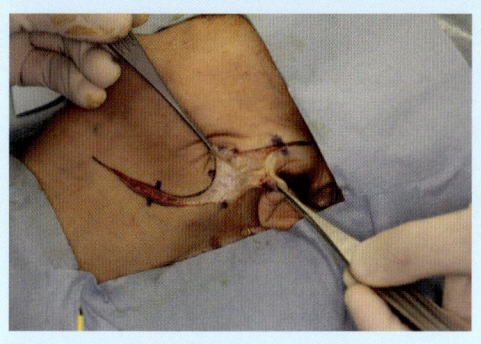

■ 耳前部にて耳下腺被膜を確認する。

■ 加刀は耳前から行う。同部は皮下脂肪が薄く，強く切ると耳下腺被膜も切れてしまうため，何回かに分けて深部に到達するように慎重に切る。

■ バイポーラで適宜止血しながら切開を進めていく。耳下腺被膜は耳前部で確認するのが一番わかりやすいので，同部にて層を確認しながら尾側に切開を進めていく。層が確認できればモノポーラを用いた方が出血は少なくて済む。

■ 頸部への切開では広頸筋を確認してこれを切断するが，この際には著者はモノポーラにて切開している。

Point

● ドレープのかけ方は腫瘍の占拠部位によって多少変わる。耳前に腫瘍がある場合には，顔面神経の分枝はすべて確認する可能性が高いため，刺激装置による筋肉の動きがわかるように患側の前額・眼瞼・口角は確認できるようにしておく。

● 種々の皮切で手術は可能だが，基本はS字状切開と考える。修達度に応じて皮切を変えていけばよい。

● S字状切開は耳前から耳垂の直下を通り，乳様突起の上で緩やかにカーブさせ，下顎角下縁の1.5cm程度尾側を通り頸部に至る。

● 加刀前に皮膚からの小出血の抑制のため，20万倍エピネフリン入りの生理食塩水を注射する。なるべく皮内に薬液が入るようにする。皮弁として挙上する頬部の皮下に薬液を注入すると時に出血し，かえって層がわかりにくくなるので，著者は皮切のラインにのみ注入している。

● 乳様突起から頸部にかけての皮切は，小さな皮弁とすると先端が壊死する可能性があるので，緩やかにカーブを描くようにデザインする。

● 切除後縫合する際の目安となるように，適当な間隔でマーキングしておいた方が縫合時に迷わずに済む。

⚠ 注意点

● 消毒前に患者の毛髪をキャップの中にきちんと入れ，淵をテープで止め，毛髪に血液や消毒薬が付かないように注意する。

● 耳前部の毛髪は，患者の承諾を得られれば剃毛しておいた方が手術はやりやすいが必須ではない。

● 消毒はポピドンヨードを用いることが多いが，特に何でなければならないということはない。

Point

● 皮切は何度にも分けて深部に進めていく。真皮を切開すると薄い脂肪層の下に耳下腺被膜が確認できる。深く皮切を加えてしまうと耳下腺被膜が一緒に切れてしまい，その後の頬部の皮弁の挙上が困難になる。

⚠ 注意点

● 耳後部の皮弁は，挙上の際には薄くならないように気をつける。

5 皮弁の挙上

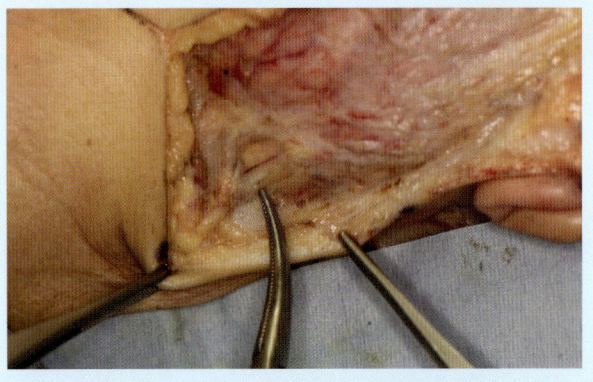

- 耳下腺下極近傍にて大耳介神経を確認する。
- 皮切の後，耳下腺被膜上で皮弁を挙上する。被膜の厚さは個体差が大きい。被膜を損傷すると黄色い粒状の耳下腺の実質が出てくる。その場合は剝離の層を浅くする。

Point

- 大耳介神経は外頸静脈と伴走していることが多いので，外頸静脈を指標にすると見つけやすい。
- 頸部では広頸筋直下にて挙上するとわかりやすい。
- 皮弁は腫瘍の前縁5〜10mm程度まで挙上しておく。挙上後は絹糸またはフックなどで展開した状態を維持しておく。この際，皮弁が乾燥しないように生食ガーゼで保護しておいた方がよい（時にこのガーゼが邪魔になることもあるが）。

注意点

- 尾側では胸鎖乳突筋から耳下腺下極を剝離しておく。この際，大耳介神経を損傷しないように気をつける。

6 顔面神経本幹の露出

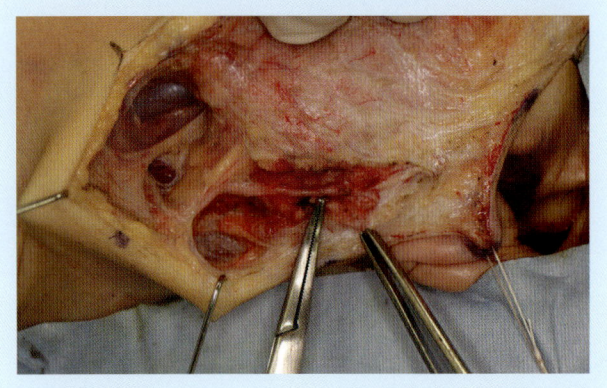

- 腫瘍前縁から5〜10mm程度皮弁を剝離・挙上しておく。
- 皮弁の挙上が終了したら顔面神経本幹を露出するが，まずは大耳介神経の温存を図る。大耳介神経を耳下腺下極で確認し，耳下腺被膜を切開して神経を露出・剝離し，背側に移動させ温存する。

注意点

- 大耳介神経を剝離して背側によけるが，乾燥しないように適宜加湿する必要がある。

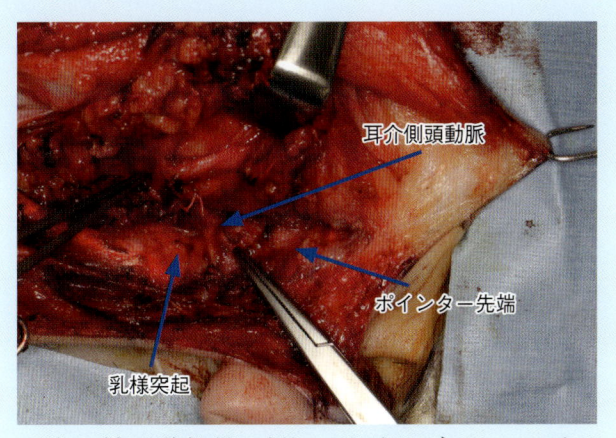

耳介側頭動脈

ポインター先端

乳様突起

> **⚠ 注意点**
>
> - 外耳道軟骨に沿って深部に剥離していく際にモノポーラで外耳道軟骨を切らないように注意する。軟骨はモノポーラで簡単に切れてしまうので注意が必要である。
> - 全層で切れてしまった際には縫合するしかないが，術後に外耳道の狭窄が生ずる可能性があるので注意しなければならない。

- 次に外耳道軟骨に沿って深部に向かい，耳下腺組織を軟骨から剥離していく。層を間違えなければモスキート鉗子で容易に剥離できる。
- ある程度剥離したら尾側に向かう。この時点では所謂ポインターはまだ確認できない。尾側では，乳様突起の表面が露出するまではモノポーラにて鋭的に切離しても重要な臓器を損傷することはない。
- 乳様突起の表面に到達したらこの時点では深部にはアプローチせず，さらに尾側に向かい胸鎖乳突筋から耳下腺下極を剥離する。深部に向かって剥離を進め，顎二腹筋が確認できる深さまで剥離しておく。
- ここまで剥離したら再度，外耳道軟骨に沿って剥離を進める。外耳道軟骨の最深部は三角形を形成しており，その先端から尾側の乳様突起との間に顔面神経本幹が走行している。この三角形の部をポインターと称する。乳様突起と耳下腺は硬く結合織で結ばれているので，モノポーラなどで焼灼しながら剥がしてく。
- ポインターのやや尾側で乳様突起先端との間を注意深く剥離していく。背側から腹側に向かう索状物は神経の可能性があるのでむやみに切断せず，神経刺激装置で確認しながら処理を進める。
- 鈍的に剥離して索状物を確認し，バイポーラまたは結紮切断にて処理しながら深部へ剥離を進めていくと1～2mm程度の動脈が確認できる。これは耳介側頭動脈で，この深部に顔面神経本幹が走行している。耳介側頭動脈は結紮・切断した方がよい。焼灼が不十分で出血した場合には後の操作が行いにくくなる。

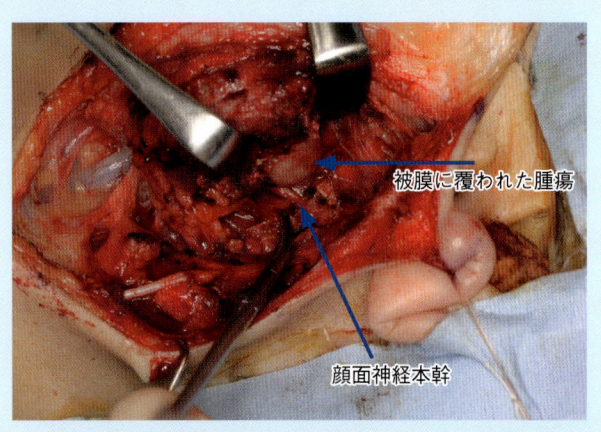

被膜に覆われた腫瘍

顔面神経本幹

- 耳介側頭動脈を結紮・切断し，その深部を鈍的に剥離していくと，顔面神経本幹が確認できる。神経は扁平で幅2〜3mm程度の乳白色をした索状物として認識できる。

7 止 血

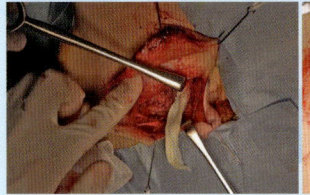 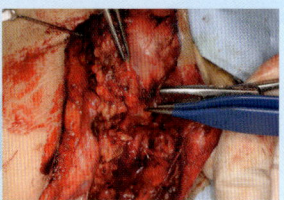

- 5,000倍ボスミン加生食コメガーゼによる止血（左図）と，バイポーラによる止血（右図）を行う。

8 腫瘍の切除

- 腫瘍の切除にあたり，周囲にはなるべく耳下腺組織を付けるようにするが，いずれにしても神経周囲は核出になるので顔面神経の損傷を避けて付着させられる程度でよい。ただし，被膜の損傷は全体に避けなければならない。
- 顔面神経本幹を確認できたら，まずは神経本幹に向けて凸となるようにモスキート鉗子を10〜15mm程度挿入する。先端を開き，神経本幹の表層側にスペースを作る。この時点で神経に対して垂直方向に走行する索状物は神経以外（多くは微小な血管）の組織であるので，バイポーラにて凝固・切離する。その際にバイポーラの先端が神経に触れないように十分に注意する。

！注意点

- 剥離操作中に出血した場合に慌てて鉗子で出血点を確保しにいくのは顔面神経本幹の損傷の危険があるため，禁忌である。
- まずはガーゼにて圧迫し，出血が続くようであれば5,000倍ボスミン加生理食塩水を含ませたコメガーゼをあて，その上からガーゼにて圧迫する。数分の圧迫で大部分の出血はコントロールできる。また，この操作を行う間に術者の動揺も収まるだろう。
- ゆっくりガーゼとコメガーゼを剥がし，血管の処理をする。処理中に再度出血することもあるが，同じ操作を繰り返せば血管の処理は完遂できる。慌てて操作することは避けることである。

■ 同じ操作を続けていくと第一分岐に到達できる。頭側に向かう枝からは側頭枝と頬骨枝が分岐している。尾側に向かう枝からは頬筋枝，下顎縁枝，頸枝が分岐することが多い。一般に側頭枝と下顎縁枝は他の枝との間に交通はない。

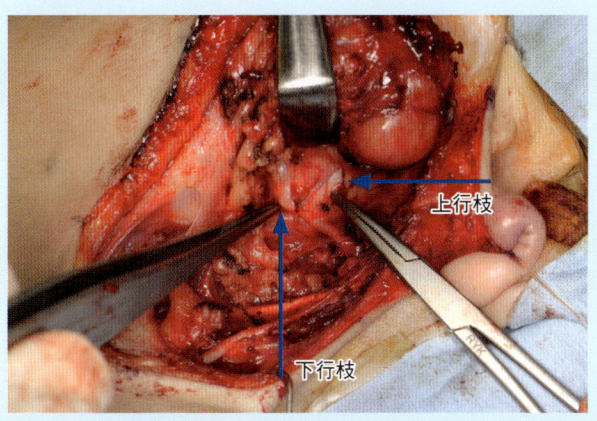

■ 各枝が確認されたら，本幹上の作業と同じように神経側に凸となるようにモスキート鉗子で神経上を剥離し，スペースを作る。隣り合う同志の神経の間の耳下腺組織は切離していく。この時に本幹上の作業と同様に，神経に対して垂直方向に走行する索状物は焼灼または結紮し切断していくが，同一面上を走行する索状物は交通枝の可能性が高いので極力温存する。作業中に耳下腺実質からoozingが認められることも多く，大部分はすぐに止血されるが，続く場合にはボスミンコメガーゼで止血する。モノポーラで止血することもかまわないが，その場合には神経に損傷を与えないように十分に留意する。

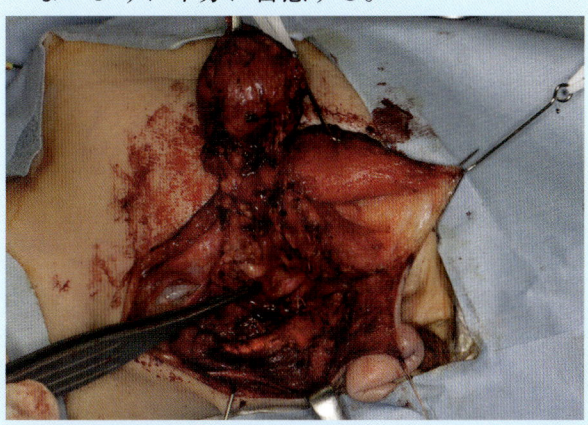

■ 作業を続けていくと，神経と神経の間に比較的太い乳白色の索状物が神経と垂直とも平行ともいえない角度で確認できることがある。これはステノン管なので温存する。これを切断すると術後に唾液漏を起こしやすい。また，外頸静脈の枝が耳下腺内を走行しているが，出血させた場合の止血時に顔面神経を損

- 多くの手術書で，「腫瘍の核出とならないように腫瘍の周囲には十分な耳下腺組織を残して処理する」というような記載が見られるが，神経の周囲は必ず核出となってしまうので，無理に耳下腺組織を腫瘍側に残そうとする必要はない。ただし，腫瘍の被膜は絶対に傷つけないように留意しなければならない。多型腺腫は，腫瘍の被膜を損傷すると腫瘍を播種させる可能性が高い。

- 耳下腺腫瘍は術前の生検が禁忌であり，細胞診では，多型腺腫と腺様嚢胞癌や他の悪性腫瘍との鑑別は必ずしも容易ではない。

- 多型腺腫であれ，悪性腫瘍であれ，播種による再発巣の手術は極めて困難である。腫瘍の剥離中に顔面神経が被膜内に迷入していくような場合は，この枝は犠牲にすべきである。ただし，迷入しているように見えて被膜の周囲を迂回しているだけの場合もあるので，十分に観察してから切断するかどうかを決めなければならない。

- 頬骨枝と頬筋枝の間には交通枝があるので，顔面神経麻痺のリスクは低くなる。腫瘍よりも腹側まで剥離が終了し，腫瘍が浮いた状態になったら，腫瘍の腹側の耳下腺組織を切離していく。

- 深部側から耳下腺被膜を鉗子で穿破し，顔面神経が床の側にあることを確認しながら耳下腺組織をバイポーラで焼灼または結紮し切断していく。なるべく周囲の耳下腺組織とともに腫瘍を摘出する。この際に末梢の細い顔面神経を損傷すると，そこから先には交通枝がなく麻痺を生ずるので注意が必要である。また，神経を剥離していくことに集中しすぎて必要以上に追わないようにしなければならない。腫瘍の切除が目的であって，神経の剥離は手段であることを忘れないようにしなければならない。

傷しないように留意する。まずはガーゼで抑えて，呼吸を整えてそれから止血作業に移る。慌てて，出血点を鉗子で確保しようとすることは慎む。

- 顔面神経の各分枝を剥離し，枝の間の耳下腺組織を処理することで腫瘍は摘出される。

9 閉 創

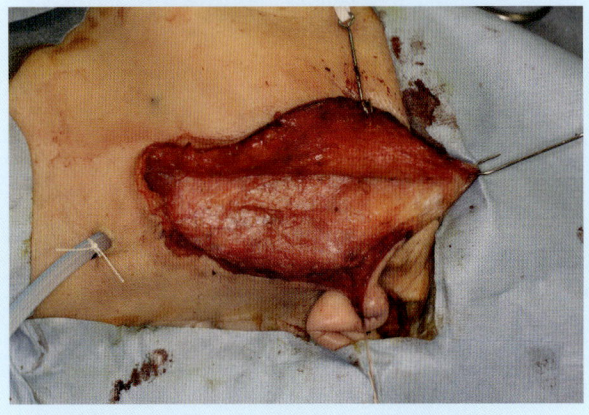

- 切除後は残存被膜で深部の組織を覆うようにする。これによりFrey症候群を防ぐことができる。

- 腫瘍の摘出後は止血を十分に確認する。耳下腺実質からの出血は，腫瘍が摘出された時点では術中の止血作業にて止まっていることが多いが，oozingが続く場合には確実に止血する。

- 止血後はドレーン（当科ではJバックドレーン，15frを使用）を挿入し，閉創に移る。耳下腺被膜が十分に温存されている場合には被膜を耳前部の皮下に逢着し，顔面神経および残存耳下腺組織と皮膚が直接接しないようにする。これによりFrey症候群を防ぐことができる。

10 術後管理

■前述のとおり，術後出血の好発時間帯である術後4時間までは術後出血がないかを頻回に確認する。ドレーンは一定量以上の出血があった場合には詰まってしまい参考にならないので，必ず直接目視で創を確認する。

■術後出血にて頬部，顎下部，頸部のいずれかもしくはすべてが膨隆している場合には迷わず開創し，血腫の除去と止血を行う。血腫による末梢循環不全で，咽頭および喉頭の浮腫が生じた場合には窒息の危険があるので，経過観察は禁忌である。基本的には全身麻酔下での作業が好ましい。

■ドレーンの抜去時期は，廃液量が10mL/日以下としている。ただし，1PODでその量となった場合でも皮膚と創床の癒着を待つ必要があるので，さらに1日は留置する。

■顔面神経麻痺は0PODでははっきりしない場合があるので，1PODにて詳細に観察する。麻痺が生じて閉眼が十分ではない場合には，日中はヒアルロン酸点眼液を用い，就寝時には眼軟膏を点眼するようにする。眼軟膏点眼時には視界がぼやけるので，夜間にトイレに行く時などは注意するように伝える。また，エビデンスがあるわけではないが，ビタミンB12の処方を行う。

11 退院時のIC

■顔面神経麻痺が生じた場合には，回復までのおおよその期間を伝えた方が患者には安心感を与えることができる。ただし，期間は長めに伝えるべきで，著者は6〜12カ月と伝えることが多い。

■唾液漏についても再度伝えておくべきである。唾液漏の多くは術後1カ月以内に生ずるのでその旨を伝え，異常を感じた場合には外来受診するように伝えておく。この際には夜間や早朝に救急外来を受診する必要はなく，診療時間帯の受診で問題ないことも伝える。

■唾液漏が確認できても基本的には経過観察でよく，1カ月程度で止まることも伝えておく。ただし，逆行性感染が起こらないように創部を清潔に保つこと，入浴時にシャワーでよく流すことと，浴槽には排液部がつからないようにすることを伝える。

12 術後外来

病理結果が良性の場合

■ 多型腺腫の場合には娘結節の取り残しによる再発の可能性があるので，2年程度は定期的に通院してもらう。

■ ワルチン腫瘍は再発の可能性は極めて低いので，顔面神経麻痺がなければ1年程度の経過観察としているが，Frey症候群は2〜3年後に生ずることもあるので終診の際には再度説明し，食事の時に頬部に発汗を認めた場合は，不安であれば受診するように伝える。

■ 唾液漏が生じた場合には2週間に1回程度観察する。唾液漏が止まった後に感染がありそうな場合には抗生剤を処方する。

■ 顔面神経麻痺がある場合には4週間に1回程度，経過観察する。

病理結果が悪性の場合

■ 耳下腺癌の組織分類は極めて細かく，組織型により転移再発の頻度も大きく異なり，追加治療が必要な場合や経過観察が勧められるものもありと多彩であるため，早急に耳下腺悪性腫瘍の治療経験の豊富な施設に紹介しなければならない。

1) 山下敏夫編：耳下腺腫瘍臨床の最前線Q&A．金原出版，2004

ケロイドの外科的治療

小川 令

耳部ケロイドの切除および縫合法

日本医科大学形成外科　小川 令

概　要

　耳部のケロイドはピアス穴から生じるものがほとんどだが，ピアス穴をあけていない患者でも表皮囊腫から発生することがまれにある。

　ケロイドは真皮網状層の慢性炎症の結果，膠原線維が蓄積して血管が増生するため，赤く隆起するが，ピアス穴によるケロイドの場合は，穴の内腔は表皮で被覆されており，この穴が閉塞することで人工的な表皮囊腫のような状態が初期に起こり，表皮からの分泌物がケロイド発症の刺激になると考えられている。病理学的には「腫瘍」ではなく，「炎症」による過形成と考えられる病態である。

　治療では悪化因子を減らすことが大切であるが，耳の場合，その悪化因子は睡眠時に耳がまくらでこすれる張力，全身的因子としては妊娠や性ホルモンおよび高血圧などが挙げられる。例えば，治療に際しては妊娠前に治療を完了するなどの治療時期の考慮や生活指導などが重要となる。

　厚みが軽度なものや，発症初期のものには，副腎皮質ステロイドテープ剤が有効で，デプロドンプロピオン酸エステルプラスターは大変効果がある。しかし，時間が経過し，厚みがあるものに対しては，手術および術後放射線治療が治療期間も短く効果的であり第一選択となる。

　軽症例や20歳未満の症例に対しては，術後に放射線治療を行わず，手術および術後デプロドンプロピオン酸エステルプラスター貼付による再発予防をまず試みてもよい。

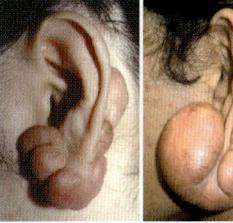
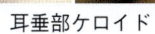
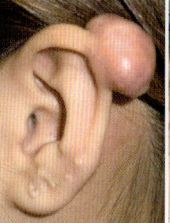
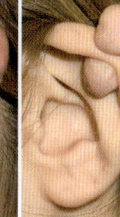

耳垂部ケロイド　　　　　　　耳介軟骨部ケロイド

適応基準と除外基準

- ■「ケロイド・肥厚性瘢痕診断・治療指針2018」（瘢痕・ケロイド治療研究会）に従う。
- ■副腎皮質ステロイドテープ剤による保存的治療を行い，効果が得られにくいものに対して手術を行う。
- ■身長が伸びている成長期の小児に対しては放射線治療は行うべきではないため，副腎皮質ステロイドテープ剤による保存的治療，あるいは手術および術後デプロドンプロピオン酸エステルプラスター貼付が第一選択となる。
- ■手術のみでは再発率が高いため，手術の際は術後放射線治療and/or術後デプロドンプロピオン酸エステルプラスター使用が必須である。
- ■術後放射線治療では，本邦で保険適用できる電子線（β線）が第一選択であり，耳垂部に対しては，10Gy／2分割／2日間，耳介軟骨部に対しては15Gy／3分割／3日間の照射が行われることが多い。
- ■適切な手術，術後放射線治療，さらに適宜デプロドンプロピオン酸エステルプラスターを使用することで再発率を10％以下にすることが可能である。
- ■耳部ではごくまれに，外観がケロイドに類似するリンパ腫などがあるため，腫瘍を疑った際は生検が必須である。

手術のポイント

- ■基本的に，耳垂部は楔状切除（wedge excision），耳介軟骨部はくり抜き切除（core excision）が簡便で仕上がりがきれいである。
- ■すでに手術され，再発した耳垂ケロイドの場合は，楔状切除ができない場合がある。このような場合は適宜皮弁を周囲に作成して，耳垂を作成したり，くり抜き切除も考慮する。

実際の手術 (1) 耳垂部

1 患者・術者の配置

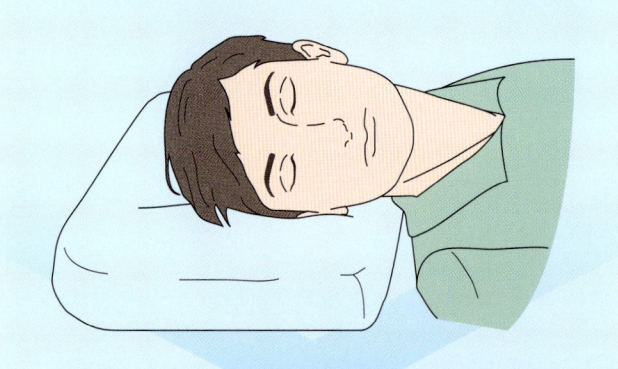

Point

● 例えば左耳を手術する場合，側臥位でなくても仰臥位で顔だけ右（左）を向けると，術者が座りながら手術するのにちょうどよい。

2 切除デザイン

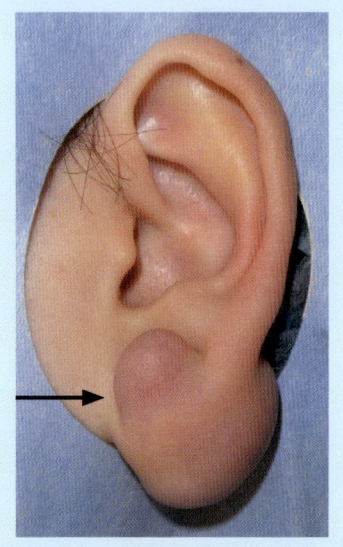

■ 左耳垂の3cm大のピアス穴作成後ケロイドである。

注意点

● 術前にケロイドの頬側に健常な耳垂の皮膚が残っているかを確認する（矢印）。
● 健常な皮膚が残存していれば，その皮膚で耳垂の形を作成できるので，ケロイドが大きくても楔状切除が可能となる。

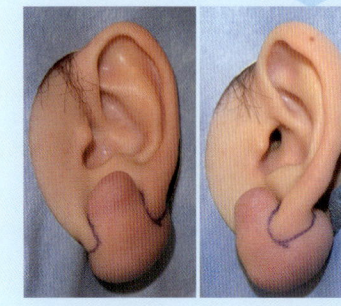
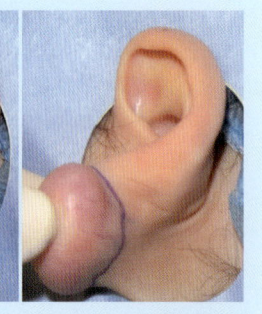

■ 赤く隆起しているところぎりぎりに切開線をデザインし，切開は線の外側とするとよい。
■ 本症例は，ややケロイドが大きいが，頬側の正常皮膚が残せるので，楔状切除が可能であると判断した。

Point

● 切除のマーキングは，隆起しているケロイドのぎりぎり（minimal margin）でよい。腫瘍ではないので，たとえケロイドが残存してもそれがすぐに再発につながることはないが，肉眼的に，触診にて硬い組織はすべて取り切るのが原則である。

3 局所麻酔

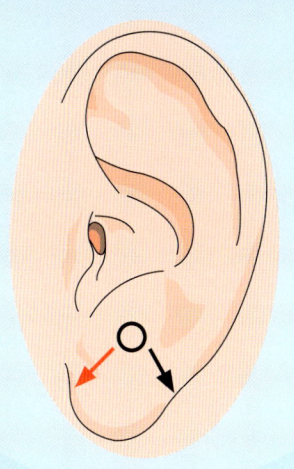

■ 1％エピネフリン含有キシロカイン®液を，一番出血しやすい真皮下に注入する。

- 刺入は耳垂の基部1カ所からで十分である。
- まず耳垂基部（○部）に刺入し薬液を浸潤させ，10秒程度待つと周囲の疼痛はほぼ消失する。
- 次に，刺入した針を4/5程度抜いて，頬側に刺入し，薬液を浸潤させる（赤矢印）。
- 次に，また針を4/5程度抜いて，外側に刺入し，薬液を浸潤させる（黒矢印）。
- エピネフリンが含有されていることで，止血の効果が得られ，縫合しやすくなる。

4 皮膚切開とケロイド切除

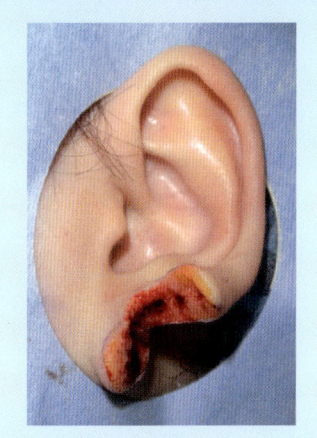

■ メスでケロイドを全摘する。1回で脂肪層に到達するように一気に切開する。
■ 黒くなっている部分は，バイポーラで止血を行った部位である。

Point
- メスで切開している時に，ケロイドの膠原線維が現れて，切るのに抵抗を感じることがある。そのような場合は，切開線の少し外側を切開して，全摘を試みる。
- 1回で脂肪層に到達するように，ある程度力を入れて切開する。真皮を何回も切ると，段差になり真皮の創傷治癒が遅延する原因になる。
- ケロイドの中央部（基部の奥）で，深くまで硬い組織がある時は，途中で形成剪刀に持ち替えて，くり抜くように切除するとよい。
- ケロイド症例は血圧が高かったり，血管内皮機能の低下があったり，周囲に血管が増生している可能性などがあり，出血しやすいため，バイポーラにて止血を念入りに行う。

5 表面縫合

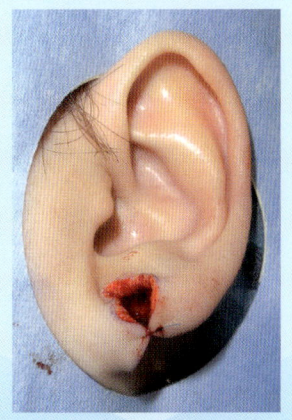

■ 表皮から糸を入れて，脂肪組織を少しかむ程度に縫合する。

Point
- 耳垂の自然な形態をつくるのが難しいため，真皮縫合はしない。
- ポリプロピレン糸が優れているが，ナイロン糸でも代用可能である。糸の太さは6-0を使用し，耳垂の弯曲が自然になる部分を一針縫合する。

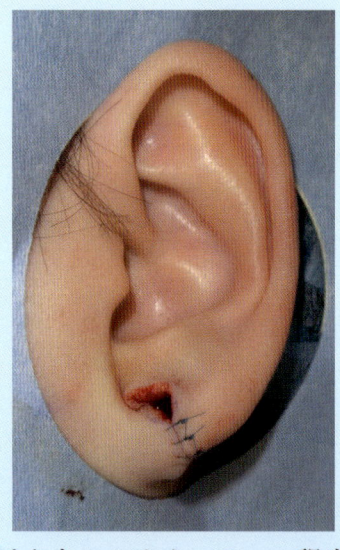

■ 1針かけたところから，3mm程度離して，少しずつ表面と裏面に向かって縫合していく。

> **Point**
> ● 耳の裏面を縫合する時は，1人で手術する場合，耳を折り返してテープで固定する。助手がいる場合は，持ってもらうとよい。

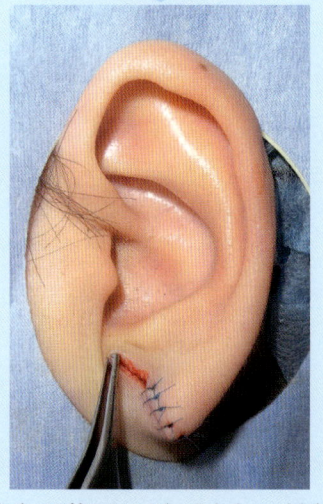

■ 表面の縫合が終了に近づくと，最後がドッグイヤーになるが，修正は裏面の縫合が終了するまで行わない。

> **Point**
> ● まず裏面のドッグイヤーを修正するために余剰皮膚を切除し，裏面の縫合を終了する。

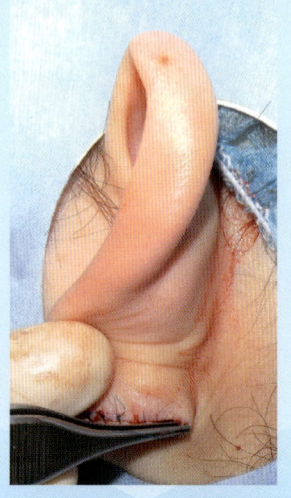

■ 裏面も終了に近づくと，最後がドッグイヤーになる。

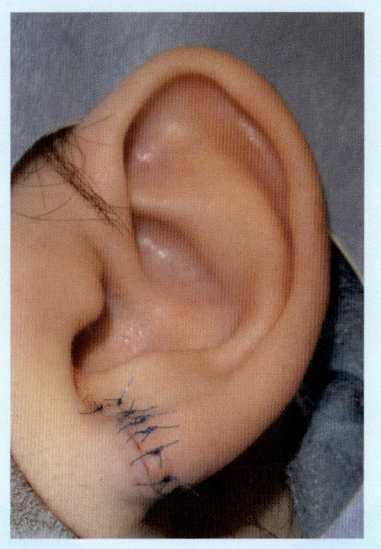

■ 表面に戻り，ドッグイヤーを修正するために余剰皮膚を切除し，表面の縫合を終了する。

6 アンカー縫合

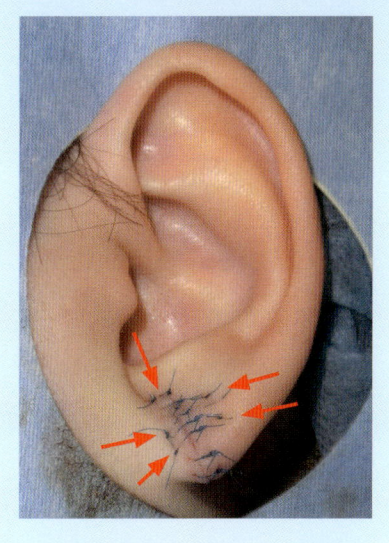

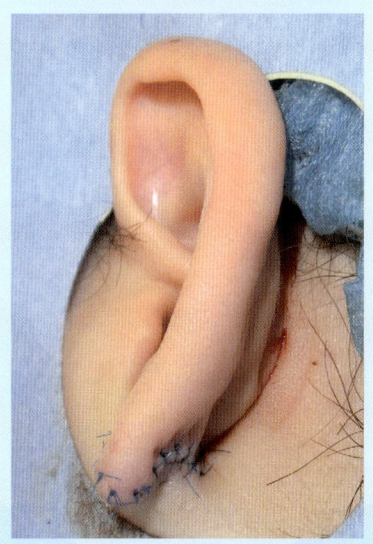

■ 5カ所（矢印）にアンカー縫合を行い，完全にデッドスペースをつぶした。

Point

● 必ず，裏面の縫合を終了してから表面の微調整を行う。

注意点

● ケロイドの膠原線維塊が大きかった場合は，下図の赤色円型の部分の皮下にデッドスペースが残存している可能性があるので，このデッドスペースを閉塞させる必要がある。デッドスペースがあると術後漿液が貯溜し，ケロイド再発の原因となるので注意する。

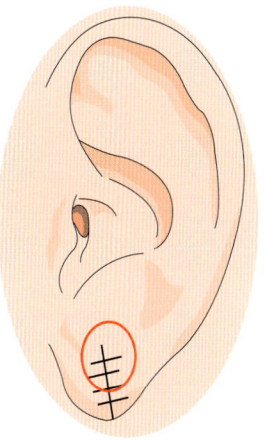

Point

● ケロイドの膠原線維塊が大きかった場合は，下図のように黒色円型の部分にデッドスペースが残存している可能性がある。このデッドスペースを閉塞させるためにアンカー縫合する。

● 表面から同じ6-0ポリプロピレン糸を刺入し，裏面から出たら1〜2mm隣りから刺入して，表面の刺入部位の近くに出し，結紮するだけでよい。

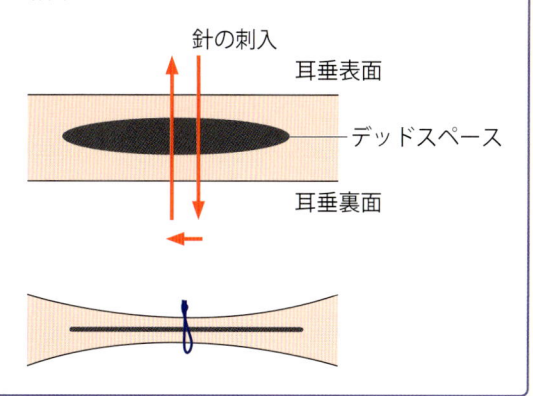

針の刺入
耳垂表面
デッドスペース
耳垂裏面

7 術後管理（1）抜糸まで

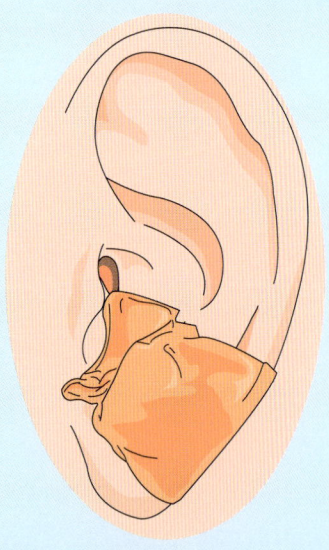

■ 耳垂の表面から裏面まで挟み込むように絆創膏を貼って創部保護に努める。剥がれたら貼り替えるのでよい。

Point

● 抜糸までは，毎日シャワー洗浄し，耳垂を挟むように絆創膏で保護する。軟膏は抗生剤and/or副腎皮質ステロイド薬含有の軟膏を使用するとよい。

8 術後管理（2）抜糸後

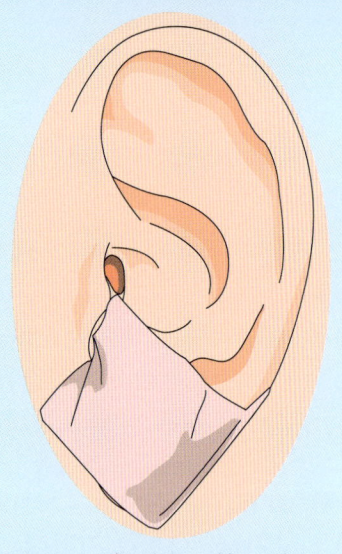

■ 耳垂の表面から裏面まで挟み込むようにデプロドンプロピオン酸エステルプラスターを貼付する。毎日貼り替える。

Point

● 抜糸後，ただちにデプロドンプロピオン酸エステルプラスターを貼付するのが再発の予防に確実である。通常の紙テープで固定し，術後1カ月くらいしても創部の硬さが改善しない場合のみ，デプロドンプロピオン酸エステルプラスターの使用を開始してもよい。
● デプロドンプロピオン酸エステルプラスターは24時間貼付すると薬効が薄れるため，毎日貼り替える必要がある。

Point

● 経過観察終了時は，再びピアス穴をあけない方がよいこと，異常が生じた場合はただちに受診することを伝える。

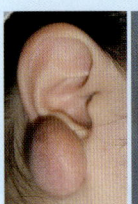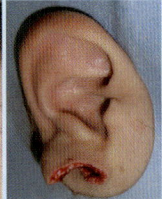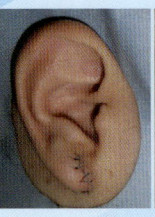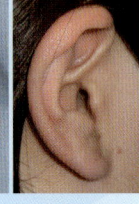

■ 同様の症例。術後1年6カ月の時点で完全に創部の硬さが消失したため，完治と判断し，経過観察を終了した。

注意点

● 経過観察は創部の硬さが消失するまで確実に続ける。患者によっては，術後2年かかることもある。途中で治療を中止すると炎症が再燃し，再発に至ることもあるので注意する。

実際の手術（2）耳介軟骨部

1 患者・術者の配置

■ 耳垂部に同。

2 切除デザイン

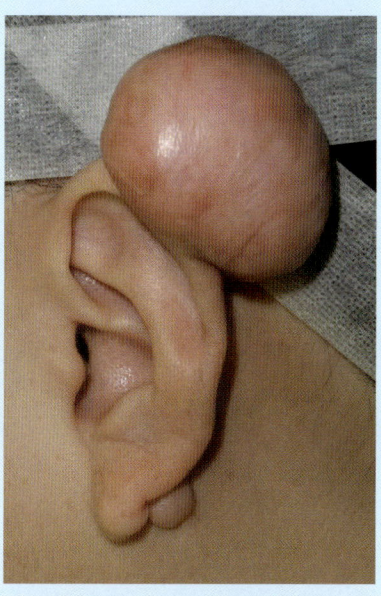

■ 左耳介軟骨部の5 cm大のピアス穴作成後ケロイドである。

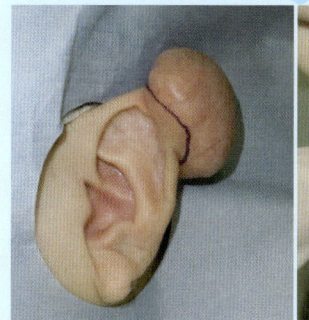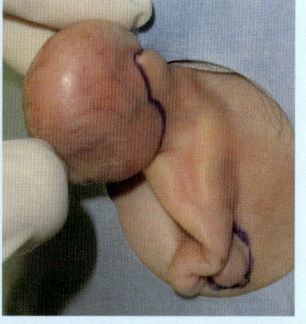

■ ケロイドの上に皮弁を作成するイメージで、1 cm程度の長さの皮弁をデザインする。
■ 皮弁を折り返して縫合するため、裏面は基部で切除してもよいが、念のため、基部より少しケロイド側に切開線をデザインしておく。

注意点

● 術前にケロイドの基部の幅が1 cm未満であれば、全摘して楔状切除してもよいが、それ以上ある場合は、くり抜き切除が整容的にきれいに仕上がる。

Point

● くり抜き切除といっても、ケロイドの上に皮弁をデザインするイメージである。
● ケロイドの本体は真皮網状層の肥厚であるため、表皮や真皮乳頭層は再利用できる。

3 局所麻酔

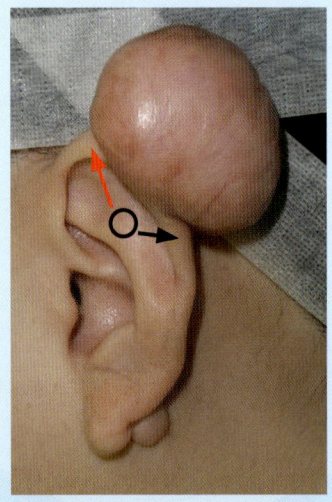

■ 1％エピネフリン含有キシロカイン®液を，皮下・軟骨上に注入する。

4 皮膚切開とケロイド切除

耳の表面　　　　　　　　　　耳の裏面

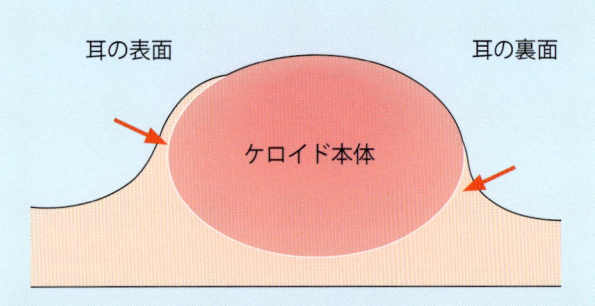

ケロイド本体

■ 上図のようにケロイド本体部分をメスで切除する。
■ 矢印が皮弁になる部分だが，耳の表（おもて）面側の皮弁を裏面に折り返すようにすると整容的に優れるので，表面側の皮弁が大きくなるようにデザインする。

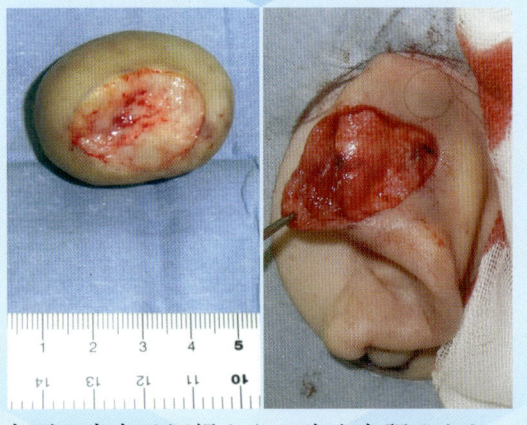

■ 表面の皮弁は辺縁からの出血も認められ，血流も大きさも十分であったため，裏面の皮弁は切除した。

5 表面縫合

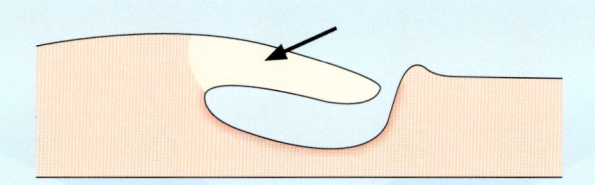

■ ケロイド表面に作成した皮弁

Point
- 皮弁（矢印）の皮下を真皮縫合してもよいが，ゆったりとした大きさの皮弁であれば，表面縫合だけでも十分である。
- ポリプロピレン糸が優れているが，ナイロン糸でも代用可能である。糸の太さは6-0を使用する。
- 表皮から糸を入れて，脂肪組織を少しかむ程度に縫合する。

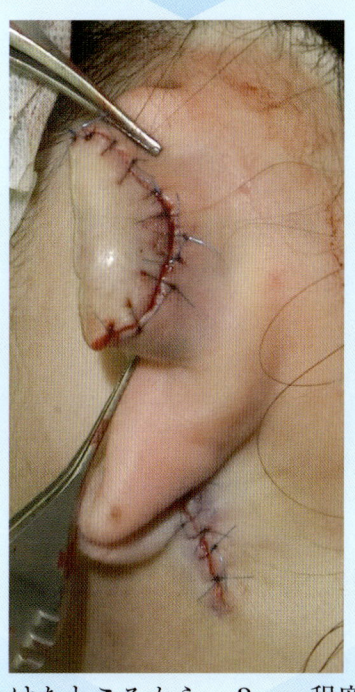

■ 1針かけたところから，3mm程度離して，少しずつ頭側と尾側に向けて縫合していく。

Point
- 耳の裏面を縫合する時は，1人で手術する場合は耳を折り返してテープで固定する。助手がいる場合は，持ってもらうとよい。

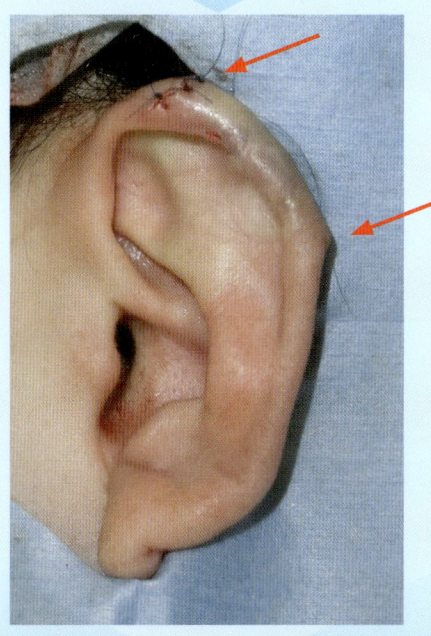

■ 縫合が終了に近づくと，両端がドッグイヤーになる（矢印）。これを修正するために余剰皮膚を切除し，縫合を終了する。

6 術後管理（1）抜糸まで

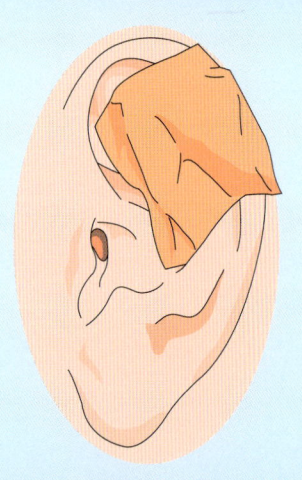

> **Point**
> ● 抜糸までは，毎日シャワー洗浄し，耳介を挟むように絆創膏で保護する。軟膏は抗生剤and/or副腎皮質ステロイド薬含有の軟膏を使用するとよい。

■ 耳介の表面から裏面まで挟み込むように絆創膏を貼って創部保護に努める。剥がれたら貼り替えるのでよい。

7 術後管理（2）抜糸後

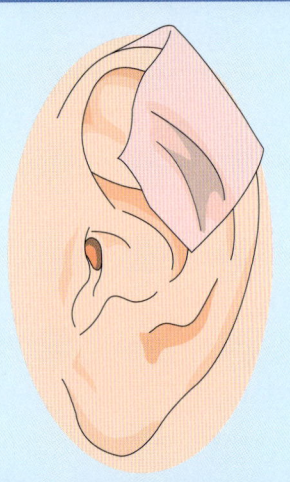

> **Point**
> ● 抜糸後，ただちにデプロドンプロピオン酸エステルプラスターを貼付するのが再発の予防に確実である。術後1カ月くらいしても創部の硬さが改善しない場合のみ，デプロドンプロピオン酸エステルプラスターの使用を開始してもよい。
> ● デプロドンプロピオン酸エステルプラスターは24時間貼付すると薬効が薄れるため，毎日貼り替える必要がある。

■ 耳介の表面から裏面まで挟み込むようにデプロドンプロピオン酸エステルプラスターを貼付する。毎日貼り替える。

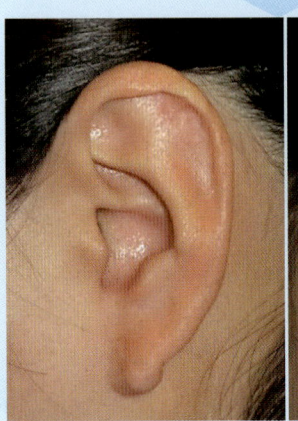 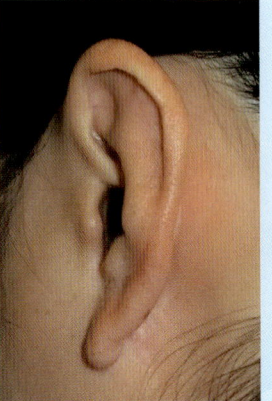

> **Point**
> ● 経過観察終了時は，再びピアス穴をあけない方がよいこと，異常が生じた場合はただちに受診することを伝える。

> **！注意点**
> ● 経過観察は創部の硬さが消失するまで確実に続ける。患者によっては，術後2年かかることもある。途中で治療を中止すると炎症が再燃し，再発に至ることもあるので注意する。

■ 本症例。術後1年6カ月の時点で創部の硬さが完全に消失したため，完治と判断し，経過観察を終了した。

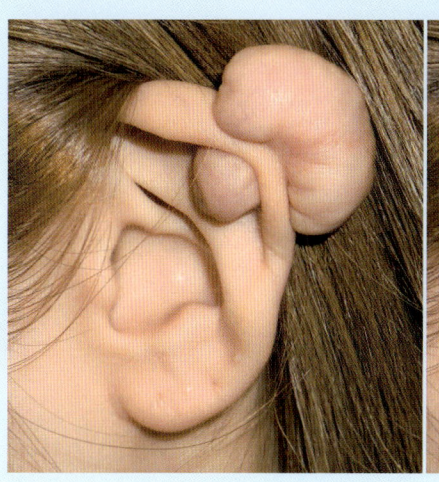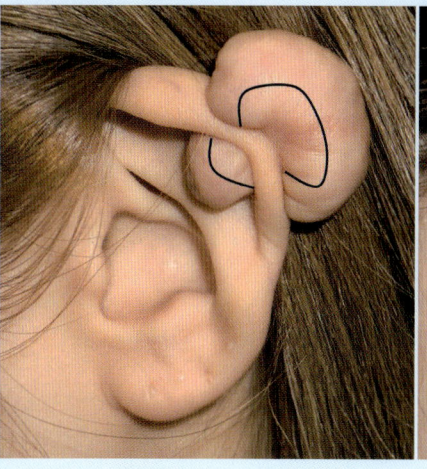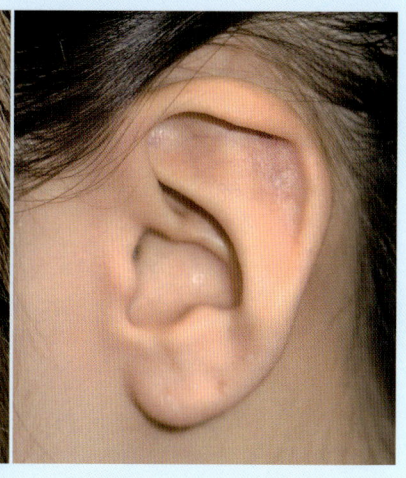

■ 同様の症例。表面と裏面両方に隆起している症例では，両面に皮弁を作成してもよい。耳介の形状を変化させずに治療することが可能である。

■ 術後1年6カ月の時点で創部の硬さが完全に消失したため，完治と判断し，経過観察を終了した。

Supplements

● 耳垂部・耳介軟骨部のケロイドは，適切な手術および術後放射線治療を行うことで再発率を5％前後に抑えることができる。再発例の多くは，術後1カ月の時点で見た目が問題ないために完治したと思い，その後通院しなくなるパターンである。

● 経過観察を終了できる目安は，触診にてまったく硬結を触れなくなる時点であり，通常半年〜1年半程度を要する。一般的に，耳以外にケロイドがある患者では，より長く強く炎症が続くため，より長い経過観察が必要となる。

● 術後の理想的な通院スケジュールは，まず抜糸後1〜2カ月に1度。この時，明らかな硬結が広範囲にあれば，デプロドンプロピオン酸エステルプラスターを開始する。全身にケロイドがある患者，他の部位のケロイドの既往がある患者，また再発後の手術患者においては，炎症が持続・増強することを念頭に，抜糸直後からプラスターを開始すべきである。

● 上述したリスクのない患者を除き，術後初めての受診で硬結を認めなければ，次の受診は3〜4カ月後でよい。デプロドンプロピオン酸エステルプラスターを使用している患者は悪化がなければ，3〜4カ月おきの通院，改善が乏しい場合は1〜2カ月おきの通院とする。

● デプロドンプロピオン酸エステルプラスターのみで経時的に硬結が悪化していれば，トリアムシノロンアセトニドの局所注射を外来受診時に行う。注射を開始した場合は，硬結が改善するまで1〜2カ月おきの通院とする。硬結が改善したらプラスターのみとし，また3〜4カ月おきの通院でよい。

● これらの経過観察でほぼ全例治癒に向かうが，それでも再発した場合は再手術を行うことがある。

● この際，初回手術による放射線の影響が周囲健常皮膚に残っている可能性があるため，放射線照射に関しては，放射線治療医と線量や照射方法を相談のうえ，施行する。

● 再発例で全摘することにより耳介形態の変形が予想される場合は，くり抜き法を選択することで，良好な再建ができる。

● 再発例の術後は，放射線治療の有無にかかわらず，抜糸直後から開始する。当施設では年間100例以上の耳ケロイドの手術治療を行っているが，当施設で2回以上同部位を手術した症例を経験したことがない。医師が確実な治療を行い，患者も確実な自己処置を行うことで，リスクのある患者においても完治させることができる。

その他の基本手術

岡崎　睦

38

腋臭症に対する皮弁法（剪除法）

東京大学形成外科　岡崎　睦

概　要

　腋窩部の皮膚を切開して，腋のにおいの原因と考えられているアポクリン腺を含む組織を直視下に切除して，腺組織を減らすことにより，特有のにおいを減弱させる手術である。

　アポクリン腺は，すべてのヒトに存在し，においもすべてのヒトに存在するものであるので，可及的に減量するのが手術の目的となるが，腺組織切除の徹底度については諸説あり，それぞれに理屈があるので，どれも間違いとはいえない。

　本項では，本書のコンセプト通り，標準的と考えられる手術手技を示すので，腋臭症の機序や外用薬療法，ミラドライを用いた治療などについては，他の成書を参照していただきたい。

適応基準と除外基準

- 腋臭症を主訴に来院する患者は，いわゆる AYA 世代が多いので，将来を見据えた美容的配慮が必要である。
- 本法では，術後に線状瘢痕が残るので，まずは外用療法を勧めるのが一般的である。保険適用ではないが，ミラドライなど線状瘢痕が残らない方法もあることは紹介してみるのもよい。
- 本法の適応については，「切開法による瘢痕は，目立たなくはなっても消えることはない」こと，「においが完全になくなるわけではない（すべての人に，においはある）」ことを十分に説明し，それを理解したうえで希望する場合に適応とすることを原則とする。
- 腋のにおいの強さを評価する方法としてガーゼテスト（腋をガーゼで拭いてにおいの程度を確認するもの）が行われる場合もあるが，においの程度は，本人の管理（特に受診直前の清拭や外用療法の有無）に左右されるので，著者は行っていない。
- 保険適用にするか否かについては，著者は，受診時のにおい，家族歴，衣服の黄ばみ，耳垢の性状などを参考にして総合的に決めており，特に湿性耳垢の場合は基本的に保険適用としているが，医師それぞれの判断で「病的」と評価するかどうかに委ねられており，絶対的な基準となるものはない。

手術のポイント

　手術の概念と方法のイメージは容易であると考えられるが，主として以下のようなバリエーションがある。

- 皮膚切開線の数（1本vs2本）：著者は，すべての患者で（腋毛部が広範囲な患者でも），1本の切開線で施術可能と考えている。2本にすると，線状瘢痕が2倍になるとともに，中央皮弁の血流が不安定になりがちなので，1本の皮膚切開で行うのが標準的と考えている。
- 腺組織の切除程度（皮膚を皮弁として生かすvs皮膚を植皮状態にする）：腺組織の除去をほどほどにして，皮膚を血流の温存した皮弁として生かす方法と，皮膚が「植皮状態」になるまで腺組織を除去する方法がある。前者の利点は，術後に多少の血腫を生じても皮膚が壊死にならないことと，腋窩部皮膚が術後も自然で違和感のない性状を保つことであり，欠点は，比較的においが残る可能性があることである。後者の利点は，においをより減らせる可能性があることであり，欠点は，術後血腫などにより皮膚壊死を生じやすく，さらに感染が生じると著しい醜状痕を残すことと，皮膚の癒着が強い

ので，皮膚が「べったり」下床と付いているような不自然な性状になることがあることである。それぞれに利点と欠点があるので，患者本人の希望を聞いて，腺組織の切除量を決めるのが基本であると考えられる。

　そのうえで，著者は，腺組織の除去をほどほどにして，皮膚を皮弁として生かす方法を推奨している。なぜなら，においは誰でもあることと，本来，この手術は美容的意義が大きい手術であるので，可能性は大きくないにしても，重篤な合併症を生じ得る術式は回避した方がよいと考えるからである。植皮状態にして血腫を生じると，皮膚壊死や感染を生じて重篤な状態になり，治癒までに時間がかかるとともに，醜状痕や瘢痕拘縮を生じると，その後の生活や人生に制約が生じる可能性があるからである。

■ 外来日帰り手術 vs 入院手術：どちらでも対応可能なので，患者との相談による。しかし，入院手術より外来手術の方が，女性より男性の方が，時間に余裕のありそうな人より忙しそうな人の方が，おっとりとした人より活動的な人の方が，それぞれ，術後血腫などの合併症が多いというのが著者の印象である。特に自宅で普通に生活をしていると，両腋（上肢）の安静を保つことが困難であるので，これが合併症の原因と考えられる。

　これらのことより，基本的には入院手術として，術後2〜3日間は入院してもらい，特に合併症を生じやすいプロファイルの人は，場合によっては1週間入院してもらって，「上げ膳据え膳」の生活を送ってもらうくらいでよいと考えている。多量の血腫形成は，術後長期に影響が及び，醜状痕を残せば，後の人生に影響を与え得ることを患者に説明し，局所の安静を守ってもらうようにしている。

■ 全身麻酔下 vs 局所麻酔下：どちらでも対応可能である。ただし，局所麻酔下の場合は，両側同時に行うことにやや苦痛が伴う可能性があり，片側ずつだと長時間の手術により，やはり苦痛を伴う可能性があるので，全身麻酔と局所麻酔の利点と欠点を患者に説明し，基本的には患者の希望で決める。外来日帰り手術で行う場合は，片側ずつ間隔をあけて行うと比較的自宅で安静を保つことができる。

■ いずれにしても，この手術で，是が非でも避けなければならないのは中等度以上の血腫形成であることを医師・患者ともに理解することが大切である。

実際の手術

1 患者・術者・助手・看護師の配置

- 手術台で両肩関節を外転させ，「十字架」の体位で，両側を同時に行うことが多い。
- 術者は，基本的には腕の腰側に座って手術を行う。

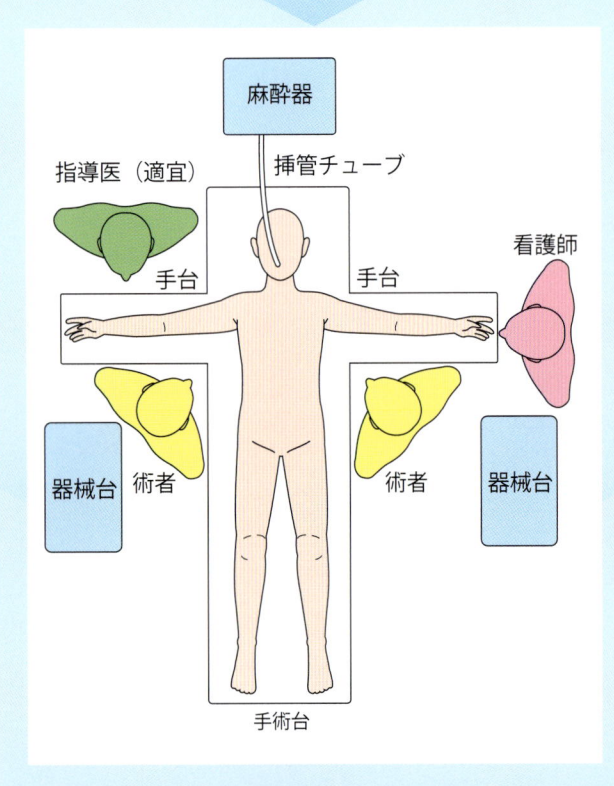

- 術者が右利きか左利きかによって，手術する側のやりやすさに微妙な違いがあるので，以降は，術者が右利きであることを前提に進める。

Point

- 全身麻酔下で行う場合は，麻酔器は上に逃げてもらい，人員があれば両側同時並行で行うことが多い。
- 局所麻酔で行う場合は，両側同時に行う状況に患者さんが適応できるかを本人に聞きながら，状況により片側ずつ行うこともある。
- 手洗い看護師がついてくれるようなら，適宜助手をしてもらう。2人の看護師がつくことはないと思われるので，その場合は左右に動いてもらい，助手の手が必要な操作の時に，適宜手伝ってもらうようにする。
- 手台は，手外科手術用の幅広のものではなく，幅の狭いものを用いた方がやりやすい。腰側からでは操作がやりにくい時に，頭側から行うことができるから，という理由もある。

注意点

- 腕が手台から外れて頭側に落ち込むと，(特に全身麻酔下の場合は筋緊張がないので)いわゆる「引き抜き腕神経叢損傷」の形になるので，落ちないように固定するなど，注意する。

Point

- 術者は，図のように腕の腰側に座るが，その位置からはやりにくい操作の時は，腕の頭側に移って行う場合もある。
- 右利きの術者は，切開線より左側の剥離・腺切除の操作がやりやすく，左利きの術者は，切開線より右側の剥離・腺切除の操作がやりやすい。
- したがって，右利きの術者は患者の右腋の手術を行えば，腕側の剥離がやりやすく，体幹側は頭側に移れば，やりやすい場合がある(右利きの術者が患者の左腋の手術を行えば，体幹側の剥離がやりやすいが，頭側に移っても患者の頭があるので，体幹側の剥離がやりやすいようにはなりにくい)。
- 上記は大した差ではないが，右利きの術者と左利きの術者の2人で手術を行う場合は，上記のようなことを考慮しながら担当側を決めてもよい。

2 デザイン

（※以降の図は右腋）

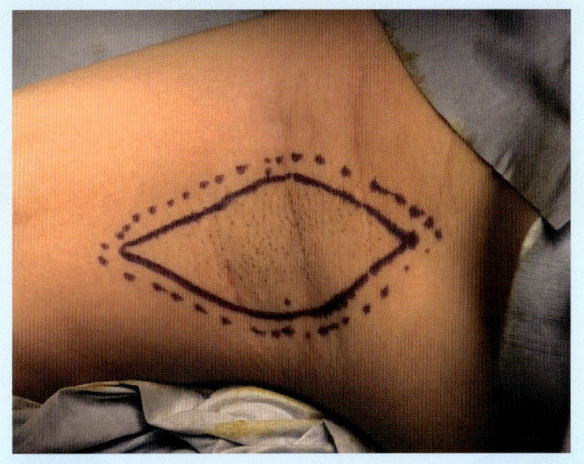

■ 腋毛が生えている部分をマーキングし（実線），これより1cmほど広い範囲（点線）を局所麻酔を行う範囲としてマーキングする。

-Point-
- 有毛部が広い患者でも，基本的に1本の切開線で施術可能であるので，（中央の皮弁の血流が不安になる2本ではなく）1本の皮膚切開で施行することを推奨する。

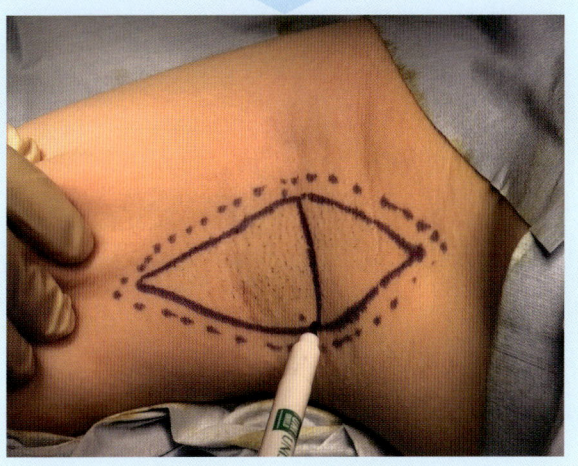

■ シワの方向に沿って皮膚切開の予定線（3〜4cm）をデザインする。

-Point-
- 皮膚切開のデザインは，シワが目立つ部位を用いることもあるが，これにこだわる必要はない。
- 術者が右利きであれば，切開線より左側の方が剥離や反転剪除がやりやすいので，腋毛部の正中よりやや右側に切開線をおいてもよい（やりやすい側の面積を広くする）。
- 本症例では，たまたまシワの目立つ部位が中央部よりやや右であったので，右利きの術者ということもあり，そのシワに一致した切開線とした。

3 局所麻酔

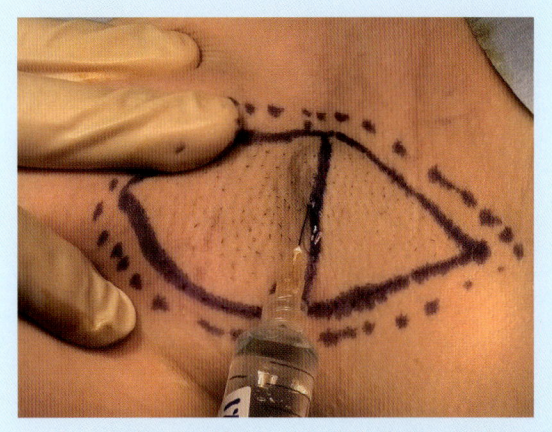

■ まず，皮膚切開線部に局所麻酔薬の注射を行う。ここでは，皮膚直下に注射する。皮膚直下の血管からの出血を抑える意義がある（少し注射部が盛り上がっているのは，注入部が浅めであることを示している）。

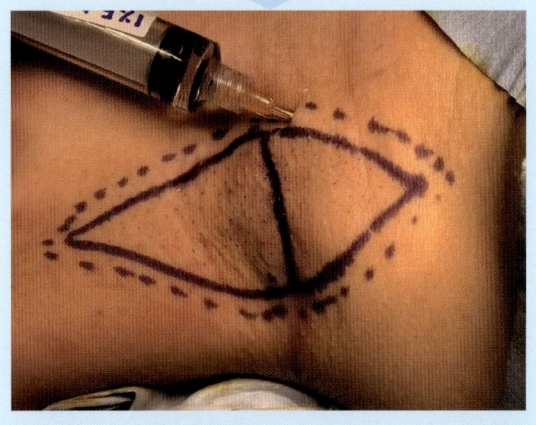

■ アポクリン腺を剪除する部分は，皮下剥離をする層（切開線部よりやや深くて，皮膚表面から5〜8mmくらいの深さ）に注入する（やや深い層なので，注入部が盛り上がっていないのがわかるであろう）。

4 皮膚切開

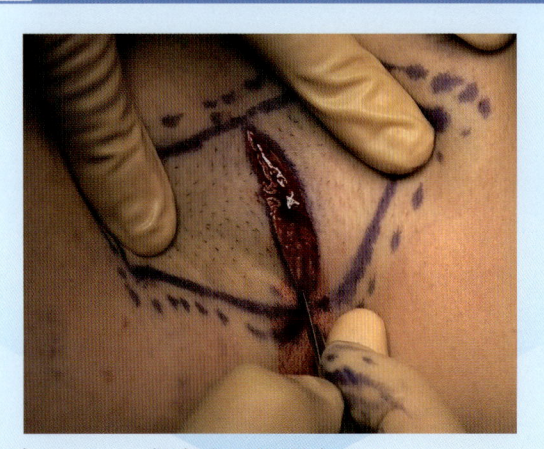

■ 皮下5mm程度まで切開する。

Point

● 局所麻酔薬は，1％キシロカイン®Eを片側20mLずつ用いる（合計40mL）。エピネフリン入りの基準最高用量は「1回50mL」であるので，希釈しなくても問題なく使うことができる。

● 全身麻酔下に行う場合でも，止血効果や剥離効果と，麻酔効果により全身麻酔深度を浅く保てる効果を期待して，同様に注射することを勧める。

● 27G針を用いることもあるが，剥離したい層に一様に注入しやすいように，針の長い25Gを用いるとよい（本症例では，全身麻酔下に行っているので，最初から25G針と10mLのシリンジで注射している）。

Point

● 意義を考えながら局所麻酔薬の注射を行う層を変えることは，すべての手術で基本となる。

● それほど出血が多い部位ではないが，7〜8分は待って手術を開始すると，十分な麻酔効果と止血効果が得られる。

Point

● 皮膚は薄く，下床に温存すべき構造物もないので，一気に切開して構わない。

- 止血しなければならない出血点は，せいぜい6カ所ほどである。この血管は，剪除時に温存する血管に相当するものと考えられる。
- バイポーラは，眼瞼用の先の細いものでは止血されにくく，筋骨手術用の太いものは焼きすぎるので，中間の太さのものを用いる。

■ 皮膚直下に出血点が数カ所あるので，これをバイポーラで止血する。

Point

- 指で直接に「ぐりぐり」やってもよいが，指の上にガーゼを乗せたもので「ぐりぐり」やれば，注射した局所麻酔薬が吸収されて，自動的に「いい感じ」の層が現れる。

■ 止血したら，ガーゼを乗せた指で「ぐりぐり」力を入れて拭くと，局所麻酔薬を注入した層（剥離予定の層）が自然に現れる。

Point

- 局所麻酔薬を注入しているためでもあるが，剥離予定の層には，ややルースな組織層があり，この層であれば簡単に剥離できるので，この層の雰囲気を写真で見てほしい。

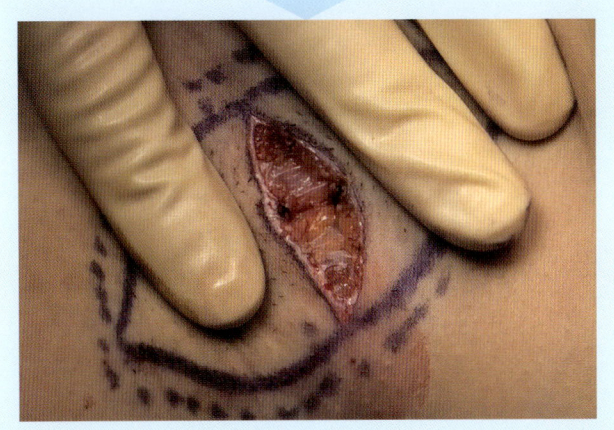

■ 剥離予定の層が現れたところ

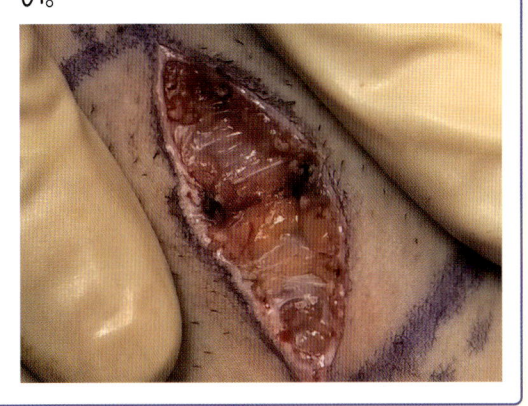

5 皮下剥離

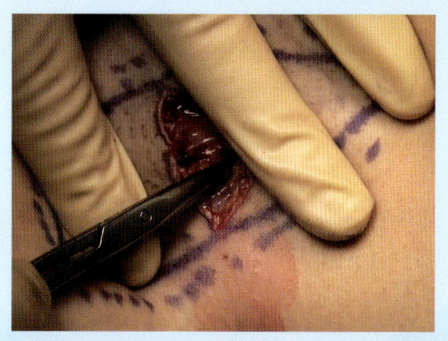

■ まず，形成直剪刀の先端を用いて，出た層で5mmほど切って，剥離する層を出して，剥離しやすい下地をつくる。

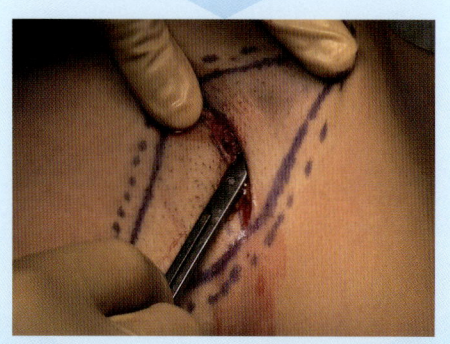

■ 左手で緊張をかけて，剥離する面を平らに伸ばしながら，形成直剪刀を閉じた状態でその層に差し込む。

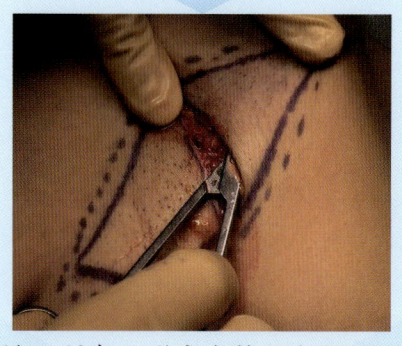

■ 差し込んだ奥で形成直剪刀を開いて剥離する。剪刀の入り口を変えて，これを数回繰り返すと，単一な層で剥離することができる。

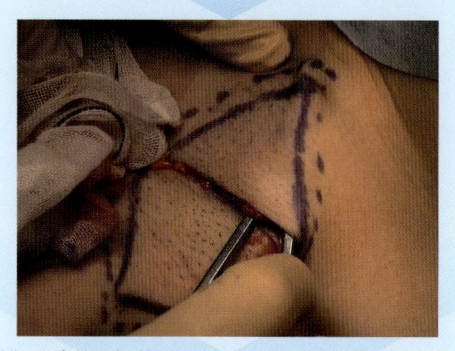

■ 剥離予定部全体にわたってこの方法で皮下剥離を行う。

Point

● 先ほど「ぐりぐり」で出た層で，切開線の左右を幅5mmほど剥離するイメージである。

注意点

● この操作は，形成曲剪刀ではなく形成直剪刀を用いると，やりやすいし，均一な層で剥離できる。

● 直剪刀を皮下に進める時は，剪刀の先を閉じて行う。この時に開いていると，正しい層に入らず，層も波打つし，下床と皮膚をブリッジする血管も切れてしまう。

● 剪刀を閉じた状態で皮下に進め，そこで開く操作を繰り返すことにより，均一な良い層で，穿通血管に相当する太めの血管だけ残した状態で剥離される。

Point

● この剥離操作は，直視下に行わないのがポイントで，あっという間に均一な層で剥離される。

● ただし，この操作がスムーズに進むためには，最初の局所麻酔薬の注射の時点で，適切な層に注入することと，左手で皮膚面を広げるように緊張をかけ，皮膚面を平らにして行うことがポイントである。局所麻酔薬の注入層が違っていたり，皮膚面を十分に平らにしないと，うまくいかないことに留意する。

Point

● 本項では，右利きの術者がやりにくい側（切開線の右側）を例に出して話を進めている。窮屈な体位・肢位で行えば，できないことはないが，やりにくいようなら，切開線の右側については患者の頭側から操作してみてもよい。

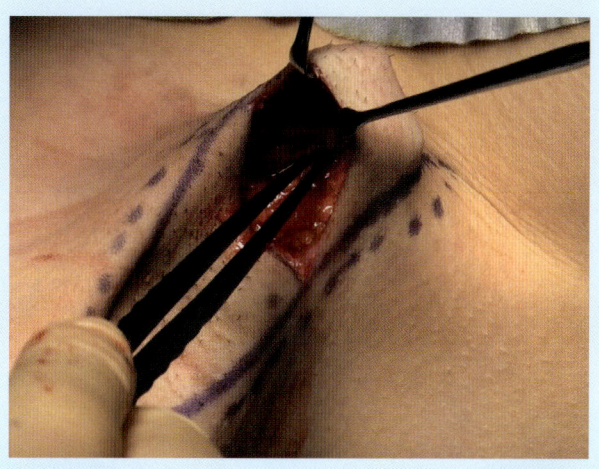

■ この方法で剥離すると，ところどころ皮膚と脂肪層を橋渡しする策状組織が残るので，この索上組織をバイポーラで焼灼し，

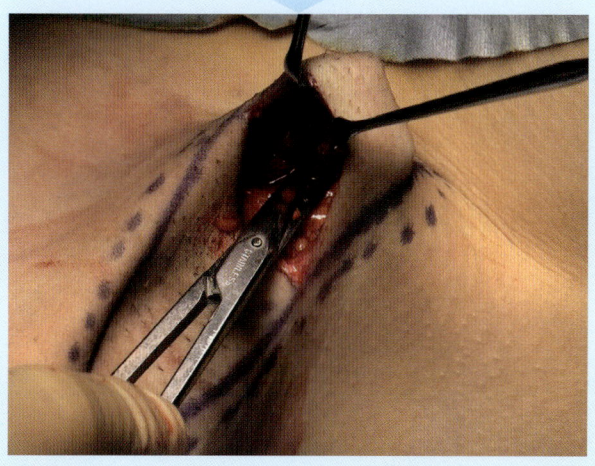

■ 焼灼した部位を形成剪刀で切離する。これを何回か繰り返すと，ほとんど出血なく，目的とする部分に皮下ポケットを作成することができる。

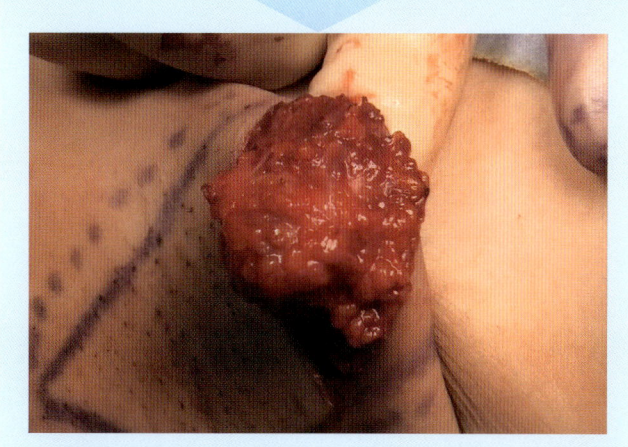

■ 剥離が終了した時点で，皮弁を反転した状態

Point

● 剥離によって自然に残った索状物の中には，（索状物のすべてではないが）比較的太めの穿通枝も含まれているので，これを焼灼・止血して切離する。

Point

● ブラインドで剥離しても，ほぼ均一な層で剥離できているのがわかるであろう。

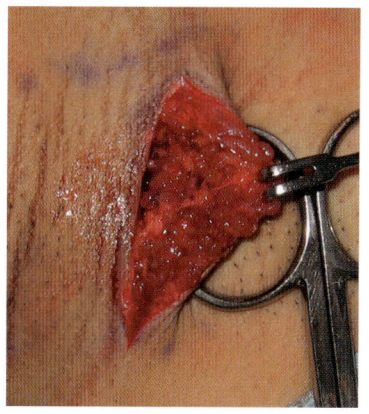

参考：別症例
　アポクリン腺組織が非常に多い患者では，この写真のように，少し紫がかった腺組織が高密度に累々と存在する。

6 アポクリン腺の切除

ここでは，著者の推奨する「皮膚を皮弁として残す方法」を中心に述べる。

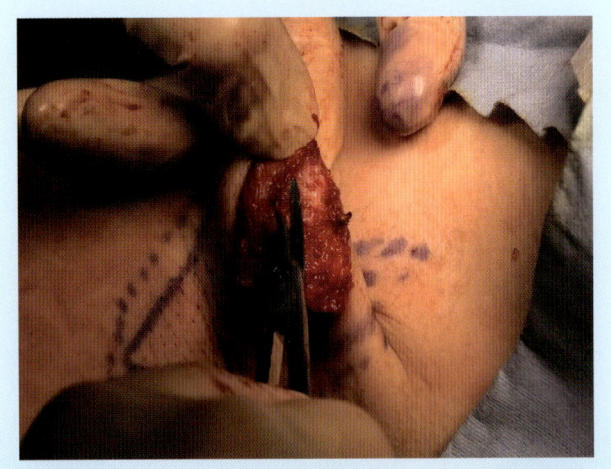

■ 左手の中指や患肢を皮膚表面に当てながら，形成曲剪刀を用いて，直視下に，アポクリン腺を含む組織をそぎ落として切除する。

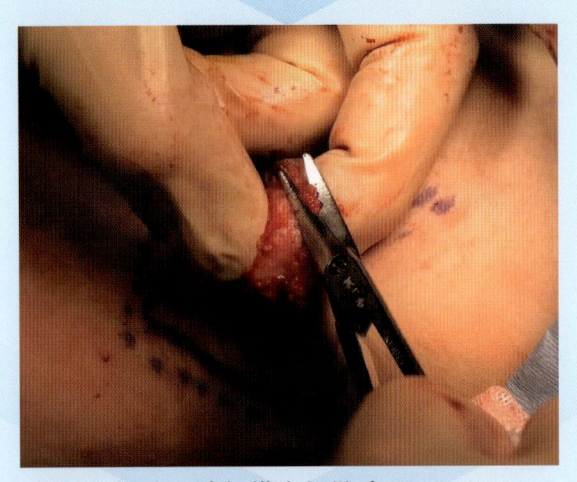

■ 創縁の部分の腺組織を切除する。

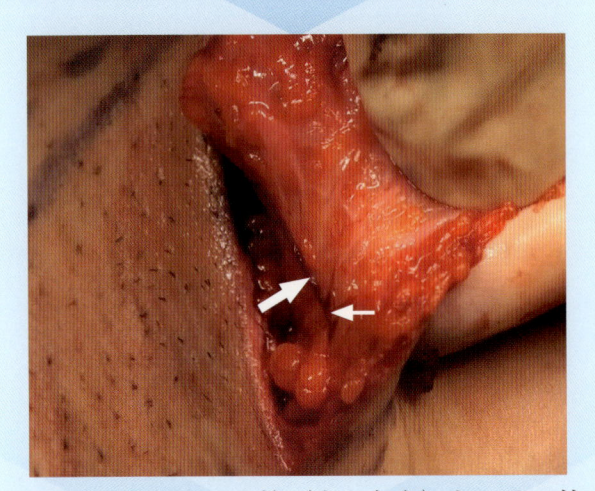

■ 皮下を走行する血管（太い矢印）と，その枝（細い矢印）

変化 植皮状態まで腺組織を除去する方法を選択するのであれば，この操作もブラインドで行うことができる。すなわち，皮膚表面側を指で押さえ，皮膚の裏側の形成直剪刀と皮膚を挟むようにそぎ落とせばよい（反転する必要がない）。

! 注意点

● 切開創縁は残しやすいので注意する。剥離範囲の境界部付近も残しやすいので，併せて注意する。

Point

● 皮下を走行する血管と枝は，目視のうえで可能な限りこれを温存するようにして，皮弁として血流温存を考慮する。左図の血管とその枝レベルの血管を温存すれば，皮弁側では止血はほとんど必要ない。

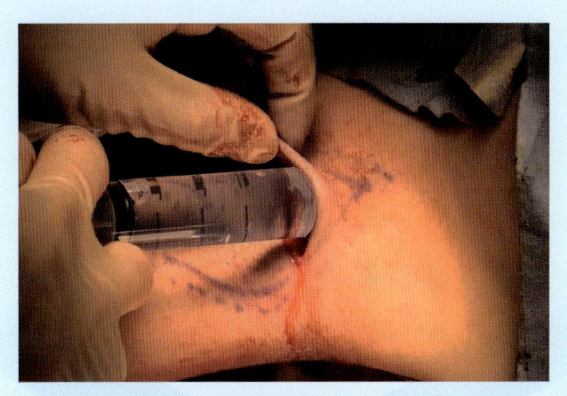

Point
- 単調な作業に飽きてくるので，だいたい切除が終わった時点で，いったん洗浄して，全体像を確認するとよい。生理食塩水で洗浄して一呼吸入れると，取り残し部分がよくわかるようになる。

■ だいたい全体に剪除操作が完了したら，いったん生理食塩水で洗浄する。

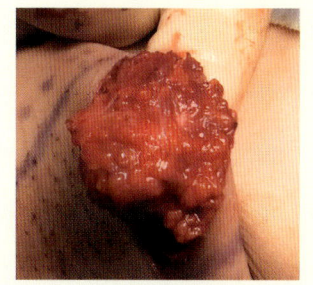

切除前の状態

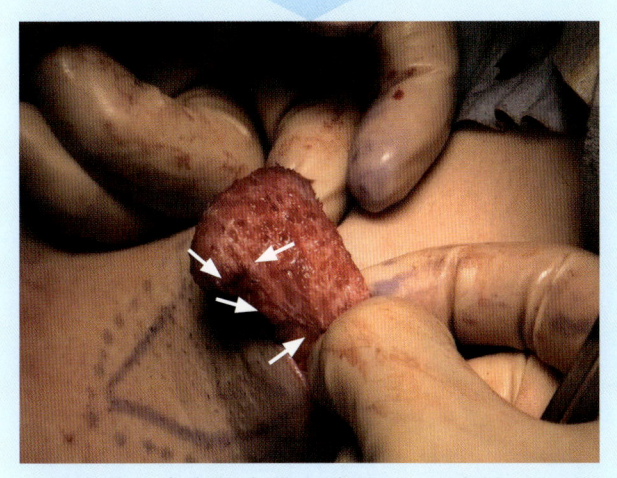

■ 洗浄後，皮弁側全体を確認し，目標とする切除量に達していない部分があれば追加で切除する（矢印：温存された皮下血管）。

変化
- 本症例は，皮下の血管網を温存しながら皮弁として生かす方法の例である。植皮状態まで切除するのであれば，さらに残った組織を徹底して切除する。
- どこまで切除するかは，患者の希望と，術者の考え方によることになる。皮弁で生かすか，植皮状態になるまで切除するかの程度についても，二択というより，いろいろな段階があるので，切除の程度は術者の判断で患者ごとに決めることになる。
- 冒頭に述べた理由により，著者は皮弁として生かすことを推奨しているが，「皮弁として生かす」としても，症例ごとに多少の幅をもたせている。

Point
- 著者は，自分が指導的立場でこの手術を行うようになってからは，患者によく説明をして（においは誰でもあること，皮膚が壊死すると美容的には残念な結果になること），「皮弁として生かす」術式を踏襲している。
- 若手の時に行った症例では，「植皮状態」にしたこともあったが，良い思い出はない。ただし，当時の著者の力量不足や，患者の見極め不足，患者への術前説明不足などが原因であった可能性もある。

7 止血確認

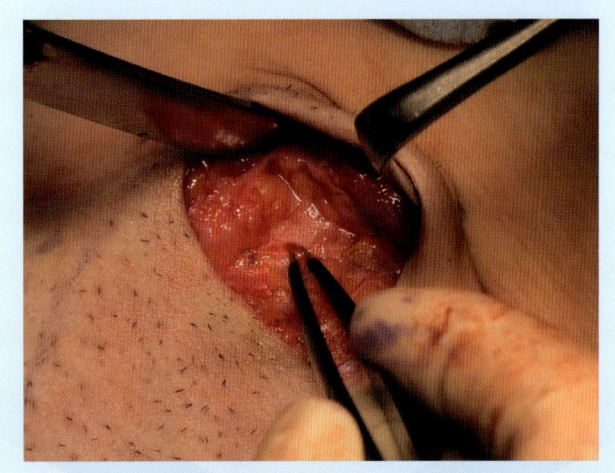

■ 再度，生理食塩水で洗浄して，閉創前に最終的な止血確認を行う。

> **!注意点**
>
> ● 「植皮状態」までせずに「皮弁として生かす」術式を行っても，止血しなければならないのは下床側のみで，ある程度皮下血管を破綻させることなく温存できていれば，皮膚側は止血する必要はない。皮弁側を焼灼・止血すると，皮弁の血流が障害されたり，皮膚がⅢ度熱傷になったりして，創縁壊死を招きやすくなる。

8 閉 創

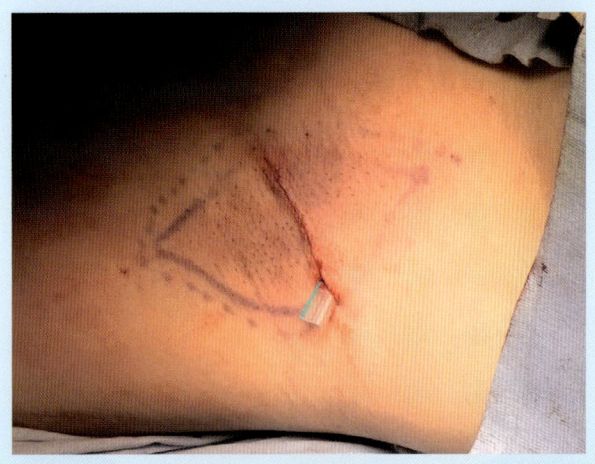

■ 閉創は，真皮縫合と表層縫合の二層で行う（ペンローズドレーンを挿入し，真皮縫合を行ったところ）。

> **Point**
>
> ● 創縁の虚血回避のため，真皮縫合は2～3針程度とし，ペンローズドレーンは仰臥位で重力の方向である背側に入れる（逆であると，仰臥位でドレナージが効きにくい）。

> **!注意点**
>
> ● ペンローズドレーンが出ている部分が短すぎると，タイオーバーをした状態のまま術後にペンローズドレーンを抜去することが困難になるので，最低でも図のような長さは出すようにする。

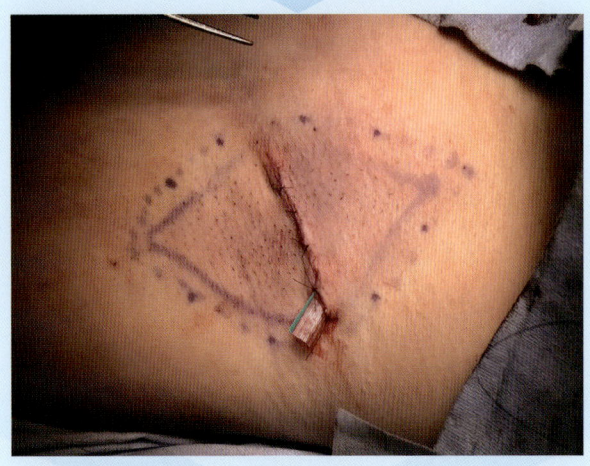

■ 表層縫合を行い，閉創が終了したところ

> **!注意点**
>
> ● 表層縫合も3～4針程度として，縫いすぎないようにする。これは，皮弁の血流障害を回避しながら，血液が皮下に溜まった時には縫合糸間からもドレナージが効くようにするイメージでよい。
> ● この手術で是が非でも避けなければならないのは，中等度以上の血腫形成であり，大きな血腫形成になると，美容的意義の大きい本手術の結果が台無しになり得る。

9 タイオーバー

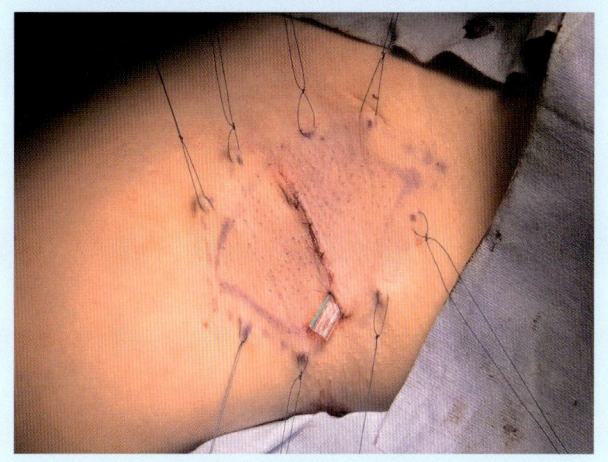

■ タイオーバーのための糸をかける。

■ タイオーバー糸をかけたら，そのままタイオーバーには進まず，術後の安静肢位に近くなるように，外転させている上肢を内転させる。

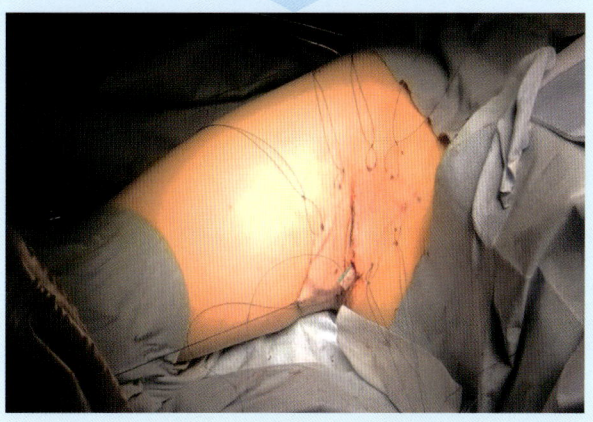

■ 上肢（肩関節）を内転させ安静時肢位に近づけると，タイオーバー糸をかけた8つの糸の位置関係が，90°外転位（手術時の肢位）と比較して，大きく変わることがわかるであろう。

注意点

● タイオーバーのための糸は，通常，モノフィラメント非吸収糸の4-0ナイロンを用いる。

● 剥離範囲の外に糸をかけないと，タイオーバーとしてナンセンスなことになるので，注意する。

● この糸による縫合糸痕が残らないように，皮膚付近で糸を結ぶことはしないで，ループを作成しながら糸をかける。

● 通常，8針がバランスが良いと考えている。

変化 タイオーバーをかけずに，サクションドレーンを留置する方法もある。どちらが良いかという結論は出ていない。

Point

● 90°外転位の腋窩部と，安静時肢位に近くした腋窩部では，タイオーバー糸の位置関係も，そこに挟めるガーゼの量もまったく異なることに留意する。

● すなわち，90°外転位のままタイオーバーを行うと，入れるガーゼの量が多すぎになるのと，術後安静時肢位にした時に，タイオーバーに用いた各糸の緊張のバランスが大きく崩れてしまい，緩む糸や過緊張の糸ができ，患者の疼痛も大きくなるうえ，均一な圧迫ができずに血腫を生じやすくなる。

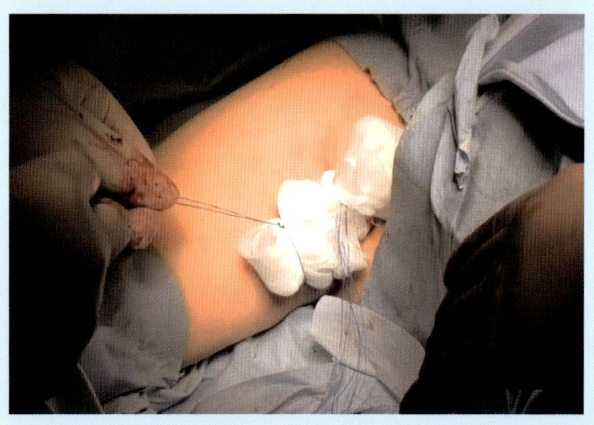

■ 術後安静時肢位に近い肢位でタイオーバーを行う。

- 術後安静時肢位（肩関節は内転位）では，ガーゼを入れるスペースがほとんどなくなるので，タイオーバーに用いるガーゼは2枚ほどである。
- 植皮の際のタイオーバーとは異なり，あくまで血腫予防の意義であり，強く結ぶと皮弁の血流障害さえ生じ得るので，少ないガーゼで緩めに結ぶようにする。
- タイオーバーをそれぞれ相対する上下で行い，横方向の固定は行わない。これは，術後にある程度肩関節を動かしても，タイオーバー糸の緊張関係や位置関係があまり変わらないようにするためである。

変化 「植皮状態にする術式」では，ガーゼ2枚では十分なタイオーバーができないと考えられるので，適宜増やす必要がある。

10 ドレッシング，シーネ固定など

■ 上腕がほとんど体幹近くになる術後安静時肢位にした状態で，少なめのガーゼを当て，弾性包帯で「タスキ掛け」の固定をするなどする。

11 術 後

右　　　　　　　左

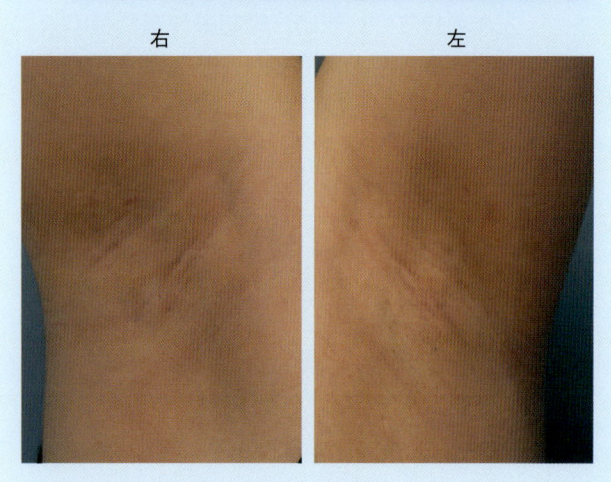

■ 本症例の術後6カ月の所見

注意点

- 術後1〜2日は特に，可能な限り肩関節の安静に努める。いったん血腫が生じると，感染や皮膚壊死などを生じやすくなり，術後の整容的な結果が一気に悪くなる。

Supplements　若手医師へのアドバイス

- 全身麻酔下にこの手術を行う場合は，どちらかの側を指導医が，もう片方をレジデントが手術し，適宜，指導を受けながら両方同時に進行することが多いと思われます。
　ここで，著者が経験した実話エピソードを1つ挙げます。レジデントは，どうしても自分が手術した側が気になるので，術後回診では，自分の行った側ばかりを気にして時間をかけて診ることになりがちなようです。そのような形で手術をした5日後くらいに，患者から「こっちは，○○先生（レジデント）が手術したんでしょ！　だって，○○先生，こっちばかり見てるから」と言われたことがありました。図星だったので，「するどいな…，患者さんもよく観察してるな」と苦笑いしたことがありました。もし，術後結果で，レジデントが手術した側だけ結果が悪かった（合併症が生じる，術後に毛がよく生えてくる（剪除が甘い），そちら側だけにおいがきついなど）場合に，クレームに発展することもあり得ると考えられるので，術後は，自分が手術した方ばかりを気にすることなく，両方を平等に診るようにてほしいと思います。指導医が行った側の結果が悪い場合もあると思いますが，患者の心情としては，その方が「たまたまの合併症」として「許容できる」ように思います。
- 著者の印象では（きちんとしたエビデンスがあるわけではないが），患者の利き手側の方が術後血腫などのトラブルを生じやすいように思います。これは，どうしても生活に必要な操作を利き手で行うので，術後に安静が保てないからだと考えています。特に外来日帰り手術で行った場合は，帰宅後に安静が保てないためか，明らかにトラブルが多いので，この手術は入院で行うことを推奨すると同時に，指導医と分けて両側同時に手術を行う場合には，「非利き手側」を選びましょう。
- 前述のようにこの手術は，患者のプロファイルにより明らかに術後合併症の頻度が変わる手術の代表であると考えているので，局所ばかりではなく患者さんの全体像を見て，十分な説明の後に手術を行うことをお勧めします。

形成外科基本手術 02
-シンプルスタンダードを匠のこだわりの技で-

〈検印省略〉

2024年10月21日　第1版第1刷発行

定　価 14,300円（本体13,000円＋税10％）

編著者　岡崎　睦
発行者　今井　良
発行所　克誠堂出版株式会社
　　　　〒 113-0033　東京都文京区本郷 3-23-5-202
　　　　電話　03-3811-0995　　振替　00180-0-196804
　　　　URL　http://www.kokuseido.co.jp

印刷・製本・組版　　：三美印刷株式会社
イラストレーション　：シママスミ
デザイン・レイアウト：万福株式会社

ISBN 978-4-7719-0597-9 C3047　￥13,000E
Printed in Japan ©Mutsumi Okazaki, 2024